基层医生肿瘤诊治手册

中国癌症基金会编著

主 编 柏 和

北京大学医学出版社

图书在版编目（CIP）数据

基层医生肿瘤诊治手册/柏和主编．—北京：北京大学医学出版社，2008

ISBN 978-7-81116-599-9

Ⅰ．基…　Ⅱ．柏…　Ⅲ．肿瘤—诊疗—手册　Ⅳ．R73-62

中国版本图书馆 CIP 数据核字（2008）第 102578 号

基层医生肿瘤诊治手册

主　　编：柏　和

出版发行：北京大学医学出版社（电话：010-82802230）

地　　址：（100191）北京市海淀区学院路 38 号 北京大学医学部院内

网　　址：http://www.pumpress.com.cn

E - mail：booksale@bjmu.edu.cn

印　　刷：北京东方圣雅印刷有限公司

经　　销：新华书店

责任编辑：李小云　章林　　**责任校对**：金彤文　**责任印制**：张京生

开　　本：850mm×1168mm 1/32　**印张**：11.75　**字数**：302 千字

版　　次：2008 年 8 月第 1 版 2008 年 8 月第 1 次印刷 **印数**：1－3000 册

书　　号：ISBN 978-7-81116-599-9

定　　价：32.00 元

编著者名单

主　编　柏　和（辽宁省肿瘤医院，主任医师）

编　委　（按姓氏笔画排列）

马建辉（中国医学科学院肿瘤医院，主任医师）

王舒宝（中国医科大学附属第一医院，教授）

王绿化（中国医学科学院肿瘤医院，主任医师）

宋　纯（辽宁省肿瘤医院，主任医师）

周立强（中国医学科学院肿瘤医院，主任医师）

柏　和（辽宁省肿瘤医院，主任医师）

董志伟（中国医学科学院肿瘤医院，教授）

作　者　（按姓氏笔画排列）

于　洪（辽宁省肿瘤医院，主任医师）

马　锐（辽宁省肿瘤医院，主任医师）

王　平（中国医科大学附属第四医院，教授）

王　辉（辽宁省肿瘤医院，主任医师）

王舒宝（中国医科大学附属第一医院，教授）

付庆才（辽宁省肿瘤医院，主任医师）

白维君（辽宁省肿瘤医院，主任医师）

孙　平（辽宁省肿瘤医院，主任医师）

孙　涛（辽宁省肿瘤医院，主任医师）

刘永煜（辽宁省肿瘤医院，主任医师）

李　奕（辽宁省肿瘤医院，主任医师）

李振东（辽宁省肿瘤医院，主任医师）

李　霞（辽宁省肿瘤医院，主任医师）

李联崑（辽宁省肿瘤医院，主任医师）

许崇安（中国医科大学附属第四医院，教授）
邢晓静（辽宁省肿瘤医院，副主任医师）
张　新（辽宁省肿瘤医院，主任医师）
罗　全（辽宁省肿瘤医院，主任医师）
罗娅红（辽宁省肿瘤医院，主任医师）
尚　海（辽宁省肿瘤医院，主任医师）
姚　凡（中国医科大学附属第一医院，主治医师）
俞伟平（辽宁省肿瘤医院，主任医师）
徐　宏（辽宁省肿瘤医院，主任医师）
贾鑑慧（辽宁省肿瘤医院，主任医师）
张　斌（辽宁省肿瘤医院，主任医师）

前 言

相关资料指出，癌症已占我国死因的首位，且发病及死亡率一直呈上升趋势，严重危害广大人民的生命和健康。控制癌症，出路在于预防。世界卫生组织（WHO）指出，40%以上的癌症是可以预防的。此外，现有技术的充分应用，可使1/3以上的癌症早期发现并得以根治。即使患病，规范的诊断治疗，仍可使部分患者获得良好效果，其余则可在延长生命的同时保持较好的生活质量。

为贯彻落实《中国癌症预防控制规划纲要》（2004—2010年），中国癌症基金会多次组织“健康下乡”活动。在组织专家给县级医务人员讲课及技术培训时，大家都希望有一本教材，这就是《基层医生肿瘤诊治手册》的由来。本书由中国癌症基金会委托本会理事柏和教授组织有关专家编写而成。全书分19章，第一章为肿瘤的基础知识，包括33个临床上常见的问题或概念；第二至第十九章为肿瘤临床诊治各论，简要地介绍了常见恶性肿瘤的规范化诊治，包括诊治基本流程、临床分期、治疗原则、常用治疗方案等。希望本书的出版能对基层医生的肿瘤防治工作有所帮助。

为基层医生编写培训教材或工作手册，殊非易事，难于一蹴而就，需要在实践中不断完善。中国癌症基金会和作者都将乐于听取各方面的意见，不断修订，使本书更好地为基层医生服务。

中国癌症基金会秘书长　董志伟

2008 年 4 月

目　录

第一章　肿瘤临床基础知识…………………………………… (1)
一、肿瘤的概念…………………………………………………… (1)
二、肿瘤的一般形态与生物学特征…………………………… (1)
三、肿瘤的命名与分类………………………………………… (3)
四、良性肿瘤与恶性肿瘤的区别……………………………… (6)
五、癌前病变…………………………………………………… (7)
六、常见恶性肿瘤的转移途径………………………………… (7)
七、肿瘤的发生与年龄、性别的关系………………………… (9)
八、肿瘤的发生与地区、种族的关系 ……………………… (12)
九、肿瘤与遗传的关系 ……………………………………… (12)
十、常见的职业性肿瘤与致癌因素 ………………………… (13)
十一、肿瘤的病理学诊断及检查方法 ……………………… (14)
十二、医学影像学诊断的基本内容及临床意义 …………… (15)
十三、肿瘤标志物 …………………………………………… (20)
十四、恶性肿瘤的 TNM 分期 ……………………………… (26)
十五、肿瘤的“三结合”诊断模式 ………………………… (27)
十六、恶性肿瘤的治疗 ……………………………………… (27)
十七、癌症疼痛的定义及分类 ……………………………… (40)
第二章　鼻咽癌 ……………………………………………… (47)
第三章　甲状腺癌 …………………………………………… (65)
第四章　肺癌 ………………………………………………… (79)
第五章　食管癌、贲门癌 …………………………………… (98)
第六章　胃癌……………………………………………………(121)
第七章　原发性肝癌……………………………………………(141)
第八章　大肠癌……………………………………………………(163)

第九章　子宫颈癌…………………………………………………（194）
第十章　卵巢恶性肿瘤…………………………………………（212）
第十一章　乳腺癌………………………………………………（227）
第十二章　肾癌…………………………………………………（254）
第十三章　膀胱癌………………………………………………（266）
第十四章　骨的恶性肿瘤………………………………………（277）
第十五章　软组织恶性肿瘤……………………………………（289）
第十六章　皮肤黑色素瘤………………………………………（300）
第十七章　恶性肿瘤骨转移……………………………………（304）
第十八章　恶性淋巴瘤…………………………………………（307）
第十九章　白血病………………………………………………（320）
附录
一、病人生活质量状况评分……………………………………（356）
二、抗癌药物急性与亚急性毒性反应分度标准………………（357）
三、常用抗肿瘤药物中英文名称及缩写………………………（361）

第一章　肿瘤临床基础知识

一、肿瘤的概念

肿瘤是机体在各种致瘤因素的作用下，局部组织的细胞异常增生而形成的新生物。这种新生物常表现为局部肿块。

肿瘤细胞是从正常细胞转变而来的，但当它变为肿瘤细胞后就具有异常的形态、代谢和功能。它生长旺盛，常呈持续性生长，与整个机体不协调，并在不同程度上失去了发育成熟的能力，有些甚至接近幼稚的胚胎细胞，这在恶性肿瘤表现得尤为明显。

二、肿瘤的一般形态与生物学特征

肿瘤的形态多种多样，从以下特点可在一定程度上反映出肿瘤的良、恶性。

1. 肿瘤的数目和大小

肿瘤的大小不一，通常一个，有时可为多个，小者极小，甚至在显微镜下才能发现，比如原位癌。大者很大，可以重达数公斤乃至数十公斤。一般肿瘤的大小与肿瘤的良、恶性质、生长时间和发生部位有一定的关系：生长于体表或大的体腔（如腹腔）内的肿瘤有时可以长得很大，生长于紧密的狭小的腔道（如颅腔、椎管）内的肿瘤则较小。肿瘤极大者通常生长缓慢，生长时间较长，且多为良性。

2. 肿瘤的形状

肿瘤的形状多种多样，有乳头状（菜花状、绒毛状）、蕈状、息肉状、结节状、分叶状、弥漫肥厚状、溃疡状和囊状等，肿瘤形状上的差异一般与其发生部位，组织来源，生长方式和肿瘤的良、恶性质密切相关。发生于表皮的良性肿瘤往往呈乳头状；发生于黏膜面的良性肿瘤常呈息肉状、绒毛状、菜花状和蕈状；发生于皮下或实质器官内的良性肿瘤多呈结节状并有包膜；卵巢的良性肿瘤常呈囊状。恶性肿瘤除可以表现上述各种形态外，还往往发生坏死、出血，生长在皮肤和黏膜的恶性肿瘤可以向表面破溃，形成溃疡。

3. 肿瘤的颜色

一般肿瘤的切面多呈灰色或灰红色，因肿瘤内的细胞一般比其来源组织丰富的缘故。但因其含血量的多寡，有无变性坏死以及是否含有色素等而呈现不同的颜色。有时可以从肿瘤的色泽上大致推测其为何种肿瘤，如血管瘤多呈红色或暗红色，脂肪瘤呈黄色，黑色素痣呈黑色，绿色瘤呈绿色等。

4. 肿瘤的硬度

肿瘤的硬度与肿瘤的种类、肿瘤实质和间质的比例以及有无坏死等有关。比如骨肿瘤很硬，脂肪瘤质地软，瘤组织发生坏死时质地变软，有钙化时或骨质形成时质地变硬。

5. 肿瘤的生长速度

各种肿瘤的生长速度有极大的差异，主要取决于肿瘤细胞的分化成熟程度。一般来讲，成熟程度高的、分化良好的良性肿瘤生长缓慢，常有几年或者几十年的病史。如果一个长期存在，生长缓慢的良性肿瘤，在短期内突然生长速度加快，就要考虑发生恶性转变的可能。成熟程度低，分化差的恶性肿瘤生长较快，短期内即可形成明显的肿块，并且由于血管及营养供应不足，易发生坏死、出血等继发性改变。

6. 肿瘤的生长方式

肿瘤主要有以下三种生长方式：① 膨胀性生长—大多数良

性肿瘤所表现的生长方式；② 浸润性生长—大多数交界性和恶性肿瘤所表现的生长方式；③ 外生性生长—发生在体表、体腔或管道器官表面的肿瘤所表现的生长方式。

7. 肿瘤的蔓延及扩散

具有浸润性生长特性的恶性肿瘤，不仅可以在原发部位继续生长、蔓延，而且还可以通过多种途径扩散到身体的其他部位（也称转移）。随着肿瘤的不断长大，肿瘤细胞常常连续不断地沿着组织间隙、淋巴管、血管或神经鞘膜侵入并破坏邻近正常器官或组织，并继续生长。

8. 肿瘤的转移

肿瘤细胞从原发部位侵入淋巴管、血管或体腔，被带到身体的其他部位而继续生长，形成与原发肿瘤同样类型的肿瘤，这个过程称为转移，所形成的肿瘤称为转移瘤或继发瘤。良性肿瘤不转移，只有恶性肿瘤和一部分交界性的软组织肿瘤可以出现转移。常见的转移途径有：① 淋巴道转移；② 血行转移；③ 种植性转移。

三、肿瘤的命名与分类

1. 命名原则

根据其组织发生即组织来源来命名。良性肿瘤在其来源组织名称后面加一个“瘤”字。例如：来源于纤维结缔组织的良性肿瘤称为纤维瘤；来源于腺上皮的良性肿瘤称为腺瘤。有时结合肿瘤的形态命名：如一个腺瘤呈乳头状，并有囊腔形成——乳头状囊腺瘤。恶性肿瘤亦根据其组织发生即组织来源来命名，一般是在其来源组织名称后面加一个“癌”字（来源于上皮组织的恶性肿瘤）或“肉瘤”（来源于间叶组织的恶性肿瘤）。例如：来源于腺上皮呈腺样结构的恶性肿瘤称为腺癌；来源于纤维结缔组织的恶性肿瘤称为纤维肉瘤。同样也结合肿瘤的形态命名：一个腺癌呈乳头状，并有囊腔形成，则称乳头状囊腺癌。少数恶性肿瘤不按上述命名原则，如有些来源于幼稚组织及神经组织的恶性肿瘤称为母细胞瘤，如神经母细胞瘤，髓母细胞瘤，肾母细胞瘤等。有些恶性肿瘤成分复杂或由于习惯沿袭，则在肿瘤的名称前加“恶性”二字，如恶性畸胎瘤、恶性淋巴瘤、恶性黑色素瘤等。有些恶性肿瘤冠以人名：如尤文瘤、霍奇金病等。如果一个肿瘤中既有癌的结构又有肉瘤的结构，则称为癌肉瘤。至于白血病和精原细胞瘤则是采用了习惯名称的恶性肿瘤，虽然称谓“病”和“瘤”，实际上是恶性肿瘤。

2. 肿瘤的分类

表 1－1 肿瘤分类

组织来源		良性肿瘤	恶性肿瘤	常见部位
上皮来源	鳞状上皮	乳头状瘤	鳞状上皮癌	皮肤，鼻，鼻窦，肺，鼻咽，舌，喉，食道，宫颈，外阴，阴茎
	基底细胞	乳头状瘤	基底细胞癌	头面部皮肤
	腺上皮	腺瘤	腺癌	乳腺，甲状腺，涎腺，子宫，肾脏，胃肠，卵巢，肝脏，胰腺
	移行上皮	乳头状瘤	移行上皮癌	肾盂，膀胱，输尿管
间叶来源	纤维结缔组织	纤维瘤	纤维肉瘤	四肢
	纤维组织细胞	纤维组织细胞瘤	恶性纤维组织细胞瘤	四肢
	脂肪组织	脂肪瘤	脂肪肉瘤	皮下

续表

组织来源		良性肿瘤	恶性肿瘤	常见部位
	平滑肌组织	平滑肌瘤	平滑肌肉瘤	子宫
	横纹肌组织	横纹肌瘤	横纹肌肉瘤	四肢
	血管	血管瘤	血管肉瘤	皮下
	骨组织	骨瘤，骨巨细胞瘤	骨肉瘤，恶性骨巨细胞瘤	骨组织
	软骨组织	软骨瘤	软骨肉瘤	骨组织
	滑膜组织	滑膜瘤	滑膜肉瘤	各关节
	间皮	间皮瘤	恶性间皮瘤	胸膜，腹膜
淋巴造血组织来源	淋巴组织		恶性淋巴瘤	淋巴结，胃肠，鼻咽
	造血组织		白血病，骨髓瘤	血液，骨髓
神经组织来源	神经纤维	神经纤维瘤	神经纤维肉瘤	全身
	神经鞘膜	神经鞘瘤	恶性神经鞘瘤	全身
	胶质细胞	胶质细胞瘤	恶性胶质细胞瘤	大脑
	原始神经细胞		髓母细胞瘤	小脑
	脑膜组织	脑膜瘤	恶性脑膜瘤	脑膜

续表

组织来源		良性肿瘤	恶性肿瘤	常见部位
	交感神经节	节细胞神经瘤	神经母细胞瘤	纵隔，腹膜后
其他来源	黑色素细胞	黑痣	恶性黑色素瘤	皮肤黏膜
	生殖细胞		精原细胞瘤	睾丸
			无性细胞瘤	卵巢
			胚胎性癌	睾丸，卵巢
	三胚叶组织	畸胎瘤	恶性畸胎瘤	卵巢，睾丸，纵隔，骶尾

四、良性肿瘤与恶性肿瘤的区别

肿瘤可以分为良性肿瘤和恶性肿瘤两大类。良性肿瘤一般对机体影响小，易于治疗，效果好；恶性肿瘤对机体危害较大，治疗措施复杂，效果还不够理想。如果把恶性肿瘤诊断为良性肿瘤，就会延误治疗，或者治疗不彻底造成复发、转移。相反，如果把良性肿瘤误诊为恶性肿瘤，也必然要进行一些不必要的治疗，使患者遭受不应有的痛苦、损失和精神负担。因此区别良性肿瘤和恶性肿瘤，对于正确的诊断和治疗具有重要的实际意义。

表 1－2　良性肿瘤与恶性肿瘤的区别

	良性肿瘤	恶性肿瘤
组织分化程度	分化好、异型性小、与原有组织的形态差别大	分化不好、异型性大、与原有组织形态相似
核分裂	无或少，无病理性核分裂	多见，可以见到病理性核分裂
生长速度	缓慢	较快
继发改变	很少发生出血和坏死	常发生出血、坏死和溃疡形成
生长方式	膨胀性和外生性生长，可有包膜	浸润性和外生性生长，包膜与周围组织分界不清
转移	不转移	可以有转移
复发	很少复发	较多复发
对机体影响	小，局部压迫和阻塞作用	较大，除压迫和阻塞外，破坏组织引起出血、感染、造成恶病质

五、癌前病变

癌前病变是指某些具有癌变的潜在可能性的良性病变，如果长期不治愈既可能转变为癌。因此，早期发现与及时治愈癌前病变，对肿瘤的预防具有重要的实际意义。

常见的癌前病变有：① 黏膜白斑；② 子宫颈糜烂；③ 纤维囊性乳腺病；④ 结肠、直肠的腺瘤性息肉；⑤ 慢性萎缩性胃炎及胃溃疡；⑥ 皮肤慢性溃疡。

六、常见恶性肿瘤的转移途径

肿瘤转移是指恶性肿瘤细胞脱离其原发部位，通过各种渠道的转运，到达连续的组织继续增殖、生长，形成同样性质肿瘤的过程。肿瘤转移是一个复杂的过程，其过程必然包含肿瘤的侵袭和浸润过程，但肿瘤的侵袭和浸润并不一定会发生肿瘤转移。

肿瘤转移的常见方式有四种：

1. 直接蔓延

这种转移以原发病灶为中心，随着癌细胞不断分裂、增殖，使得癌瘤不断地增大。癌细胞连续不断地沿着组织间隙、淋巴管、血管或神经束间隙侵入并破坏邻近的正常器官或组织，继续生长。肿瘤向远处转移前，一般先向局部进行侵犯。

2. 种植性转移

胸腔、腹腔等体腔处的肿瘤细胞侵犯突破脏器的浆膜层后，癌细胞从瘤体脱落，播散到其他脏器的表面，癌细胞在那里附着、生长、繁殖形成许多小的癌结节，可引起恶性积液或粘连，从积液中可以找到癌细胞。另外，穿刺、活检、手术等过程也可以造成种植性转移，称之医源性种植。

3. 淋巴道转移

这是恶性肿瘤特别是上皮来源的恶性肿瘤（癌）的常见转移途径。癌细胞脱离原发肿瘤，向周围浸润生长，进入淋巴管，再进入淋巴结。病变可以按淋巴管引流区域由近到远，呈“瀑布式”转移；也可以呈“跳跃式”或“逆行”甚至“交叉式”转移。淋巴结转移最先是癌细胞转移到肿瘤附近的区域淋巴结，区域淋巴结转移后，癌细胞继续向更远的部位的淋巴结转移。淋巴结转移比较严重的话，肿瘤大多属于晚期，治疗较难，预后较差。出现转移的淋巴结，一般比正常的淋巴结大而且硬，甚至几个融合到一起，形成巨大的肿块。由于淋巴管最终是与血管相通的，所以，淋巴道转移最终会导致血行转移。

4. 血行转移

是指癌细胞浸润周围间质后，穿过血管内皮细胞间隙，在血管内形成瘤栓，癌细胞随血液循环停留在其他脏器生长、繁殖。癌细胞大多是通过侵犯静脉进入血流。血行转移也可以由淋巴结转移发展而来。血行转移中，最多见的是肺转移。胃肠道癌通过门静脉系统，常常转移到肝脏。癌细胞还可通过全身血液循环转移到脑、骨等部位。大多数肉瘤、肝癌、肾癌、黑色素瘤容易发生血行转移。晚期癌症以及生长快速、恶性程度比较高的恶性肿瘤，也常有血行转移。

各种肿瘤有不同倾向的转移规律及转移途径。通常分化差、恶性程度高、生长快、体积大、病程晚的肿瘤易发生转移，反之则不易发生转移。肺、肝、乳腺、鼻咽、胃、结直肠、食管、舌、宫颈的癌以及肾癌、前列腺癌、骨肉瘤、黑色素瘤、绒毛膜上皮癌等都有此规律。但要注意：分化差的皮肤基底细胞癌、软骨肉瘤，以及造釉细胞瘤、唾液腺样囊腺癌、脊索瘤和乳腺髓样癌不常转移；分化好的甲状腺滤泡型腺癌、生长慢的乳腺硬癌易发生转移。另外，各种肿瘤有不同倾向的转移途径：癌多发生淋巴道转移，肉瘤多血行转移。但是如绒毛膜上皮癌、肾癌、前列腺癌等多由血行转移至肺；肺鳞癌多淋巴转移，肺腺癌则倾向血行和种植转移；胃癌除淋巴转移外，尚多见双侧卵巢的种植转移和肝、肺、骨、脑的血行转移。

七、肿瘤的发生与年龄、性别的关系

肿瘤可发生于任何年龄。通常随着年龄的增长，其发病率呈上升趋势。男性 40 岁，女性 30 岁以后癌症死亡率急剧增加。另外，儿童、青年的多发肿瘤与成年人多发肿瘤、老年人的多发肿瘤具有不同的类别和性质。

表1-3 常见肿瘤转移器官选择性规律

原发肿瘤	常见继发转移器官
肺小细胞癌	骨、脑、肝、肾上腺
皮肤黑色素瘤	肺、脑
乳腺癌	骨、肝、脑、肾上腺
前列腺癌	骨
甲状腺癌	骨
肾透明细胞癌	肺、骨、肝、甲状腺
睾丸癌	肝
膀胱癌	脑
神经母细胞瘤	肝、肾上腺

从类别来看，儿童多见于分化低的母细胞瘤，如肾母细胞瘤、肝母细胞瘤、神经母细胞瘤、视网膜母细胞瘤；来自于间叶组织的肉瘤，如急性粒细胞白血病、急性淋巴细胞白血病、淋巴瘤等。青年多见淋巴造血组织肿瘤及骨和软组织肿瘤，如骨肉瘤、纤维肉瘤、横纹肌肉瘤等。成年人则多发生上皮来源的癌。

从形态与行为的相互关系来看，成年人肿瘤的形态与行为的关系较为一致，即分化越低恶性度越高。儿童肿瘤的形态与行为则可相互分离。如神经母细胞瘤形态较好却呈恶性行为，幼年性黑色素瘤异型性明显但愈后良好。

从生长速度来看，儿童肿瘤多生长迅速，妇女在青春期或妊娠期的乳腺癌生长速度快，老年男性的前列腺癌则生长较慢。

从性别差异来看男女性常见肿瘤分别为：男性—肺、胃、肝、结肠、直肠、食道、前列腺；女性—乳腺、肺、胃、结肠、直肠、子宫颈癌。性器官及与性激素有密切关系的器官（如乳房、前列腺）的肿瘤属激素依赖性肿瘤，其发生与性激素受体关系密切。

1. 儿童易患的肿瘤

儿童肿瘤发病年龄多集中于6岁以内，男孩多于女孩，约为1.68∶1。儿童肿瘤具有其独特的特点。从类别来看，儿童多见于分化低的母细胞瘤，如肾母细胞瘤、肝母细胞瘤、神经母细胞瘤、视网膜母细胞瘤和来自于间叶组织的肉瘤，如急性粒细胞白血病、急性淋巴细胞白血病、淋巴瘤等。总的趋势为恶性程度高，生长快，转移早，预后差。

2. 青少年易患的肿瘤

青少年最常见的肿瘤是白血病、恶性淋巴瘤、骨及软组织肉瘤。

青少年肿瘤具有以下特点：

（1）肿瘤细胞分化程度较差，多数为低分化或未分化；

（2）病程短，进展快，恶性程度高；

（3）临床症状无特异性或症状轻微，易于漏诊，误诊率高，以青年人胃癌和青年人大肠癌为著，误诊率高达60%～70%。

3. 中老年人与肿瘤的易感性

随着年龄增长癌症患病风险增加。一般40岁以上人群较青少年更容易患癌。

中老年人肿瘤相对发病率高的原因是多方面的：

（1）致癌物引起细胞损伤、转化、恶变和肿瘤形成需要一个较长的发展过程；

（2）老年人免疫力降低，对突变细胞的免疫监视作用减弱，利于肿瘤的发生、发展；

（3）随年龄增长，接触致癌因素的机会增加；

（4）慢性疾病的长期演变，如慢性气管炎、胃炎和溃疡病、前列腺炎、肠炎、子宫颈炎症等。

八、肿瘤的发生与地区、种族的关系

肿瘤的发生在不同的种族、不同的地区中发病率显现差异。欧美人乳腺癌、结直肠癌发病率高；日本人和中国人胃癌发病率高；非洲和东南亚人群多见肝细胞癌，而在欧美人中少见；犹太人几乎无阴茎癌；黑种人中宫颈癌患者则较多。另一方面，某些肿瘤在某一地区呈现地域差异。如美洲和欧洲的淋巴瘤、白血病，亚洲和非洲的宫颈癌和肝细胞癌，中国林县的食管癌，启东和扶绥的肝癌，广东的鼻咽癌等。

移民流行病学研究证实，一方面肿瘤在某些种族中的高发病率并非一成不变。另一方面，环境因素与肿瘤发生的关系远超过种族对肿瘤的影响。环境因素可能涉及日照、气候、土壤、水质、饮食、生活习惯、社会经济文化和特殊的理化条件（包括农药、工业污染，促癌微量元素的量和分布）。其次，社会环境对宿主肿瘤发生的作用也不可忽视。它既影响人们的生活习惯也影响人们的精神状态。其对肿瘤发生的作用可能通过影响免疫或通过其他途径发生作用。

九、肿瘤与遗传的关系

肿瘤并非一种遗传性疾病。然而，约 8% 的人类遗传性缺陷与 240 多种肿瘤的发生有关。对于大多数与遗传有关的肿瘤的发生而言，遗传仅是一种倾向，即由于遗传或遗传性疾病所具有的 DNA 改变、基因变化或染色体异常的改变，增加了对病毒、化学致癌物质或物理性致癌因素的敏感性，也影响了 DNA 分子的正常修复，加上某些免疫反应进而促使肿瘤的形成与发展。如常染色体畸变所致的 21－三体综合征病儿发生白血病的几率是正常儿童的 10～20 倍；18－三体综合征与肾母细胞瘤的发病有关；性染色体畸变所致先天性睾丸发育不全症者易患乳腺癌；遗传性多发性结肠息肉病者，50％以上可致结肠腺癌；无丙种球蛋白血症患者免疫功能低下，其白血病、淋巴瘤的发生率比对照组高出10 000倍。

癌症家族遗传性，即该家族中的个体好发某一种肿瘤，胃癌、大肠癌、乳腺癌、子宫癌、肝癌、肺癌均有报道。胃癌病人的一级亲属患胃癌的几率比一般人群高3倍；乳腺癌、子宫癌、肝癌和食管癌也具有较强的遗传倾向。因此，必须强调对有遗传倾向肿瘤的预防、早期诊断和早期治疗，也要注意防止人体细胞染色质受射线或某些药物等的损伤，减少各种致癌因子的刺激，以免发生癌变。

十、常见的职业性肿瘤与致癌因素

职业性致癌因素，指在劳动过程中，可能引起劳动者发生肿瘤的各种因素。主要是电离辐射及化学致癌物。常见的职业性肿瘤及致癌因素有以下几种：

（1）职业性呼吸道肿瘤：以肺癌最为常见。致癌因素包括放射性物质、石棉、煤焦油类物质、氯甲醚类、芥子气、木屑尘和金属镍、铬、砷、金。

（2）职业性皮肤癌：往往发生在最易接触致癌物的暴露部位，如颈部、手背。常见的致癌因素有煤焦油类物质、沥青、蒽、木榴油、页岩油、杂酚油、石蜡、砷化物、辐射等。其中以接触煤焦油类物质的工人皮肤癌发病率最高。皮肤癌发病前往往有前驱性皮损，如表现在接触部位的煤焦油黑变病、痤疮及乳头状瘤（亦称煤焦油软疣）。其他还有炎症、红斑、指甲变形症、角化过度以及局限性侵蚀性溃疡等。这些可看作是职业性皮肤癌的癌前病变。

（3）职业性膀胱癌：在职业性肿瘤中占有相当地位。引起职业性膀胱癌的主要物质是芳香胺类，如萘胺、联苯胺、4－氨基联苯等。职业性膀胱癌在发病前常有膀胱炎症状，如尿频、尿急等，也有的病人无任何前驱症状，而是突然出现无痛性血尿。此外，职业性膀胱癌恶性度高，且容易复发。

（4）其他职业性肿瘤：比较常见的还有淋巴系统、骨骼系统、造血组织以及肝脏肿瘤等。

十一、肿瘤的病理学诊断及检查方法

1. 肿瘤的病理学诊断及检查方法

病理学诊断是病理学医生应用病理学知识、有关技术和个人专业实践经验，对送检的标本（包括活体组织、细胞和尸体等）在细胞水平上进行病理学检查，结合有关的临床资料，通过分析综合后，做出的关于该标本病理变化的判断和具体疾病的诊断。病理学诊断为临床医生诊断疾病，制订治疗方案，评估疾病的预后和总结诊治疾病的经验等提供了重要的（有时是决定性的）依据，并在疾病预防，特别是肿瘤的病因预防中发挥重要作用。

常用的病理学检查方法包括：脱落细胞学检查、活体组织学检查、免疫组织化学检查、组织及细胞化学检查、电子显微镜超微结构检查、流式细胞术细胞 DNA 含量检查。

2. 病理检查中的注意事项

（1）临床医生要认真填写病理检查申请单：包括症状、体征、各种辅助检查结果，手术所见，诊断意向和就具体病例对病理学检查提出的某些特殊要求。

（2）临床医生要保证送检标本与相应病理学检查申请单内容的真实性和一致性，所送检材料应具有病变代表性和可检查性，并应是标本的全部。

（3）建议对于直径 ≥ 2cm 的瘤性肿块标本应在术后每隔 1cm 切开，并及时固定。固定液的量至少应完全泡浸标本。固定时间应超过 12 小时，以保证后续的免疫组化及分子生物学检测的可行性和准确性。

(4) 骨肿瘤的形态特点是：同质性差，形态多变，对同一小块组织，不同的病理医生会有不同的解释，所以诊断十分棘手。在活检时要在不同的部位取材，比如骨髓腔、骨皮质、皮质旁的软组织等。注意手术中取病理做冰冻的目的，确认是否取到了足够诊断的组织，决不是为了初步诊断。

(5) 用于细胞学检查的标本必须新鲜，取材后要尽快送到病理科，病理科核验检材无误后，应尽快进行涂片和染色。

十二、医学影像学诊断的基本内容及临床意义

医学影像学诊断是指应用一定的条件，如设备、材料和技术等，使人体的正常解剖结构和病变形成图像，再运用这些图像资料进行疾病诊断和治疗的一门新兴的发展迅速的临床医学学科。

常用的医学影像学诊断包括 X 线诊断、CT 诊断、MRI 诊断、DSA 诊断、超声诊断及核医学诊断。

1. X 线：X 线检查包括普通 X 线检查（如荧光透视、摄影）、特殊摄影检查（如体层摄影、放大摄影、记波摄影、软 X 线摄影以及数字化 X 线摄影等）及造影检查（如消化道造影、血管造影、支气管造影、胆系造影、泌尿系造影等）。

X 线诊断在临床中的应用和意义：X 线诊断用于临床已有百年历史。尽管现代影像技术，如 CT 和 MRI 等对疾病诊断显示出很大的优越性，但并不能取代 X 线检查。一些部位，如胃肠道，仍主要使用 X 线检查，骨、关节和胸部病变亦多首选应用 X 线检查。由于 X 线具有成像清晰、经济、简便等优点，因此，X 线诊断仍是影像学诊断中使用最多和最基本的方法。

2. CT：CT 检查技术是在 X 线技术的基础上发展而来的，它解决了普通 X 线摄影不能解决的很多问题。随着设备的不断进步，CT 已由普通单排 CT 发展到螺旋 CT、电子束 CT 和多排

螺旋CT。由于CT具有检查方便、图像空间分辨率高等优势，已被广泛应用于临床。CT的检查方法包括平扫和增强扫描。

CT在临床诊断中的应用和意义：① 在中枢神经系统疾病诊断中的应用：多用于颅内肿瘤、脓肿、外伤性血肿与脑损伤、脑梗死和脑出血以及椎管内肿瘤等病变的诊断和颅脑病变的急诊诊断。② 在颌面部、颈部疾病诊断中的应用：螺旋CT扫描及三维重建对于颅底及颌面部复杂骨折的诊断直观而准确；CT扫描不仅可对颌面部及颈部肿瘤进行诊断，增强扫描还可进一步明确病变的范围及其对周围血管和器官的侵袭程度。③ 在胸部疾病诊断中的应用：随着CT扫描技术和三维重建技术的广泛应用，CT在胸部疾病的诊断，特别是在肺癌和纵隔肿瘤等的诊断、鉴别诊断上，发挥着重要作用。研究证明，平片对于肺内多数小结节样病变可能漏诊，而CT可以把肺内小结节的检出率提高5～10倍。CT低剂量扫描还能对可疑人群进行肺部肿瘤筛查。肺动脉的增强扫描和三维重建可以准确发现肺动脉三级甚至更细分支内的栓塞。④ 在心血管疾病诊断中的应用：CT在心脏方面的检查是近年来发展最快的领域。CT冠状动脉检查不仅能够使我们观察到有无冠状动脉狭窄及程度，还可帮助我们对狭窄形成的原因进行分析，并进一步指导冠心病的个体化治疗。⑤ 在腹部、盆部疾病诊断中的应用：CT在腹部、盆部主要用于肝、胆、脾、胰、肾及盆腔脏器、腹膜腔及腹膜后间隙以及泌尿和生殖系统的疾病诊断，尤其是占位性、炎症性和外伤性病变的诊断。这些疾病的诊断不仅要依据平扫，更要依靠动态增强扫描来了解病变的灌注状态并进一步定性，如原发性肝癌与海绵状血管瘤在平扫时，都可表现为圆形或类圆形的低密度灶，但在增强扫描时，对比剂在原发性肝癌呈“快进快出”的特点，而在海绵状血管瘤中则表现为“快进慢出”的征象，据此可以对二者进行诊断和鉴别诊断。CT对空腔脏器，如胃、小肠、结直肠的诊断是目前研究的热点。CT 多平面重建、三维重建及仿真内窥镜检查在消化道病变的诊断及消化道肿瘤的分期上，具有重要价值。⑥其他：CT 也被应用在骨骼、肌肉、软组织等疾病的诊断。目前 CT 还被应用于放射治疗前定位及介入诊疗领域，如 CT 引导下病变穿刺活检、治疗等。

3. MRI：MRI 的优势：① MRI 检查的生物安全性较高，对人体无电离辐射，是一种无创伤性的检查。② MRI 可利用不同的技术参数来反映组织器官病变的信息；MRI 扫描时无需移动患者，便可做多方向的断面成像。③ MRI 通过流空效应，不使用对比剂也可使心脏和大血管清晰显示，在一定程度上可与 DSA 相媲美。④ MRI 软组织分辨力高，可避免骨伪影的干扰。⑤ 形态与功能并重。随着磁共振功能成像技术的开发，MRI 检查可以同时获取功能与形态图像。磁共振功能成像主要包括磁共振灌注成像（PWI）、弥散加权成像（DWI）和磁共振波谱分析（MRS）等。

MRI 诊断在临床中的应用和意义：① 在中枢神经系统疾病诊断中的应用：MRI 在神经系统应用较为成熟。MRI 对于脑干、幕下区、枕大孔区、脊髓与椎间盘的显示明显优于 CT。对脑脱髓鞘疾病及多发性硬化、脑梗死、脑与脊髓肿瘤、血肿、脊髓先天异常和脊髓空洞症的诊断价值较高。磁共振血管成像（MRA）可清晰显示颅内血管，对脑血管病变，包括动脉瘤和动静脉畸形等的诊断有很高的价值。② 在颌面部、颈部疾病诊断中的应用：MRI 检查由于软组织分辨力高，并能进行三维成像，所以在颌面、眶内、鼻咽、喉部和鼻窦部及颈部病变的定位、定性诊断乃至定量诊断具有较大的应用价值。MRI 水成像技术使膜迷路可清晰显示，从而有利于对内耳前庭、耳蜗及半规管病变，特别是先天发育异常的诊断。③ 在胸部疾病诊断中的应用：MRI 可清楚显示纵隔的解剖结构及纵隔肿瘤与血管间的关系；在肺癌的诊断与肺门淋巴结的观察上，也很有应用价值。在心脏大血管的检查上，MRI 可显示心脏大血管的形态与血流动力学的改变。④ 在腹部、盆部疾病诊断中的应用：MRI 能够多角度、多平面地对腹部及盆部的器官进行成像，特别是在腹部、盆部恶性肿瘤的诊断及分期方面也越来越显示出优势。磁共振功能成像技术 DWI、PWI、MRS 等在临床上应用亦越来越多，在诊断上发挥着越来越重要的作用。⑤ 在骨、关节、软组织疾病诊断中的应用：MRI 对骨骼肌肉的敏感性及组织对比度，远高于 CT，其敏感性可与放射性核素骨显像相媲美，因此，MRI 可广泛应用于骨、关节、肌肉等疾病诊断，如炎症、肿瘤以及肿瘤的分期、术前评估、术后随访。⑥ 其他：近年来，MRI 在乳腺癌诊断、分期方面的应用越来越多。特别是 PWI、DWI、MRS 等功能成像技术的出现，使 MRI 在乳腺癌诊断、治疗评估、预后推测上，发挥更加重要的作用。

4. DSA：DSA 是利用计算机处理的数字化影像信息，在消除重叠的骨骼和软组织影的基础上，充分显示血管的一种医学影像新技术。根据对比剂注入动脉或静脉分为动脉 DSA（IADSA）和静脉 DSA（IVDSA）。

DSA 的临床应用及意义：DSA 由于没有骨骼与软组织重叠，使血管及其病变显示清楚。DSA 三维实时成像技术加上旋转技术，可从不同方位观察血管及病变。DSA 还适用于心脏大血管的检查，对心内结构异常、主动脉夹层、主动脉瘤、主动脉缩窄或主动脉发育异常等显示清楚。

5. 超声（USG）：超声诊断主要是根据各种组织的界面形态、组织器官的运动状况及对超声的吸收程度不同，其回声存在一定的共性和某些特性，结合病理、生理、解剖等，对病变的部位、性质或功能障碍的程度做出概括性以至肯定性的判断。

超声诊断在临床中的应用及意义：USG 检查具有无创伤、

无痛苦、无电离辐射三大优势。在显示模式上，USG已从一维、二维发展到三维，并可进行实时三维显像。彩色多普勒超声在解决高速血流显示的基础上，又解决了低速和微细血管的显示。目前，超声诊断已广泛应用于内、外、妇、儿和眼科等疾病的诊断，并已成为许多实质性脏器首选的影像学检查方法。

伴随着介入医学的飞速发展，超声介入的发展和普及也较快，特别是随着超声血管内探头的出现，使超声血管内介入得到了新发展。另外，超声引导下的病变穿刺技术在临床中的应用范围也不断的扩大。

6. 核医学：核医学是医学影像学的重要组成部分。核医学是一种利用标记有放射性核素的药物进行诊断和治疗疾病的科学。核医学包括核素诊断和核素治疗两大部分。其中核素诊断又包括核素显像、非显像功能检查和体外放射免疫分析。随着核医学检查技术的不断发展，核医学的仪器设备也在不断地提高。相继出现γ照相机、SPECT、PET、PET/CT等仪器。特别是PET/CT在临床中的应用，是医学影像学发展的里程碑。它是最先进的正电子发射计算机断层显像仪和先进的高分辨多排螺旋CT的“两强结合”，一次检查可同时提供病变（如恶性肿瘤）精确的解剖结构和功能、代谢改变的信息，明显提高了疾病诊断的准确性。

核医学在临床中的应用及意义：①核医学在神经系统的应用：当前核素脑显像已从单纯的脑血管异常的诊断，进入到脑血流灌注的定量分析、脑局部代谢的测定及脑受体分布的客观评价等多方面的功能判断，为脑神经系统的生理和病理学诊断、研究及治疗时机的选择与探讨，提供了客观的手段。②核医学在内分泌系统的应用：核医学检查对于内分泌系统疾病的诊断具有举足轻重的作用。甲状腺功能试验以及体外放射免疫分析测定血液中各种激素浓度已成为内分泌疾病诊断的主要手段。核素显像不仅可以提供内分泌器官的形态学变化，更重要的是可以提供有关功能的信息，这是其他影像学诊断所不具备的优势。③核医学在循环系统的应用：应用放射性核素心血管显像影，可以帮助诊断先天性心脏病，如房间隔缺损、室间隔缺损、动脉导管未闭及法鲁氏四联症等，并且有助于瓣膜病的诊断。核素显像在冠心病方面的诊断尤显优势。目前国内外公认的诊断冠心病最可靠的方法是核素心肌灌注显像，它具有简单、无创、安全、诊断准确性高等优点，可以观察到心肌的血流灌注情况及心肌细胞功能状态，并且为确定治疗方案提供帮助。同时，放射性核素动脉显像可以显示动脉及其分支的形态结构和血流动力学情况，适用于大动脉狭窄、阻塞或扩张等疾病的诊断；静脉显像可以显示下肢深、浅静脉影像，判断下肢静脉有无回流障碍等，适用于血栓栓塞性静脉炎的诊断，并辅助诊断静脉瓣功能不全。④核医学在骨、关节的应用：骨显像是核医学最常用的显像检查之一。它能够比较清楚的显示全身骨骼的形态，而且能够反映骨骼的血液供应和代谢情况，所以对各种骨骼疾病的诊断和治疗效果的观察有很重要的价值。临床上，骨显像最常被应用于发现早期骨转移病灶。⑤其他：核医学诊断在肿瘤的早期诊断及鉴别诊断、病灶的定位与定性、肿瘤治疗的疗效监测上，也起着一定的作用。在诊断的基础上，核医学的核素治疗也得到了很大发展，如核素受体介导靶向治疗、放射免疫治疗等，已成为当前导向治疗技术的发展方向。这些新技术的蓬勃兴起将核素治疗推进到分子水平，展现了核素治疗发展的广阔前景。

十三、肿瘤标志物

（一）肿瘤标志物的特性

肿瘤标志物是指在恶性肿瘤的发生和增殖过程中，由肿瘤细胞的基因表达而合成分泌的或是由机体对肿瘤反应而异常产生和/或升高的，反映肿瘤存在和生长的一类物质，包括蛋白质、激素、酶（同工酶）、多胺及癌基因产物等。存在于患者的血液、体液、细胞或组织中，可用生物化学、免疫学及分子生物学等方法进行测定，对肿瘤的辅助诊断、鉴别诊断、观察疗效、监测复发以及预后评价具有一定的价值。

理想的肿瘤标志物应具有以下特性：① 灵敏度高，使肿瘤能早期发现，早期诊断；② 特异性好，即恶性肿瘤患者为阳性，而非恶性肿瘤患者为阴性，因此，能对良、恶性肿瘤进行鉴别；③ 能对肿瘤进行定位，即具有器官特异性；④ 与病情严重程度、肿瘤大小或分期有关，即肿瘤越大或越晚期，肿瘤标志物浓度越高；⑤ 监测肿瘤治疗效果，即肿瘤标志物浓度增高或降低与治疗效果密切相关；⑥ 监测肿瘤的复发，即肿瘤治疗后肿瘤标志物浓度降低，肿瘤复发时明显升高；⑦ 预测肿瘤的预后，即肿瘤标志物浓度越高，预后越差，反之亦然。但至今还没有一种肿瘤标志物能完全满足上述要求。

肿瘤标志物的分类和命名尚未完全统一，体液中的肿瘤标志物一般分为：胚胎抗原类（如 AFP、CEA 等），激素类（如小细胞肺癌可分泌 ACTH、患绒毛膜上皮细胞癌时明显升高的 hCG 等），酶类（EA 等），糖链蛋白类（大多是糖蛋白或黏蛋白，如 CA125、CA15－3、CA19－9），同工酶类（如患肝癌时 γ－GT升高、患前列腺癌时 PAP 升高等）及癌基因产物类（如 ras 基因蛋白、myc 基因蛋白、p53 抑癌基因蛋白等）等。

（二）常见肿瘤标志物及临床意义

临床上常见的肿瘤标志物有甲胎蛋白（AFP）、癌胚抗原（CEA）、糖类抗原 19－9（CA19－9）、糖类抗原 125（CA125）、糖类抗原 15－3（CA15－3）、糖类抗原 50（CA50）、人绒毛膜促性腺激素（HCG）、降钙素（CT）、鳞癌相关抗原（SCC）、神经元特异性烯醇化酶（NSE）、前列腺特异抗原（PSA）、本-周蛋白（又名凝溶蛋白，BJP）等。虽然各种标志物有其各自的临床意义，但不具备个体特异性。因此，单独检测一种肿瘤标志物，可能会因为测定方法的灵敏度不够而出现假阴性，联合检测多种肿瘤标志物有利于提高检出的阳性率。

1. 甲胎蛋白（AFP）：AFP 在胚胎期是功能蛋白，合成于卵黄囊、肝和小肠，脐带血含量为 1000～5000μg/L，1 年内降为成人水平，终生不变。

临床意义：① 用于原发性肝癌以及生殖系统肿瘤的鉴别诊断。原发性肝癌中 80％病人血清中 AFP＞500μg/L。其他消化道肿瘤，如胃癌、胰腺癌、结肠癌、胆管细胞癌等，也可引起 AFP 升高，但肝转移癌时却极少增高。② 病毒性肝炎，肝硬化患者 AFP 有不同程度的升高，但其水平常＜500μg/L。③ 生殖系统胚胎性肿瘤的患者血清中 AFP 可见升高。④ 妇女妊娠 12～14 周血中 AFP 开始上升，32～34 周达高峰，一般在 400μg/L 以下，分娩后 3 周恢复正常。若孕妇血清中 AFP 异常升高，应考虑有胎儿神经管缺损畸形的可能性。

正常参考值：0～25μg /L

2. 癌胚抗原（CEA）：CEA 是一种肿瘤相关抗原，是一种酸性糖蛋白，胚胎期在小肠、肝脏、胰腺合成，成人血清含量极低。

临床意义：① 血清 CEA 明显升高时常见结肠癌、直肠癌、胃癌、肺癌、胆管癌，在肝癌、乳腺癌、卵巢癌、胰腺癌时也有升高。② CEA 连续随访检测，一般情况下，病情好转时血清 CEA 浓度下降，病情恶化时升高。CEA 检测对于监测治疗后伴有血循环 CEA 持续升高的患者有很重要的价值，可提示有潜伏的转移和残留肿瘤。③ 肠道憩室炎、直肠息肉、结肠炎、肝硬化、肝炎和肺部疾病虽有不同程度的升高，但阳性的百分率较低。④ 98％的非吸烟健康者血清＜5μg/L。吸烟者中约有 39％

的人 CEA＞5μg/L。

正常参考值：0～5μg/L

3. 糖类抗原 19－9（CA19－9）：CA19－9 为唾液酸化的乳-N-岩藻戊糖Ⅱ，是一种类黏蛋白的糖蛋白成分，与 Lewis 血型成分有关。

临床意义：① 胰腺癌、胆囊癌、胆管壶腹癌时，血清 CA19－9水平明显升高，尤其是胰腺癌晚期病人，血清 CA19－9 浓度可达 40 万 U/ml，阳性率约为 74.9%。② 胃癌阳性率约为 50%，结肠癌阳性率约为 60%，肝癌阳性率约为 64.6%。术前 CA 19－9 水平与预后有关。③ 急性胰腺炎、胆囊炎、胆汁淤积性胆管炎、肝硬化、肝炎等疾病 CA19－9 也有不同程度升高。

正常参考值：0～37U/ml

4. 糖类抗原 125（CA125）：最初认为是卵巢癌特异的，但深入研究，它也是一种广谱的标志物。

临床意义：① 卵巢癌病人血清 CA125 水平明显升高，手术和化疗有效者 CA125 水平可很快下降。若有复发时，CA125 升高可先于临床症状之前。② 其他非卵巢恶性肿瘤也有一定的阳性率，如乳腺癌 40%、胰腺癌 50%、胃癌 47%、肺癌 44%、结直肠癌 32%、其他妇科肿瘤 43%。③ 非恶性肿瘤，如子宫内膜异位症、盆腔炎、卵巢囊肿、胰腺炎、肝炎、肝硬化等也可有不同程度升高。④ 在胸水、腹水中发现有 CA125 升高，羊水中也能检出较高浓度的 CA125。⑤ 早期妊娠的头 3 个月内也有 CA125 升高的可能。

正常参考值：0～35 U/ml

5. 糖类抗原 15－3（CA15－3）：是乳腺细胞上皮表面糖蛋白的变异体，近年推出作为乳腺癌标志物，同样，该标志物也是广谱的。

临床意义：① 乳腺癌患者常有 CA15－3 升高，尤其对于转移性乳腺癌的早期诊断有很重要的价值。但在乳腺癌的初期敏感性较低。② 其他恶性肿瘤，如肺癌、结肠癌、胰腺癌、卵巢癌、子宫颈癌、原发性肝癌等，也有不同程度的阳性率。③ 肝脏、胃肠道、肺、乳腺、卵巢等非恶性肿瘤性疾病，阳性率一般低于 10%。

正常参考值：0～28U/ml

6. 糖类抗原 50（CA50）：临床意义：① 胰腺癌、结肠癌、直肠癌、胃癌等血清 CA50 升高，特别是胰腺癌患者升高最为明显。② 肝癌、肺癌、子宫癌、卵巢癌、肾癌、乳腺癌等也可见 CA50 升高。③ 溃疡性结肠炎、肝硬化、黑色素瘤、淋巴瘤，自身免疫性疾病等也有 CA50 升高现象。

正常参考值：血清＜24U/ml

7. 人绒毛膜促性腺激素（HCG）：是一种存在于胎盘中的糖蛋白激素，当怀孕时血与尿中水平上升，正常血中只含微量。对于妇科恶性肿瘤，除了测定完整的 HCG、游离的 β 亚单位外，还可测定血与尿中的促性腺激素的片段，称之为 β 核心（β-core）。

临床意义：① 是诊断早孕、监测先兆流产、异位妊娠的良好指标。② 早期绒毛膜上皮细胞癌、葡萄胎时，血中 HCG 明显高于早孕水平。经过化疗或刮宫治疗后，如果 HCG 下降不明显，提示治疗效果不佳。治疗后 HCG 下降，以后又见升高，提示复发。③ 畸胎瘤、睾丸胚胎癌、胚胎性肿瘤可见 HCG 升高。

正常参考值：男＜5mIU/ml，女＜7mIU/ml

8. 降钙素（CT）：CT 是由甲状腺滤泡细胞 C 细胞合成、分泌的一种单链多肽激素，故又称甲状腺降钙素。

临床意义：① 甲状腺髓样癌患者的 CT 升高，可作甲状腺髓样癌患者临床疗效观察的标志物；② 肺癌、乳腺癌、胃肠道癌以及嗜铬细胞瘤患者可出现血清 CT 增高；③ 肝癌和肝硬化患者也偶可出现血清 CT 增高。

正常参考值：0～100ng/L

9. 鳞癌相关抗原（SCC）：SCC 是鳞状上皮癌的重要标志物，在正常鳞状上皮细胞内也存在，随着鳞状上皮细胞的恶性增殖而释放入血。异常升高可见于子宫颈鳞癌。肺鳞癌亦有较高的阳性率。

临床意义：① 是鳞状上皮癌的诊断指标。子宫颈鳞癌、肺鳞癌、头颈部鳞癌，血清中 SCC 升高，其浓度随病期的进展而增高，也可见于食道癌、膀胱肿瘤等。② 肝炎、肝硬化、肺炎、肾衰竭、结核等疾病，SCC 也有一定程度的升高。

正常参考值：0～2μg/L

10. 神经元特异性烯醇化酶（NSE）：血清 NSE 是神经内分泌肿瘤的特异性标志物。

临床意义：① 可用于鉴别、诊断、监测小细胞肺癌放化疗后的治疗效果。用 NSE 升高来监测复发要比临床确诊复发早 4～12周。② 可用于监测神经母细胞瘤的病情变化，评价疗效和预测复发。③ 神经内分泌细胞肿瘤，如嗜铬细胞瘤、胰岛细胞瘤、甲状腺髓样癌、黑色素瘤、视网膜母细胞瘤等的血清 NSE 也可增高。

正常参考值：0～12.5μg/L

11. 前列腺特异抗原（PSA）：PSA 是由前列腺上皮细胞产生的一种大分子糖蛋白，它具有极高的组织器官特异性。由于未知的原因，前列腺癌患者血清游离 PSA（f－PSA）占总 PSA（T－PSA）百分比比正常人和前列腺良性疾患为低。因此，测定 PSA 的类型和百分比有利于鉴定前列腺良性和恶性疾患。

临床意义：① PSA 是前列腺癌的特异性标志物。随着前列腺癌的病程进展，血清中 PSA 值逐渐增高。② 前列腺肥大、前列腺炎、肾脏和泌尿生殖系统疾病，血清 PSA 水平也可升高，但必须结合其他检查进行鉴别。③ 约有5%的前列腺癌患者，前列腺酸性磷酸酶（PAP）升高，但PSA在正常水平。

正常参考值：0～4.0μg/L

12. 本-周蛋白（又名凝溶蛋白，BJP）：是多发性骨髓瘤的典型标志物。

临床意义：用于多发性骨髓瘤的诊断；慢性淋巴瘤、骨肉瘤等均会引起本周蛋白阳性；肾病时也会阳性。

正常参考值：阴性

十四、恶性肿瘤的TNM分期

TNM系统是一种表示疾病解剖学侵及范围的方法，它是根据三方面的情况进行评估的：

T—原发肿瘤的侵及范围；

N—是否存在区域淋巴结的转移；

M—是否存在远处转移。

TNM系统采用数字分级的方式表示恶性肿瘤的侵及范围。

原发肿瘤（T）：

T_X—无法评估原发肿瘤；

T_0—未发现原发肿瘤的证据；

Tis—原位癌；

T_1，T_2，T_3，T_4 原发肿瘤的大小和/或局部侵及范围依次递增。

区域淋巴结（N）：

N_X—无法评估区域淋巴结的情况；

N_0—未出现区域淋巴结转移；

N_1，N_2，N_3 区域淋巴结的侵及范围依次递增。

注意：原发肿瘤直接侵犯到淋巴结应被划分为淋巴结转移。除区域淋巴结以外的任何淋巴结转移都应被划分为远处转移。

远处转移（M）：

M_X：无法评估远处转移的情况；

M_0：未出现远处转移；

M_1：发生远处转移。

十五、肿瘤的“三结合”诊断模式

这是发达国家近几十年来采用的一种工作模式：由临床医生、影像医生、病理医生三结合，共同组成的一种诊断模式，可以最大限度地减少由于单一学科的偏见造成的误诊。首先临床医生提供患者的年龄、症状、体征、病史和手术中所见，再由影像医生分析X线片、CT、MRI等，特别是肿瘤有无侵袭性，最后由病理医生根据显微镜下所见，提出倾向性意见，组织学根据和鉴别诊断。

讨论结果三方面均可以提出三个倾向性诊断：

临床医生：	A	B	C		
影像医生：		B	C	D	
病理医生：			C	D	E
诊断符合率；	30%	50%	80%	50%	30%

十六、恶性肿瘤的治疗

（一）恶性肿瘤的治疗方法

1. 外科手术治疗：手术治疗目前仍是对某些肿瘤最有效的治疗方法，约60%的肿瘤以手术为主要治疗手段。手术直接把肿瘤以及可能波及蔓延到的组织一并切除。有些早期癌症例如发生在结肠、直肠、肾脏、乳房、子宫等部位的癌，80%可以治愈。对于晚期肿瘤有时可以用手术方法来缓解症状、提高生活质量。

2. 放射治疗：以电离辐射（电磁辐射和粒子辐射）的能量

杀死癌细胞，在肿瘤治疗中的地位非常重要。临床应用的电磁辐射主要是X射线和γ射线，他们的差别只是产生的方式不同；粒子辐射包括中离子射线、电子线、质子线、负π介子及其他重粒子，其中中子线由原子裂变产生，其他均由加速器产生。放射治疗可单独使用，也可合并其他疗法进行治疗。对以下几种癌症放射线治疗是主要治疗手段：鼻咽癌、皮肤癌、子宫颈癌、喉癌、口腔癌、颌窦癌、睾丸精原细胞瘤等，治愈率达到90%。

3. 化学治疗：是利用化学制剂合成的药物来治疗癌症。化学治疗具有全身作用，对多种肿瘤都有一定的疗效，能够缩小肿瘤或消除肿瘤、防治转移和复发。有时使用于手术或放射疗法之前或后。但对于血液系统肿瘤的治疗则是最主要的疗法之一。许多化疗药物副作用较大，临床应用具有一定的风险，要严格掌握药物的用量，并要由肿瘤专业医生来施行化疗。

4. 中医药治疗：中医药可以增强人体免疫力、抑制肿瘤生长，还可以减轻放、化疗的副作用，但对肿瘤细胞的杀伤力较弱，对肿瘤的缩小作用不明显。在肿瘤早期作为辅助治疗，在中晚期肿瘤，作为扶正和姑息治疗的一种手段。中药中一些具有抗癌作用的药物，经现代科技的研究、提纯，将成为世界抗癌热点和希望。

5. 介入疗法：应用介入技术，将药物注入肿瘤局部或滋养血管并栓塞肿瘤营养血管，使肿瘤坏死、缩小直至消失，以达到治疗目的。适合大多数的实体肿瘤，尤其失去根治性手术机会的中、晚期肿瘤。某些支架置入技术可以迅速解除某些肿瘤并发症（如梗阻、出血、穿孔等），而且创伤小，在急症治疗中发挥十分关键的作用。

6. 内分泌治疗：应用激素相关性药物治疗与内分泌相关的激素依赖性肿瘤，如乳腺癌、前列腺癌等。常用药物有抗雌激素类药物，如他莫昔芬、托瑞米芬；芳香化酶抑制剂，如氨鲁米特、福美司坦、来曲唑、阿那曲唑、依西美坦；孕激素类药物，如甲孕酮、甲地孕酮；性激素类药物，如甲睾酮、丙酸睾酮、己烯雌酚；抗雄激素类药物，如氟他胺；黄体生成素释放激素类似物，如戈舍瑞林、醋酸亮丙瑞林。

7. 生物和基因疗法：生物治疗是通过调动宿主的自然防御机制给予机体某些物质，起到抗肿瘤的作用。包括细胞因子、抗肿瘤细胞的免疫效应细胞、单克隆抗体、肿瘤疫苗、抗血管生成药物、信号传导有关的酶抑制剂、泛素-蛋白酶体抑制剂、细胞分化诱导剂、基因治疗等。

8. 综合治疗：综合治疗是根据恶性肿瘤的分类、分期和发展趋势，合理、有计划地将现有的几种治疗手段联合应用的治疗方法，可大幅度地提高治愈率和提高患者的生活质量。

（二）化疗的概念

应用化学药物治疗恶性肿瘤的方法简称化疗。根据治疗目的不同可分为：根治性化疗、辅助化疗、新辅助化疗、姑息性化疗、研究性化疗等。

（1）根治性化疗：针对化学治疗可能治愈的肿瘤，如急性淋巴性白血病、恶性淋巴瘤、睾丸精原细胞瘤、子宫绒癌等，进行积极的全身化疗。特点是足量、足疗程，间歇期尽量缩短的联合化疗，近期目标是取得完全的缓解。

（2）辅助化疗：在采取有效的局部治疗（手术或放疗）后使用的化疗，目的是针对可能存在的微转移病灶，防止癌症的复发、转移。

（3）新辅助化疗：指对临床表现为局限性肿瘤、可用局部治疗手段（手术或放疗）者在手术或放疗前先使用的化疗。目的是通过化疗使局部肿瘤缩小，减少手术或放疗造成的损伤，提高局部晚期的患者手术切除率。同时，化疗可清除或抑制体内可能存在的微转移灶从而改善预后。

（4）姑息性化疗：主要用于晚期肿瘤，其目的是减轻患者的痛苦，提高生活质量，延长存活时间。

（5）研究性化疗：指为研究探索新的药物和新的治疗方案而进行的试验性化疗。目前，已明确规定，研究性化疗应符合临床药物试验的 GCP（good clinical practice）原则。

（三）化疗药物的分类

抗肿瘤药物根据其来源和作用机制分为六大类：烷化剂、抗代谢药物、抗生素、植物碱、激素和其他。根据化疗药物作用的分子靶点分为：作用于 DNA 化学结构的药物（包括烷化剂、蒽环类和铂类化合物）；影响核酸合成的药物（主要是抗代谢类化合物）；作用于 DNA 模板，影响 DNA 转录或抑制 DNA 依赖性 RNA 聚合酶而抑制 RNA 合成的药物；影响微管蛋白合成的药物（如高三尖杉酯碱、紫杉类、长春碱和鬼臼碱类等）；其他类型的药物（如铂类药物、激素类、L-门冬酰胺等）。根据化疗药物对细胞增殖周期及其各时相的不同作用，可分为细胞周期特异性药物和非细胞周期特异性药物。

表 1-4 常用化疗药物分类

细胞周期特异性药物	细胞周期非特异性药物
M 期特异性药	抗肿瘤抗生素
长春花生物碱、长春新碱	放线菌素 D、多柔吡星
长春碱 、长春花碱酰胺	表柔吡星、柔红霉素
长春瑞滨、喜树碱类	吡柔吡星、丝裂霉素
多烯紫杉醇、紫杉醇	亚硝脲类
G1 期特异性药物	司莫司汀、卡莫司汀

续表

细胞周期特异性药物	细胞周期非特异性药物
门冬酰胺酶、肾上腺皮质激素	洛莫司汀
G2 期特异性药物	烷化剂
博来霉素、平阳霉素	白消安、苯丁酸氮芥
S 期特异性药物	环磷酰胺、异环磷酰胺
阿糖胞苷、吉西他滨	美法仑、氮芥
氟尿嘧啶、呋喃氟尿嘧啶	杂类
巯嘌呤、甲氨蝶呤	达卡巴嗪 、顺铂
羟基脲	卡铂、奥沙利铂

（四）常见化疗药物的毒副反应及处理原则

化疗药物由于其本身的特点均有不同程度的毒副作用，有些严重的毒副反应是限制药物剂量或使用的直接原因。化疗的毒副反应分近期毒性反应和远期毒性反应两种。近期毒性反应又分为局部反应（如局部组织坏死、栓塞性静脉炎等）和全身性反应（包括消化道、造血组织、免疫系统、皮肤和黏膜反应、神经系统、肝功能损害、心脏反应、肺毒性反应、肾功能障碍及其他反应等）。远期毒性反应主要是生殖功能障碍及致癌作用、致畸作用等。此外，化疗由于其毒副作用，有时还可出现并发症，常见的有感染、出血、穿孔、尿酸结晶等。合理用药是相对的，只有不断提高业务水平，并根据循证医学、规范化和个体化的原则减少失误，才能准确调整用药剂量、种类，正确处理不良反应，使患者受益。

常见的毒副作用及处理原则：

（1）局部反应：静脉炎、局部组织坏死。静脉穿刺部位应从远心端渐移向近心端、从小静脉到大静脉，杜绝药液外渗。化疗药输注后应续滴生理盐水。

（2）骨髓抑制：大多数化疗药物均有不同程度的骨髓抑制，同时患者还可有疲乏无力、抵抗力下降、易感染、发热、出血等表现。减量或停药，同时应用升白细胞药物、集落刺激因子、成分输血或输少量新鲜血、白蛋白或新鲜血浆输注；发热或感染者应用抗生素；有出血者应用止血剂；中药及激素类药物也应考虑应用。

（3）消化道反应：大多数化疗药物可引起不同程度的消化道反应，表现为口干、食欲不振、恶心、呕吐，有时可出现口腔黏膜炎或溃疡、便秘、麻痹性肠梗阻、腹泻、胃肠出血及腹痛。调整用药，应用止吐剂，解痉，补充维生素，给予黏膜保护剂，对某些药物可应用拮抗剂，通便，必要时可给予激素、抗生素。

（4）泌尿系损伤：部分化疗药物可引起泌尿系损伤，主要表现为少尿、无尿、水肿、腰痛、肾功能异常甚至肾衰竭，尿频、尿痛、尿急、血尿、尿化验异常等。减量或停药，化疗期间水化、多饮水，利尿、解毒剂应用（甲酰四氢叶酸钙、二巯基乙醇硫酸钠、美斯那等），应用 MTX 时考虑碱化尿液、防止尿酸结晶，定期监测肾功能及尿常规。

（5）肝损伤：化疗药物可引起急性的肝损害，也可以由于长期用药引起肝慢性损伤，临床可表现为肝功能异常、肝区疼痛、肝肿大、黄疸等，严重者可致肝脂肪变、肝纤维化甚至肝坏死。减量或停药，保肝治疗，如单纯 GPT 可逆性升高可于治疗正常后继续化疗，其他型肝损伤不宜再化疗，化疗前、中、后密切监测肝功能。

（6）心脏毒性：临床可表现为心悸、气短及心力衰竭，心电图出现异常。合并用药辅酶 Q_{10}、维生素 E、维生素 B_{12}、N-乙酰半胱氨酸、丙亚胺等降低心脏毒性，出现心肌病症状时 ADM

停药或减量，纠正心律失常，纠正心衰，密切心电监测。

（7）肺毒性：少数化疗药物可引起肺毒性—间质性肺炎、过敏性肺炎、肺水肿、肺纤维化。临床可表现为发热、干咳、活动性气短，多急性起病。限制药物总量，减量或停药，应用肾上腺皮质激素、抗生素，对放疗后、联合化疗及70岁以上、半年内用过BLM、既往有慢性肺疾患者慎用BLM，用药期间密切观察肺部症状、体征及X线/CT改变，定期行肺功能检查、血气分析。

（8）神经毒性：部分化疗药物可引起末梢神经炎：指（趾）麻木、腱反射消失，感觉异常，便秘、麻痹性肠梗阻，听神经毒性：耳鸣、听力减退，嗜睡、精神异常、脑病、化学性脑膜炎等。减量或停药，B族维生素、中药、针灸，对症改善脑功能等。

（9）脱发：大部分为3度以内，脱发的程度通常与药物的浓度和剂量有关，一般停药1～2个月可再生。注射时可通过冰帽、冷敷等使局部血管痉挛，减少头皮血流量，降低毛囊损害。

（10）过敏反应：少数药品可出现，严重者可致死亡：首次用药可试验性应用，用药前后应用氢化可的松或地塞米松。

（11）致癌、不育、畸胎：致癌作用常于化疗1～10年后发生，各种化疗药均可产生，多为恶性淋巴瘤、白血病。定期复查。不育较多由烷化剂所致，一般停药后可恢复生育。MTX等抗代谢药可产生致畸作用，妊娠早期禁用此类药物。

（12）免疫抑制：化疗药物一般多是免疫抑制药，对机体的免疫功能有不同程度的抑制作用，当免疫功能低下时，反而加快复发或转移进程。可视具体情况应用免疫调节剂。

此外，化疗可导致病人一般状态下降，影响工作，脱发、性功能障碍可使患者自卑，更为严重的是病人对化疗药物的心理恐惧和焦虑。这些社会心理方面的后遗症在目前医学模式转变为社会-心理-生物综合医疗模式下显得尤为突出，为体现治疗的人性化，就要求医务工作者不仅业务能力精益求精，使患者受益，更要在心理上呵护患者，积极面对疾病、配合治疗。

（五）放疗的概念及种类

放疗就是用放射线杀灭肿瘤的治疗方法。可分为远距离放疗和近距离放疗。

1. 远距离放疗：远距离放疗临床上常用的设备有直线加速器、^{60}Co；远距离放疗的射线临床上常用高能X线、高能电子线和γ线。远距离放疗技术包括：普通放疗、适形放疗、调强放疗、立体定向放射治疗（X刀、γ刀）。

（1）适形调强放疗：适形放疗是指高剂量区分布的形状在三维方向上与病变的形状一致的放疗技术。适形放疗技术能达到照射野形状与病变的形状一致，高剂量区形状尽量接近肿瘤形状；调强放疗技术能达到照射野形状和高剂量区形状均与病变的形状一致。

（2）立体定向放射治疗（X刀、γ刀）：是由直线加速器非共面多弧等中心照射的X刀装置和由多个钴源集束照射的γ刀装置，来实现的多次大剂量精确照射。特点是照射野较小；照射野内剂量分布不均匀；边缘剂量梯度变化大；需要精确定位、精确照射；需要有严格的应用适应证。

2. 近距离放疗：

（1）近距离照射的设备：临床常用近距离治疗机和配套的治疗计划系统；常用放射源是铱192。

（2）近距离照射的方式：组织间插植、腔内放疗。

（六）常见组织放射损伤及防治

1. 全身反应：放疗是局部治疗，全身反应少见。部分病人出现疲劳乏力、纳差、恶心等非特异性症状，不需特殊处理，可自行缓解。

骨髓抑制：单纯局部放疗骨髓抑制情况少见。放疗前近期经历过多次化疗并出现过骨髓抑制的病人，放疗中容易出现血象下降。对于多发骨转移多程化疗后的病人放疗要慎重，不可做大范围放疗，应仅针对骨痛处做局部姑息性放疗。放疗中要每周复查血象一次，血 WBC 低于 $4.0\times10^9/L$ 时口服升血药物，低于 $3.0\times10^9/L$ 时注射 G-CSF，并暂停放疗。

2. 局部反应：不同的放疗部位有不同的放疗反应，分述如下：

（1）口腔、咽部放疗反应：口腔咽部急性放疗损伤出现在放疗开始后 2～3 周，常规分割放疗剂量 20～30Gy 时，临床表现局部疼痛，查体见黏膜红斑样变，出现斑点样黏膜炎，甚至病变融合成片。急性黏膜反应症状的轻重及出现的时间有个体差异。预防：应用防护剂阿米福汀等。治疗：用含有 $VitB_2$ 和表面麻醉剂的漱口水含漱，适当应用抗生素，注意补充营养，必要时暂停放疗。晚期反应：主要表现为唾液腺功能丧失所导致的口干症。轻者偶有口干，大部分病人可正常进食，不会影响生活质量。少数重者全部口腔干燥，影响进食，伴有营养不良，衰弱。预防：采取调强放疗技术，保护 50%以上腮腺免受照射；应用防护剂阿米福汀等。治疗：目前还缺少有效的治疗方法。

（2）皮肤的放射损伤：急性放射损伤出现在常规分割放疗 Dt45Gy 以上时，临床表现局部皮肤痛痒；红斑脱皮等急性反应。电子线放疗时皮肤急性反应明显。预防：保持局部皮肤清洁干燥；外用比亚芬膏；乳腺癌术后胸壁放疗要用高能 X 线与电子线混合照射，避免单纯用电子线放疗；肛门会阴区放疗中避免用高锰酸钾或其他刺激性药物坐浴；皮肤放射损伤的出现是滞后性的，当达到脱皮剂量时，临床医生仅能看到皮肤色素沉着及红斑加重，并不能即刻看到脱皮反应，但在迟后几天会出现脱皮反应。如果医生不能在达到脱皮剂量时暂停放疗及时采取措施，会使放射损伤继续累加造成严重的急性损伤。严重的急性皮肤溃疡愈合较慢，需3周以上。所以放疗中要密切观察皮肤颜色、湿度等的变化。急性皮肤损伤的治疗：干性反应外用比亚芬膏，湿性反应保持局部干燥、清洁，避免与衣物直接接触，可外用溃疡粉。皮肤晚期放射损伤：表现皮肤变薄、无弹性与皮下软组织粘连纤维化固定，表皮毛细血管扩张。多不影响正常生活，个别大剂量放疗的病人中可能会有功能障碍。晚期皮肤损伤没有有效的治疗措施。

（3）肺的放射损伤：急性放射性肺炎出现在放疗开始后3～4个月内，表现为咳嗽、干咳、发热、气短。轻者可无明显临床症状仅在影像学上表现淡片影，重者会出现严重呼吸困难，持续干咳、高热，甚至呼吸衰竭危及生命。预防：放疗前充分了解病人情况，包括是否用过肺毒性药物，既往是否患肺病，肿瘤大小及位置等；尽量采用适形放疗技术，V_{20}控制在25％以内，肺平均剂量控制在13Gy以内；应用放射防护剂；动态监测易感人群。放疗中每天认真查体，及时发现早期放射性肺炎及早处理能使病人尽快恢复不至于进展成严重的放射性肺病。治疗：一旦确诊急性放射性肺炎，应立即停止放疗，及时应用糖皮质激素，根据症状轻重确定激素用量，配合祛痰、清肺、扩张支气管等药物，适当应用抗生素。晚期放射性肺纤维化：常发生在放疗结束2～4个月以后，多数无临床症状，仅在影像学中出现少许纤维条索影，严重者可有不同程度的气短，肺功能下降，主要是弥散功能下降。注意鉴别肺纤维化与肿瘤复发。预防：同急性放射性肺炎。避免在放疗近期用肺毒性药物。治疗：对无症状的病人不需治疗。有症状者可给予吸氧、扩张支气管、祛痰等对症治疗。活血化淤中药可能有一定的治疗作用。目前对肺纤维化还缺少有效的治疗措施。

（4）食管放射损伤：常规放疗中，急性放射性食管炎常发生在放疗开始后 2 周左右，发生率约 3%。经历过多程化疗或放化疗同步的病人发生率要高一些，症状也较重。临床表现吞咽时疼痛，重者吞咽困难，不能进食。预防：放疗中避免刺激性食物，尽量进软食；非食管癌胸部肿瘤放疗时尽量避开食管。治疗：轻度食管炎不需处理，症状明显者口服黏膜保护剂；将含有 $VitB_2$ 和表面麻醉剂的含服液缓慢吞入；适当应用抗生素；必要时暂停放疗；对下段食管炎伴胃液反流者，要用抗酸剂。晚期放射性食管损伤少见，表现良性狭窄，缺乏有效治疗。

（5）肠管放射损伤：肠管的急性放射损伤出现在盆腔、腹腔部位放疗中。临床表现腹泻、腹痛、里急后重、便次增多、黏液便等。预防：盆腔、腹腔放疗中将肠管剂量限制在 50Gy 以内。治疗：轻者口服黏膜保护剂，重者暂停放疗，给予补液、止泻治疗，适当应用抗生素。晚期肠管损伤少见，表现为反复血便、腹痛、肠粘连等，可对症治疗。

（6）脊髓放射损伤：少见，出现在放疗结束 3 个月以后。轻者表现为屈颈时双下肢触电感，可自行恢复，无后遗症。重者极少见，表现为慢性或急性截瘫，目前没有有效治疗。

（7）放射性脑损伤：急性损伤：在针对颅内多发转移病灶行全脑放疗时偶尔出现，表现为头痛、恶心等颅内高压症。可用糖皮质激素、甘露醇对症治疗，能短期内好转，不需要中断放疗，不遗留后遗症。晚期脑损伤：少见，表现为局限性脑坏死，鼻咽癌放疗后可偶见颞叶坏死，目前缺少有效治疗措施，用调强放疗技术可减少颞叶照射剂量。

（8）眼晶体的放射损伤：晶体是放射线敏感结构，单次照射 2Gy 即可导致白内障开始形成，潜伏期长短不一，6 个月～32 年。目前白内障已能手术治疗，从而晶体放射损伤不再被认为是严重的放疗并发症。但在放疗前仍应向病人及家属告之详情。

（9）膀胱、尿道放射损伤：急性损伤表现尿道刺激症状，轻者可对症处理，重者暂停放疗，可用抗生素预防感染。晚期损伤少见：膀胱挛缩，尿道狭窄。没有有效治疗措施。

(10) 卵巢放射损伤：单次照射 1.7～6.4Gy 可引起暂时不育，常规分割放疗 20Gy 可引起永久性不育。年轻女性做盆腔放疗时，要采取措施保护卵巢，并向家属和病人交代可能出现的后果。

(11) 睾丸放射损伤：分次照射 12Gy 时出现永久性不育。年轻男性放疗盆腔及会阴区时要注意保护睾丸并交代后果。

总之，放疗在治疗肿瘤的同时，会不可避免地引起正常组织的放疗反应，绝大部分不会影响正常功能。但对于某些肿瘤，如局部晚期鼻咽癌、某些局部复发的肿瘤等，为了求得较好的肿瘤局控效果，争取长期生存，不得不大剂量放疗，难免会出现较严重的正常组织损伤。在肿瘤放疗中有时会面对这样的两难抉择：要么保全正常组织而不能有效控制危及生命的肿瘤，要么有效控制了肿瘤却因放射损伤牺牲了病人的生存质量。重要的是要让病人和家属知情，让他们参与到治疗方案的选择中来，经家属签字同意后才能治疗。

需要注意的是放疗损伤的出现是滞后性的，在病人的放疗过程中，放疗医生要密切观察病情变化，及时发现放射损伤出现的早期征象，及早采取措施，把放疗损伤降到最低。另外，一些疾病会加重放疗反应，如糖尿病、甲亢、结缔组织疾病、类风湿、动脉硬化、肺气肿等。要加以重视。采取一定的预防措施并向家属交代病情。

(七) 靶向治疗的概念及分类

靶向治疗是以肿瘤表面的特异性受体为作用靶点的治疗。在发挥更强的抗肿瘤活性同时，可减少对正常细胞的毒副作用。根据药物的作用靶点和性质，可将主要分子靶向药物分为以下几类：

（1）小分子表皮生长因子受体（EGFR）酪氨酸激酶抑制剂：如吉非替尼（gefitinib，Iressa，易瑞沙）；厄洛替尼（erlotinib，Tarceva）。

（2）抗 EGFR 单抗：如西妥昔单抗（cetuximab，Erbitux）

（3）抗 HER－2 的单抗：如曲妥珠单抗（trastuzumab，Herceptin）

（4）Bcr－Abl 酪氨酸激酶抑制剂：如伊马替尼（imatinib，Glivic）

（5）血管内皮生长因子受体抑制剂：如贝伐单抗（bevacizumab，Avastin）

（6）抗 CD20 的单抗：如利妥昔单抗（rituximab）

（7）IGFR－1 激酶抑制剂：如 NVP－AEW541

（8）mTOR 激酶抑制剂：如替西罗莫司（temsirolimus，CCI－779）

（9）泛素-蛋白酶体抑制剂：如硼替佐米（bortezomib）

（10）其他：如 Aurora 激酶抑制剂，组蛋白去乙酰化酶（HDACs）抑制剂等。

（八）癌症的姑息治疗

WHO 癌症姑息治疗的定义：对所患癌症已经无法治愈的患者，给予积极而全面的医疗照顾。重点是对癌症患者的疼痛、其他症状及心理、社会和精神等问题的积极控制。

大多数癌症患者发现患病时，已是晚期难以治愈。随着癌症发病率的不断上升，癌症患者的生存期不断延长，癌症患者的姑息治疗已成为全社会共同关注的公共卫生问题。许多癌症患者都有不同程度的全身心的疼痛与痛苦，大多数癌症患者死亡前都不同程度、不等时间需要姑息治疗。以癌痛治疗为核心的姑息治疗，是当前癌症治疗阶段的主要手段之一。

十七、癌症疼痛的定义及分类

癌症疼痛是指因恶性肿瘤所致的实质上的或潜在的组织损伤使患者主观感受到的、令人不快的疼痛感觉和情绪上的感受。癌症疼痛是癌症患者痛苦中最大、最难以忍受的痛苦。疼痛可增加患者的痛苦，痛苦又反过来敏化患者对疼痛的感受。

（一）癌症疼痛的分类

1. 按疼痛发生原因分类：①直接由肿瘤发展侵犯引起的；②和肿瘤相关但不是直接引起的；③由肿瘤治疗引起的；④和肿瘤无关的疼痛。

2. 按对经典强效镇痛药吗啡的敏感程度分类：①应用吗啡可完全有效控制的疼痛，如组织损伤、浸润、转移等引起的疼痛。②单纯应用吗啡只能部分有效控制的疼痛，如骨转移、椎体破坏、神经浸润等癌症疼痛。③应用吗啡几乎无效的疼痛，如脑肿瘤、脑转移瘤引起的疼痛。

（二）癌症疼痛的评估

癌症疼痛评估是癌痛治疗的开始，良好的癌痛治疗与控制始于对癌痛正确而全面的评估。癌痛评估主要包括如下几个方面：

1. 询问疼痛病史：应详细询问了解患者癌痛的部位、程度、性质及影响癌痛加重或减轻的因素等，以此判定癌痛的类型、癌痛可控制的程度、今后治疗方向。

2. 癌痛程度的评估：疼痛是一种主观感受，评估的基本原则是相信患者的主诉，患者说什么程度疼痛就是什么程度疼痛。可通过如下常用的 2 种方法正确理解患者主诉的疼痛程度：

（1）根据主诉疼痛的程度分级法（VRS）：

0 级：无痛。

1 级（轻度）：虽有疼痛但可以忍受，日常生活及睡眠不受影响。

2级（中度）：疼痛明显，不能忍受，睡眠障碍，需服用镇痛药。

3级（重度）：难与忍受的剧烈疼痛，睡眠受到严重干扰，强烈要求应用镇痛药。

（2）视觉模拟评分法（VAS）：划一长10cm的线，0cm端代表无痛，10cm端代表剧痛。让患者根据自己对疼痛的感觉来选择并判定自己疼痛的点或范畴。1～4为轻度疼痛，4～7为中度疼痛，7～10为重度疼痛。

3. 了解已接受的疼痛治疗：要详细询问已接受的疼痛治疗内容，曾服用的镇痛药种类、用药方法、用药量多少、用药效果等，据此可大致了解既往的疼痛程度、镇痛药的疗效、估算下一步疼痛治疗的起始用药量。

（三）“三阶梯止痛”的概念及用药原则

癌症疼痛治疗的方法较多：有放疗、化疗和外科手术等抗癌治疗；药物治疗；心理治疗；理疗；神经系统阻滞、毁损治疗等。临床经验证明药物治疗是癌症疼痛治疗最为广泛有效的治疗方法，也是辅用其他治疗方法时不可缺少的基础治疗。

所谓“三阶梯止痛”源于按阶梯给药原则。其含义是根据癌症疼痛从轻到重的病变过程，针对性地从弱到强地选择止痛药。第一阶梯：癌症轻度疼痛阶段，可选择非阿片类的非甾体类解热镇痛药。以阿司匹林为代表，但现在临床上多选用复合制剂。第二阶梯：癌痛进一步发展到中等程度疼痛，单纯解热镇痛药已难以控制癌痛，可选择可待因为代表的弱阿片类止痛药。第三阶梯：癌痛发展到重度疼痛，必须选择以吗啡为代表的强效阿片类止痛药。

WHO 1986年制定了《癌症疼痛治疗》的用药指导原则：①口服给药，旨在尽可能减少注射等创伤性给药；②按阶梯给药，根据病人的疼痛程度及发展，相应由弱到强地选择应用止痛药；③按时给药，为保持止痛药血药浓度的稳定，为稳定止痛药的止痛效果，癌症疼痛治疗应用止痛药必须“按时”给药，不能够等疼痛出现时再“按需”给药；④个体化用药，即具体病人具体施治，不能一个方案群体应用。因为不同病人、不同病变其疼痛程度截然不同，不同病人对止痛药的敏感程度也不相同，所以要个体化针对性治疗；⑤对症处理，针对疼痛治疗中出现的副作用、耐药性、患者心理及生理的不良反应等积极地对症处理。

“三阶梯止痛”是提倡我们根据癌症疼痛止痛需求合理地选择相应止痛药，我们不可教条地将逐渐演变发展的疼痛过程硬性划分为三个截然不同的阶段，更不可不顾止痛效果地强调某一阶梯用药。判定合理应用止痛药的标准是满足止痛医疗的需求，取得良好止痛效果。

（四）癌症疼痛常用药物及初始用药量估算

1. WHO 推荐的常用止痛药

（1）非阿片类止痛药，以非甾体类解热镇痛药为主。其中代表药是阿司匹林。此类药物的特点是可单独应用于癌痛治疗初期疼痛较轻时，也可配合强效阿片类镇痛药辅用于中、重度癌症疼痛。缺点是有胃肠道刺激及抑制凝血功能等副作用。现临床应用的此类药物多为与其他药物复合制成的复方制剂。

（2）弱阿片类止痛药：此类药物的代表药是可待因、曲马朵，主要用于中度癌痛。特点是与阿片受体的作用能力差，镇痛作用弱于强效阿片类止痛药，其相应的副作用也少于强效阿片类止痛药。应用此类药需注意的是其止痛效果如不能满足止痛治疗需求时，不要勉强应用，要及时更换应用强效阿片类止痛药。

（3）强阿片类止痛药：此类药物的代表药是吗啡，主要用于中、重度癌症疼痛。其特点是与阿片受体的亲和力强，镇静效果确切。其代表药物吗啡，是纯天然的阿片受体激动剂，镇痛效果确切、稳定，人类依从性好，个体差异小，无封顶效应，剂量可随止痛治疗需求而加大，是药理特性被充分了解掌握、被临床最广泛使用的经典强效阿片类止痛药。吗啡的缺点是因脂溶性差而起效略慢，约需 20～30 分钟。另外可直接作用于肥大细胞引起组胺释放，过敏性哮喘及过敏体质病人不宜应用。

强效阿片类止痛药中的哌替啶（杜冷丁），在我国曾被广泛应用于临床止痛治疗。哌替啶脂溶性良好，起效迅速，5 分钟左右起效。哌替啶在术后止痛、控制内脏牵拉痛、迅速控制急性暴发性疼痛等方面有其临床优选意义。哌替啶在癌痛治疗中也可应急性地临时应用于控制急性暴发性癌痛。但哌替啶不能应用于长期的慢性癌症疼痛治疗中，因其代谢产物有神经毒性，长期应用造成体内蓄积可引起癫痫样抽搐。另外，哌替啶有封顶效应，药量增大到一定程度，即使再加大剂量止痛效果也变化不大，相反副作用倒明显增加。

2. 初始用药剂量的估算

估算原则是依据患者对癌痛的描述及已应用的止痛药。①如果患者病变初期疼痛较轻，没应用过强效阿片类止痛药，医生可按“三阶梯止痛原则”让患者从第一阶梯开始试服用一些非甾体类解热止痛药或复方制剂，服用方法按相应药品说明书。②如果患者的疼痛已使患者不规范地使用了杜冷丁等强效阿片类止痛药，止痛效果还可以，医生要明确患者已有中、重度癌痛，患者的癌痛治疗需要从第三阶梯开始应用强效阿片类止痛药。千万不要教条地硬试行一、二阶梯止痛治疗。初始每日止痛药剂量估算：口服即释吗啡片 5～10mg/次，每 4 小时 1 次。每日止痛药剂量可根据止痛治疗效果 30%～50%程度调整。如果使用吗啡控缓释片，可从早、晚各 1 次，30 毫克/片/次开始。③如果患者就诊时疼痛剧烈，已不规范地大量应用各种强效阿片类止痛药，止痛效果不稳定，此时每日止痛药剂量估算就更要坚信患者的主诉、相信患者的用药经验。要详细询问患者每日应用的各种止痛药及用药剂量，要将患者已用各种止痛药按效价比折换成吗啡量。要询问如果任患者选用止痛药，患者选用什么药、用多大剂量。由此医生可清楚需要选择的止痛药种类及大概估算出开始系统癌痛治疗的初始每日止痛药用药量。

（五）阿片类止痛药物的副作用及潜在的医疗风险

阿片类镇痛药的副作用

（1）一过性副作用：主要发生在用药初期及突然增加剂量时。在对症处理的前提下，多可经一段时间逐渐缓解并消失。此类副作用有：头迷、体态不安定感、恶心、呕吐、嗜睡、呼吸抑制、谵妄等。

① 恶心、呕吐：是最常见的副作用。发生率较高，如无对症处理可高达70%，而且临床表现个体差异性很大。临床对症的重点是预防，宜用格雷司琼等预防及对症处理。属快速耐受性副作用，1～2周即可适应。

② 嗜睡：是患者消除癌症疼痛后的常见表现。1级程度的嗜睡对患者休息有益，但一定要防止2级以上嗜睡。2级以上嗜睡反映体内镇痛药血药浓度已超过疼痛治疗需要，需即刻减少镇痛药量。嗜睡程度是疼痛治疗中防止呼吸抑制的最好监测指标，嗜睡程度的监管是癌症疼痛治疗中防止呼吸抑制的最有效措施。

③ 呼吸抑制：阿片类镇痛药镇痛中惟一能危及患者生命的副作用。机理是抑制大脑呼吸中枢对乏氧及二氧化碳蓄积的敏感性，使呼吸频率逐渐减慢。阿片类镇痛药抑制呼吸的临床表现过程是：疼痛逐渐消失→嗜睡→呼吸频率逐渐减慢→呼吸功能障碍。预防呼吸抑制的关键在于镇痛药用药量不要超过镇痛需要。镇痛剂量应用阿片类镇痛药只要有疼痛就不必担心呼吸抑制，疼痛本身是呼吸兴奋剂。完善镇痛后必须监测嗜睡程度，嗜睡监管是监测阿片类镇痛药用药量是否超过镇痛治疗需要的最好指标。

一旦发现呼吸抑制要马上应用纳洛酮拮抗，纳洛酮是应用阿片类镇痛药时必备的保安药。

（2）长期副作用：只要持续应用阿片类镇痛药就会持续伴随的副作用。便秘就是这样的副作用。便秘是不能靠耐受而减轻的副作用，常呈恶性循环趋势，尤其是口服用药较严重，常伴随癌痛治疗全过程且处理困难。便秘要及时对症处理，避免症状的恶性循环。开始服阿片类药就要同时服用缓泻药。至少每三天大便一次。中医中药在便秘治疗上有较好疗效。

（3）有时出现副作用：口渴、大汗、瘙痒等。适当对症处理即可。

（4）癌症疼痛治疗应用阿片类止痛药的潜在医疗风险：既往由于人们对阿片类药物的错误认识，更多担心的是应用阿片类止痛药会“成瘾”。现代阿片类药理学的研究结果证明：医疗目的系统、科学、规范地应用阿片类止痛药不会成瘾。所以成瘾已不构成应用阿片类止痛药的医疗风险。说到呼吸抑制这一阿片类止痛药惟一能危及患者生命的副作用，只要严密监控嗜睡深度，只要保证治疗期间的呼吸频率不少于 12 次/分，就可完全避免严重的呼吸抑制。至于阿片类止痛药的潜在医疗风险是什么，是人们对阿片类止痛药的不了解及对阿片类止痛药应用于生命垂危的癌痛病人时的生命风险的缺乏认识。阿片类镇痛药在晚期癌痛治疗时，其良好的止痛作用可延长患者有意义的生命；但对于已开始走向死亡的、靠疼痛刺激来维持的生命，阿片类止痛药可缩短死亡时间。因为它有镇静作用、它有解除疼痛刺激作用、它有解除应激反应作用，因此它就可缩短因疼痛刺激来延长的死亡时间。缩短死亡时间本来是无法挽救生命时，尊重生命的自然转归。可当不被正确理解认识时，就会被误认为是镇痛药应用不当导致死亡。这是一个靠提高对晚期癌止痛认识，靠升华对生命意义认识才能解决的潜在医疗风险。

成瘾性：成瘾性又称“精神依赖性”，是指为了追求体验某种药物的某种特定的作用与感觉（如欣快感、幻觉）而强烈要求摄取该种药物的精神状态。是非医疗目的的追求用药行为。是吸食毒品后的结果。

认识误区：把“身体依赖性”及“耐药性”等同于“成瘾性”。身体依赖性及耐药性是药理学结果，是药理与生理相互作用的正常反应。

身体依赖性：身体依赖性是长期反复应用某种药物，使机体的许多生理机能适应了这种药物功能存在的状态，一旦突然停止应用该种药物，将造成机体的很多生理机能平衡被打破，出现严重的不适症状及体征，既所谓的“戒断症状”。

耐药性：耐药性是指生理机能对某种药物的药理作用的适应性调整，使该种药物的某些作用强度被弱化的临床表现。主要表现为要满足同等程度药理作用需要不断增加用药量。

（李　奕　邢晓静　罗娅红　于　洪　俞伟平）

第二章　鼻 咽 癌

鼻咽癌是我国常见的恶性肿瘤之一，鼻咽癌发病有明显的地域集聚性，中国及东南亚各国发病率高，在我国呈南高北低，以华南地区发病率最高。尤其是广西、广东、福建、湖南等省，发病率高的地方可达到15/10万～30/10万。其次有种族易感性和家族高发倾向。蒙古人种高发，如已移居欧美大陆多年的华侨及其在欧美出生的华裔后代发病率仍明显高于当地人群。10％的鼻咽癌患者有癌家族史。发病男女比例为2.5～4∶1，以30～60岁多见。

第一节　诊　断

一、症状与体征

（一）症状

耳鼻症状、头痛、面部麻木、复视、颈部肿块是鼻咽癌患者最常见的症状。癌的原发部位、大小、外侵及转移部位情况不同，可有不同程度复杂多变的临床症状。

1. 原发癌引发的临床症状

（1）无症状鼻咽癌：局限在鼻咽腔内顶壁，顶后壁的小病变，可毫无症状，仅在常规体检中检出，或直至颈淋巴结转移才被发现。

（2）耳部表现：耳聋耳鸣，耳道溢液，合并感染时可有疼痛。

（3）鼻部表现：鼻堵、鼻血，鼻血表现为涕中带血或回吸血涕，尤以晨起后回吸血涕更为多见，鼻咽肿瘤增大伴坏死脱落，或深大溃疡可有口鼻大出血。

（4）头痛：确诊时约70％患者有头痛，多为一侧为重的偏头痛，少数为颅顶枕后或颈项部痛。

（5）面部麻木：约15％～27％患者有面部麻木症状，包括额面部蚁爬感、触觉过敏或麻木。

（6）复视及眼部症状：发生率仅次于面部麻木，约占患者的10％～16％。包括复视、眼球肿胀痛外凸、眼球活动障碍、外展不能甚至固定、视力下降、突眼性眼盲、结膜水肿。

（7）颅底受侵引发的颅神经麻痹综合征：包括眶上裂综合征、眶尖综合征、垂体蝶窦综合征、岩蝶综合征、颈静脉孔综合征及舌下神经孔症状。

（8）软腭麻痹　软腭上提麻痹。

2. 淋巴结转移引发的临床症状

鼻咽癌淋巴结转移发生率高，初诊时以颈部肿块为主诉的达45％～50％左右，检查发现颈部淋巴结有转移达70％以上。颈淋巴结转移一般无明显症状，若转移肿块巨大，侵透包膜并与周围软组织粘连固定，可能引发血管神经受压的表现。包括

（1）颈内动静脉受压或受侵　出现与脉率一致的搏动性头痛或回流障碍的面颈部胀痛。

（2）颈深上组淋巴结转移　表现为发作性突然晕厥，多次发作者预后不良。

（3）颈深上组的后上组淋巴结转移　可出现头痛、喉返神经麻痹。

（4）远处淋巴结转移　纵隔淋巴结转移可有胸闷及通气不畅；腹膜后散在多发的淋巴结转移可有持续性发热，抗炎无效；腋下、腹股沟淋巴结转移一般无明显症状。

3. 远处转移的临床症状

初治患者约有10%～13%已有远处转移。部位以骨转移最多见，肺及肝转移次之。病人有局部疼痛、贫血、发热、消化系统症状、消瘦和恶病质。

（二）体征

鼻咽肿物、颈部肿块和颅神经麻痹是最常检查到的体征。

二、确定诊断的方法

凡有上述五官症状或头痛、颈部肿块、颅神经麻痹症状的患者或普查EB病毒抗体效价明显增高者，均应作鼻咽镜、影像学及病理学等一系列临床检查以明确诊断。

（一）临床检查

1. 触诊发现颈部肿物。

2. 后鼻咽镜检查　是诊断鼻咽癌必不可少的最基本的检查，可观察到鼻咽腔内有无肿块及鼻咽黏膜有无糜烂溃疡、出血坏死等异常改变，并可钳取病变处组织送病理检查。

3. 前鼻镜检查　有鼻堵、血涕者均应行前鼻镜检查，以观察鼻道有无肿块、出血、坏死物等，要排除下鼻甲肥大，鼻中隔偏曲引起的鼻堵。有时仅通过前鼻镜即可行鼻腔鼻咽肿物活检。

4. 光导纤维镜检查　经鼻腔表面麻醉及收缩鼻腔黏膜血管后由鼻腔进路置入光导纤维鼻咽镜，可以清楚观察到鼻腔及鼻咽腔内病变。

（二）影像学诊断

1. X线平片检查　鼻咽侧位片、颅底片等是过去诊断鼻咽癌常规影像学检查，目前已被CT和MRI取代，胸部正侧位片和骨痛处X线平片是目前排除转移的基础检查。

2. CT/MRI检查　可清楚显示鼻咽腔内病变，及腔外侵犯的部位、范围大小、深在的转移淋巴结及骨、肺、肝的转移情况。

3. B超检查　主要用于颈部检查，检出触诊阴性的深在的肿大淋巴结及判断肿大淋巴结的性质。

4. 放射性核素骨显像。

（三）病理检查

肿瘤活组织病理检查是确诊鼻咽癌的惟一定性手段。鼻咽和颈部都有肿块的活检取材部位应首选鼻咽；鼻咽重复活检病理阴性或鼻咽镜未见病变的才做颈部淋巴结的活检。颈淋巴结活检应取单个的、能完整切下的行切除活检为好，不应在一个大的转移淋巴结上切取一小块的活体标本或反复穿刺活检。

（四）血清学检查

鼻咽癌患者常伴有血清 EB 病毒抗体 VCA－IgA 和 EA－IgA 效价增高。

第二节　病理、分类及分期

2003 年 WHO 将鼻咽癌的病理类型分为三型

1. 非角化型癌　此型鼻咽癌与 EBV 感染有关。分为两型，分化型和未分化型。未分化型较常见。

2. 角化型鳞状细胞癌　常发生于非角化型癌放疗后多年。依分化程度分为高、中、低分化型，以高分化型常见。与非角化型癌相比，该型的局部生长特点明显，淋巴结转移率较低，有研究表明该型对放射线不敏感，因而预后不佳。

3. 基底细胞样鳞状细胞癌　该型发病率低。

另外，鼻咽其他类型恶性肿瘤少见，腺癌、腺样囊性癌、黏液表皮样癌及恶性多形性腺瘤。包括对放疗多较抗拒，预后不良。

迄今国内外已有多种鼻咽癌临床分期，目前国内惯用的是 1992 年福州分期，国际上常用的是 UICC/AJCC 分期，介绍如下：

一、1992 年福州分期

T：原发肿瘤

T_1 局限于鼻咽腔内

T_2 局部浸润至鼻腔、口咽、茎土突前间隙、软腭、颈椎前软组织、颈动脉鞘区部分侵犯

T_3 颈动脉鞘区被肿瘤占据，单一前组颅神经损害，颅底、翼突区、翼腭窝、海绵窦侵犯

T_4 前后组颅神经均受损害，副鼻窦、眼眶、颞下窝侵犯，颈椎 1～2 直接受侵

N：淋巴结转移

N_0 未触及肿大淋巴结

N_1 上颈淋巴结直径＜4 cm，活动

N_2 下颈有肿大淋巴结或直径 4～7 cm 或活动受限

N_3 锁骨上区有肿大淋巴结，或直径＞7 cm，或固定及皮肤浸润

M：远处转移

M_0 无远处转移

M_1 有远处转移

分期：

Ⅰ期	$T_1N_0M_0$	
Ⅱ期	$T_2N_0\sim N_1M_0$	$T_1\sim T_2N_1M_0$
Ⅲ期	$T_3N_0\sim N_2M_0$	$T_1\sim T_3N_2M_0$
Ⅳa 期	$T_4N_0\sim N_3M_0$	$T_1\sim T_4N_3M_0$
Ⅳb 期	任何 T，任何 N，M_1	

二、2002 年 UICC/AJCC 分期

T：原发肿瘤

Tis　原位癌

Tx　未发现癌灶

T_1　肿瘤局限于鼻咽腔内

T_2　肿瘤侵及软组织

T_2a　肿瘤仅侵及口咽和/或鼻腔，无咽旁受侵

T_2b　咽旁受侵

T_3　肿瘤累及骨和/或副鼻窦

T_4　肿瘤侵犯颅内和/或颅神经、颞下窝、下咽、眼眶，或咀嚼肌间隙受侵

N：区域淋巴结

N_0　无区域淋巴结转移

N_1　锁骨上窝以上单侧淋巴结转移，最大径≤6 cm

N_2　锁骨上窝以上双侧淋巴结转移，最大径≤6 cm

N_3a　转移淋巴结直径>6 cm

N_3b　锁骨上窝淋巴结转移

M：远处转移

M_0　无远处转移

M_1　有远处转移

Ⅰ期　$T_1N_0M_0$

Ⅱ$_A$期　$T_2aN_0M_0$

Ⅱ$_B$期　$T_1N_1M_0$　$T_2aN_1M_0$　$T_2bN_0\sim1M_0$

Ⅲ期　$T_1N_2M_0$　$T_2aN_2M_0$　$T_2bN_2M_0$　$T_3N_0\sim2M_0$

Ⅳ$_A$期　$T_4N_0\sim2M_0$

Ⅳ$_B$期　任何 T，N_3M_0

Ⅳ$_C$期　任何 T，任何 N，M_1

第三节 治 疗

放疗是鼻咽癌有效的根治性治疗手段，早期一般采用单纯放疗。晚期患者可放疗联合化疗。已有远处转移的以化疗为主，并先期或同期给转移灶姑息治疗。放疗后残存或复发病变按情况不同可选择再程放疗或手术。其他辅助治疗方法有靶向治疗、免疫增强剂、中药等。

一、治疗原则及方法

1. 由于鼻咽癌的肿瘤位置深在、隐蔽，无法外科大块切除，且癌细胞分化差、对放疗敏感。因而，放射治疗是主要的治疗方法。

2. 对于初治鼻咽癌，根治性颈清扫的疗效并不优于放疗，一般不用于治疗颈淋巴结转移；颈淋巴结区域清扫或局部切除可用于放疗后颈淋巴结残留或复发患者。

3. 鼻咽肿瘤切除术偶见于放疗后鼻咽复发的解救治疗，但应严格控制其适应证。

4. 化疗作为鼻咽癌根治性放射治疗的辅助手段日益受到重视，放、化疗联合治疗局部晚期鼻咽癌可提高生存率，尤其是同期放、化疗的方法。对于局部晚期患者，含铂类方案同期放、化疗的疗效最好。对于晚期发生远处广泛转移的患者，化疗可获得较好的姑息治疗效果。

5. 对于颈部多个转移淋巴结融合、质地硬实且直径较大者（一般在 4 cm 以上）局部热疗配合放疗有助于肿瘤的消退。

二、放射治疗

（一）放疗的适应证

除外明显的放疗禁忌证，鼻咽癌都可给予放射治疗，但应根据患者的具体情况，进行根治性和姑息性放疗。

（二）放疗禁忌证

一般情况极差，有严重的难以缓解的合并症；远处广泛转移致全血下降、恶病质；同一部位多程放疗后肿瘤未控、复发或再转移；需再放疗的部位已发生明显严重的后遗症者。

（三）放射治疗原则

1. 应在取得病理证实，完善各项检查（特别是CT或/和MRI检查），明确病变大小范围后制定个体化的放疗计划。并在口腔处理、拔除患牙后开始放疗。

2. 以体外放疗为主，腔内放疗为辅，必要时可补充立体定向放射。可单纯体外放疗，但不可单纯腔内或单纯立体定向治疗，也不能先腔内或先立体定向治疗后再给以体外放疗。腔内或立体定向治疗都只能作为体外照射一定剂量后的补充照射。

3. 外照射放射源应选用高能射线，如高能X线或钴-60 r线。电子线或常规X线可作为补充照射或对较浅的转移灶照射之用。

4. 临床Ⅰ～Ⅲ期病变可计划给根治目的放疗，原发灶根治性放疗剂量约为DT 70 Gy，颈部预防量为DT 50～55 Gy左右。Ⅲ期或尚无远处转移的Ⅳ期病人可计划给高姑息量的放疗，放疗后肿瘤缩小，一般情况好转或可提高到根治剂量。已有远处转移的应计划给低姑息量的放疗，总剂量可给根治量的2/3、1/2、1/3不等。

5. 照射范围先大后小。放疗中每周观察肿瘤退缩情况，及时修改放疗计划。采用缩野、多野、多方位投照技术适当匹配外照射及腔内治疗的剂量，合理分配外照射各野剂量比。在保证肿瘤获得高剂量照射的同时，尽量保护重要正常组织器官勿受到过量照射，如脑干、脊髓要≤40 Gy，颞叶、球后≤50 Gy等。

（四）常规体外放疗

1. 布野原则

（1）鼻咽咽旁、颅底、颈部这三大区域必须同时照射，缺一不可。未受侵的颅底或 N_0 的颈部也必须给预防性照射。

（2）照射野设计要精良。做到大而不损伤正常组织，小而不漏肿瘤组织。原则上照射野范围应由大到小，即先期照射野要大，要充分涵盖肿瘤侵犯部位；后期照射野逐步缩小，要尽量切实减少脑、脊髓、眼晶体等正常组织受量。

（3）尽量不在一个连续侵犯的肿瘤靶区内或一个巨大肿块上划分两个相邻照射野，以免分界处组织超量或欠量。

（4）特殊情况可先给某一局部区域小范围照射，例如：剧烈头疼者可先给颅底小野，鼻咽大出血的可先给鼻咽部小野，待照射到 DT 10～20 Gy，症状改善或情况好转后再改常规野照射。

建议：凡有口咽（咽旁）侵犯或上颈深各组淋巴结有连续转移或颈深上后组淋巴结有大的转移者，必须先把颅底、鼻咽咽旁、上颈区完整涵盖在一个大的面颈联合野内，待照射到 DT＝36～40 Gy，肿瘤有缩小后再行分野照射。只有当原发灶被确认为局限于鼻烟腔内 1～2 个壁受侵的早期 T_1N_0 病变才可能自始至终给面颈分野照射。

2. 布野方法及步骤

基本鼻咽癌照射野的设计是按临床病理学检查及纤维鼻咽镜检查结果，CT 或 MRI 显示的肿瘤部位、范围大小，按体表标志或模拟定位机下设定先期照射面颈联合野的范围边界，照射野务必涵盖全部肿瘤侵犯范围，而不必因过分顾虑正常组织损伤而给过小的照射野。

3. 照射野范围

（1）原发灶照射范围　应按病变情况而异。

（2）颈部照射范围　应照射已有淋巴结的颈区（治疗野）及

预防照射尚未有转移的颈区（预防野）。

4. 常用照射野：以面颈联合野（图 2－1）、耳颞部侧野、颈部切线野为主野，选择性配合面前野、耳后野、耳前斜野、颈侧小野等（图 2－2、图 2－3）。

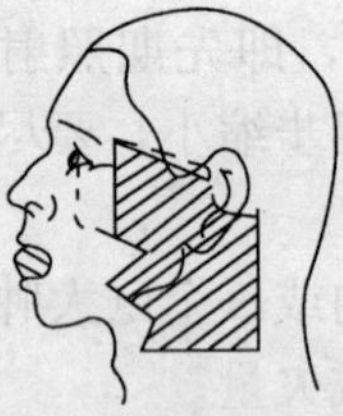

图 2－1　面颈联合野

（若肿瘤已侵入颅中窝海绵窦、斜坡骨破坏挤压脑干，上后界定。肿瘤突入后鼻孔，前界按虚线设置）

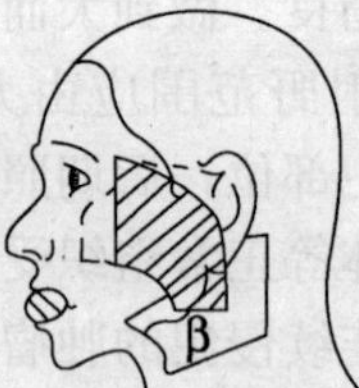

图 2－2　耳颞野与上颈电子束联合野

（耳颞野后界避开脊髓，电子束用 **9～12** Mev）

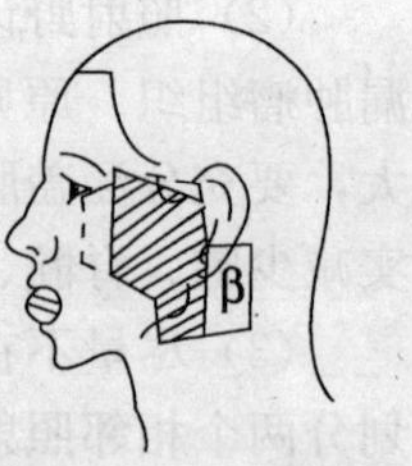

图 2－3　耳颞野与耳后电子束联合野

（耳颞野后界避开脑干、脊髓，电子按虚线界束用 **9～12** Mev）

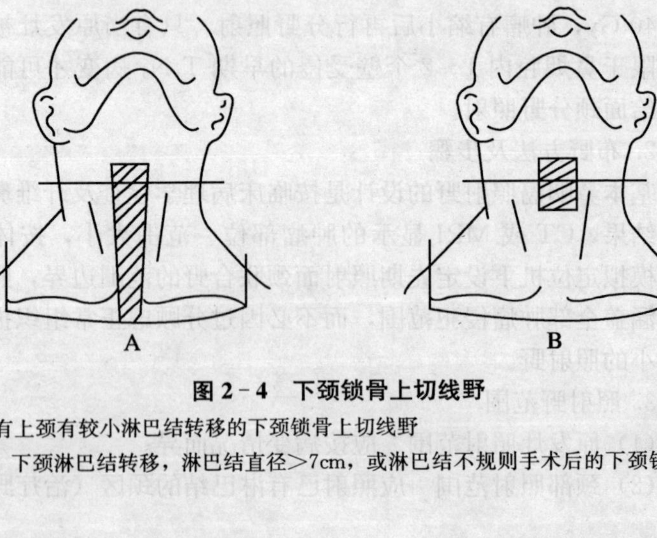

图 2－4　下颈锁骨上切线野

A. 仅有上颈有较小淋巴结转移的下颈锁骨上切线野

B. 中、下颈淋巴结转移，淋巴结直径＞7cm，或淋巴结不规则手术后的下颈锁骨上切线野

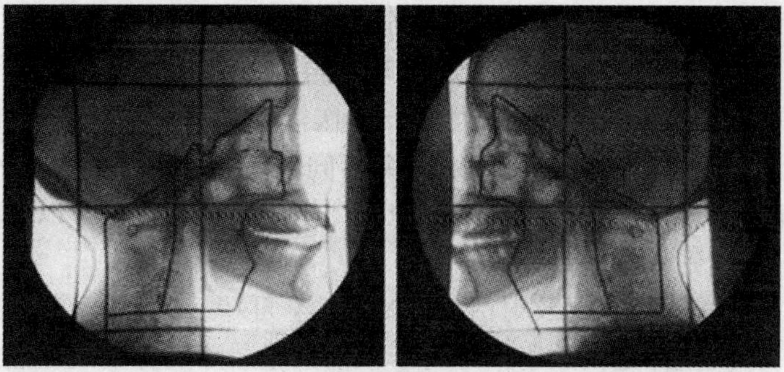

图 2-5 模拟定位机显示的面颈联合野

（病例为病变局限于鼻咽顶壁，临床Ⅰ期）

照射分割方法及时间剂量：

（1）常规分割照射 即连续照射法，每周连照 5 天，1 次/天，DT 1.8～2 Gy/次。根治剂量 70～80 Gy /35～40 次/7～8 周，预防剂量 50 Gy/25 次/5 周。

（2）超分割照射 即每周连照 5 天，2 次/天，两次间隔 6～8小时，DT 1.1～1.2 Gy/次，2.2～2.4 Gy/天，总剂量在 7 周内可达到 76～82 Gy/68 次。急性放射反应较常规放射严重，目前建议可用于放疗敏感性较差，肿瘤消退较慢，局部晚期或复发再程放疗者。

（3）后程加速超分割照射常规分割放疗至 36～40 Gy 后改为加速超分割放疗，1.5 Gy/次，2 次/天（间隔 6 小时以上），10 次/周，总剂量 69 Gy/6 周/40 次。

（五）后装腔内放疗

1. 初程根治性放疗的 T1～2 病变可计划性外照射 DT 56～60 Gy 后（茎突前间隙受侵者 DT 66～70 Gy）加腔内放疗 2～3 次，每周 1 次，每次靶区剂量 DT 6～8 Gy。

2. 首程根治性放疗后鼻咽腔内有肿瘤残存，经病理检查确诊后可补充腔内放疗 2～3 次，分次剂量与方法同前。

3. 根治量放疗后局部复发时，再程外照射超分割放疗 DT 50～60 Gy 后，补充腔内放疗 2～3 次，分次剂量与方法同前。

4. 有蝶窦或咽侧间隙的茎突前间隙受侵，在外照射后仍有残存经病理证实后，可使用窦腔或组织间插植的方法予以局部补量，能收到较好的效果。

（六）立体定向放射治疗（X 刀、γ 刀）

分次立体定向放射治疗对于根治剂量放疗后鼻咽残存癌或复发癌是一可选择的治疗手段。对于病变已非局限于鼻咽壁，不适宜行腔内近距离治疗，又不适合或不愿采用外科手术的患者均可采用分次性立体定向放射治疗。

适应证

1. 鼻咽腔残存癌或复发癌，病变位于一侧壁或全鼻咽腔。

2. 较局限的颅底受侵、海绵窦受侵、蝶窦及后组筛窦受侵。

3. 鼻咽咽旁间隙受侵、咽后间隙受侵，或上至颅底，向下沿至口咽咽旁间隙受侵等。

必须强调，鼻咽癌的治疗应遵循其生长、扩展等规律，应以外照射为主；在特定情况下辅以立体定向放疗，千万不可单独应用立体定向放疗作为鼻咽癌的初始治疗手段。

（七）三维适形放射治疗（3 dimensional conformal radiation therapy，3D－CRT）与适形调强放疗（intensity modulated radiation therapy ，IMRT）

1. 3D－CRT 及 IMRT 在鼻咽癌治疗中的优势　① 头颈部重要脏器功能受到保护（如腮腺），减少及减轻鼻咽癌放疗后遗症的发生，提高生存质量。② 合理的剂量分布。③ 不同期别治疗的个体化。

2. 调强适形放射治疗在鼻咽癌治疗中的临床应用方式：根据治疗的目的，IMRT 有三种方式① 作为根治性放射治疗手段，全程采用调强放射治疗。是目前临床最常用的方法。② 作为补量的手段，在常规外照射的后半程或在外照射达到根治量适时的残存灶进行推量照射。③ 首程常规治疗失败后的再程治疗。

（八）急性放疗反应及处理

1. 急性腮腺区肿胀疼痛　在放疗开始的第 1～2 天发生，常在放疗后 2～4 小时出现，因腮腺受照射后水肿充血，腮腺导管引流不畅所致。一般无需处理而自行消退。

2. 急性口咽、口腔黏膜反应　多在放疗 DT 20～30 GY 时出现，咽痛、吞咽痛，查体见口咽口腔黏膜充血，浅糜烂伴水肿或有假膜等。一般采用对症处理。

3. 耳毒性　一般耳毒性：耳鸣、听力下降是放疗过程中常见的毒性，一般不需处理；若出现耳膜穿孔、流液，则需局部清洗及抗炎处理。

4. 恶心、呕吐、食欲减退是常见反应，特别是放化疗综合治疗时。一般采用对症处理，严重者需加强支持治疗。

5. 急性血液毒性　单纯放疗较少发生，放化综合治疗时较多见，多表现为白细胞下降，需对症治疗；若白细胞数低于 $3.0\times10^9/L$，则需停止放疗。

（九）放疗后遗症

1. 口干燥症　是常规放疗最常见后期毒性，发生率几乎达到 100%。发生原因是由于射线损伤唾液腺，使唾液分泌显著减少所致，临床主要表现为口干，严重者影响咀嚼，吞咽和语言功能，也是引起龋齿的重要原因。在放射治疗同时使用阿米福汀（Amifostine）或放疗后应用盐酸匹罗卡品，也可减轻口腔干燥症。

2. 龋齿　是放射治疗常见的后期毒性。其发生原因射线损伤牙釉质、口腔干燥症致口腔自洁作用丧失、放射致牙龈萎缩等。

3. 耳后期毒性　因放射导致咽鼓管机能障碍或中耳、内耳慢性损伤所致，亦是较常见的后期毒性之一，临床表现为耳鸣、听力减退，严重者失聪。

4. 颞颌关节后期毒性　主要为颞颌关节和咬肌受到高剂量照射造成损伤导致其纤维化引起。临床表现为张口困难、咬肌变硬呈板状、张口疼痛、抽搐等，严重者牙关紧闭、言语及进食困难。

5. 眼及视路的后期毒性　晶状体为高度辐射敏感器官，当受到一定剂量照射后（一般在常规分割剂量照射 5Gy 左右），可引起晶状体浑浊或白内障。视路由视网膜、视交叉、视束、视放射和视皮质组成，在放射治疗中大部分位于照射区内，高剂量的照射可损伤视路功能，严重者致盲。

6. 头颈部皮肤及皮下组织的后期毒性　因放射引起毛细血管的炎症反应致血管壁增厚或闭塞，局部皮肤血供不足及营养障碍，使皮肤表层变薄、萎缩、色素减退或沉着，并与浅毛细血管扩张交替存在，使皮肤成花斑样改变。

7. 放射性骨坏死　当高剂量的放射线作用于骨组织时，可使骨膜及骨内微血管产生放射损伤，首先表现为血管内膜炎性肿胀，然后血管壁增厚，管腔变窄乃至栓塞及纤维化，导致骨组织缺血、缺氧继而骨坏死，若受到损伤或感染，则可能诱发骨髓炎。

8. 神经系统后期毒性　神经系统放射损伤潜伏期往往较长，多见于放疗后获得长期生存的患者。颅神经的放射损伤最常发生于后组颅神经。

9. 放射性脑、脊髓病　是最严重的后期毒性，与脑组织受到过高剂量的照射有关，发生率为 0.3%～1.6%。放射性脑病潜伏期较长，最多发于双侧颞叶，脑干损伤较少出现。临床上轻者无明显症状，重者可导致死亡。放射性脊髓病可在放疗后数月或数年后发生，一旦出现，往往呈进行改变，严重者可致截瘫。临床治疗目前无特效药物，一般给予大剂量维生素、血管扩张剂、神经营养药及皮质激素。

三、化学药物治疗

对于早期鼻咽癌而言，肿瘤较局限，单纯放射治疗即可取得较好的疗效，5 年生存率 90%以上，Ⅲ、Ⅳ期患者往往占总病例的 70%左右，单纯放疗效果欠佳，局部复发率和远处转移率达 40%～50%，5 年生存率仅为 20%～30%。临床研究显示，综合治疗可以改善这些患者的治疗效果。

对鼻咽癌较为有效的药物有顺铂、卡铂、草酸铂、环磷酰胺、5-氟尿嘧啶、博莱霉素、阿霉素、长春新碱、紫杉醇、健择等；多药联合运用疗效优于单药。目前，以铂类药物为主的联合用药疗效最好，常用的方案有 PF、PFB、PFA、CA、CBF 等，其中最常用的是 PF 方案。

鼻咽癌常用的化疗方案

1. 辅助和新辅助化疗

PF 方案

DDP	100 mg/m^2	iv. gtt	第 1 天
5-Fu	1000 mg/m^2	iv. gtt	第 1～5 天

PE 方案

DDP	60 mg/m^2	iv. gtt	第 1 天
EPI	110 mg/m^2	iv. gtt	第 1 天

PEB 方案

DDP	100 mg/m^2	iv. gtt	第 1 天
EPI	70 mg/m^2	iv. gtt	第 1 天
BLM	15 mg	iv. gtt	第 1 天

BLM　12 mg/m^2　iv. gtt　第 2～6 天

COA 方案

CTX　200 mg/m^2　iv. gtt　第 2～5 天

VCR　1.2 mg/m^2　iv. gtt　第 1 天

ADM　40 mg/m^2　iv. gtt　第 1 天

PFL 方案

DDP　20 mg/m^2　iv. gtt　第 1 天

5-Fu　2200 mg/m^2　iv. gtt　第 1 天

CF　120 mg/m^2　iv. gtt　第 1 天

2. 同步放、化疗

单药常用方案

① DDP　40 mg/m^2　iv. gtt　每周 1 次

② DDP　100 mg/m^2 iv. gtt　第 1 天或　25 mg/m^2　第 1～4 天，21 天为 1 个周期（共 3 个周期）

联合用药方案多采用 PF 方案

DDP　20mg/m^2　iv. gtt　第 1 天

5-Fu　400 mg/m^2　iv. gtt　第 1～4 天，28 天为 1 个周期（共 2 个周期）

四、手术治疗

手术适应证　主要用于放疗后颈部淋巴结残存，或放疗后颈部淋巴结复发的病变。

五、分子生物靶向治疗

目前应用于临床的鼻咽癌的生物靶向治疗有 EGFR 单克隆抗体 Erbitux（西妥昔单抗）等，研究显示放化疗联合 Erbitux 治疗晚期及复发的鼻咽癌近期疗效较好，仍需进一步观察远期疗效。

六、根治量放疗后复发癌治疗

首程根治量放疗后鼻咽或/和颈转移灶复发率约20%～40%。70%～80%的复发发生在放疗后2～3年内，以后逐渐减少。诊断复发除依据症状和体征CT/MRI等外，必须取得活检病理证实。

复发癌的处理　可再程放疗，但再放疗距首程放疗时间越短疗效越差，放疗后遗症越重。常规再程放疗方法仅鼻咽或/和颅底复发者，只设鼻咽或/和颅底照射野，不做颈预防照射。

再程放疗原则　尽量设小野、多野，尽量从与首程放疗不同的部位、不同的入射角度投照，以免同一部位正常组织重复照射剂量过高，放射损伤过重。放疗总剂量应达到DT60 Gy或更高，超分割照射或连续照射。若鼻咽病变局限，可在体外放疗DT 50～60 Gy后补充高剂量率腔内近距离照射2～3次。也可补充立体定向放射治疗或适形放射治疗。

原发灶控制良好的颈转移灶复发，应首选手术治疗。单个活动的、<3 cm的可行局部切除术，否则应行颈清扫。若转移淋巴结>6 cm、固定，可先给放疗DT 40～50 Gy后再手术。若术前未放疗，手术中或术后病理见淋巴结包膜外侵，软组织粘连受侵，癌生长活跃或颈清扫淋巴结转移率>30%（1/3以上），应补充术后放疗DT 50～60 Gy。

再程放疗的疗效再程放疗总剂量DT≥60 Gy的，再放疗后5年生存率最高达45%，DT<50 Gy的无5年生存率。复发发生在首程放疗后3年以上，再程放疗剂量在DT 60 Gy以上效果较好，但多程放疗后再复发仍用放射治疗手段则难以奏效。

七、随访与监测

随访时间：2 年内每 3 个月复查一次，3～5 年每半年复查一次，5 年以后每一年复查一次。如有需要，可随时就诊。

随访内容：头颈部增强 CT 或 MRI 检查、胸部正侧位片、颈部及腹部彩超、血常规、EBV 抗体、激素水平等或遵医嘱。

（李　霞）

第三章　甲状腺癌

甲状腺癌是常见的头颈部恶性肿瘤，约占全身恶性肿瘤的1.0%～1.5%。女性发病率高于男性，男女之比1∶2。发病率因国家或地区而异。我国发病率较低，天津市1983～1987年统计甲状腺恶性肿瘤发病率1.49/10万。美国甲状腺癌发病率较高，每年新患者12 000人，占人口的4/10万。发病年龄20岁以后明显上升，30～34岁达高峰，54岁以后明显下降。本病在一些沿海城市往往多见，且近年发病有上升趋势。

甲状腺肿块的处理

甲状腺肿块多数为结节性甲状腺肿、甲状腺瘤等良性肿瘤，良性甲状腺肿瘤没出现其他症状前，可以随诊观察。恶性肿瘤需要及时正确治疗。因此，临床上需要很好掌握手术适应证。

发现甲状腺肿块应做如下检查：① 症状：有无声音嘶哑、呼吸困难等，要注意甲状腺癌早期无症状。② 触诊：注意颈部有肿大淋巴结，质地坚硬、表面不光滑、固定，应怀疑甲状腺癌。③ 辅助检查：颈部有肿大淋巴结；彩超显像血运丰富、边界不清、强回声或点状细沙砾钙化影；应怀疑甲状腺癌。对于肿块固定、声音嘶哑的患者要进一步行CT或MRI检查。肿块下界触不到需进行CT或MRI、核素扫描（ECT）检查。④ 甲状腺癌与甲状腺炎（主要是桥本病）临床上不易鉴别，这两种病变都表现为质地硬肿块、表面不光滑、彩超血流丰富。桥本氏甲状腺炎大多为双侧病变，有反复发作病史，可伴有疼痛，细胞学检查见淋巴细胞，甲状腺功能检查有的甲状腺功能有变化。不能确诊的患者需要术中冰冻切片定性。

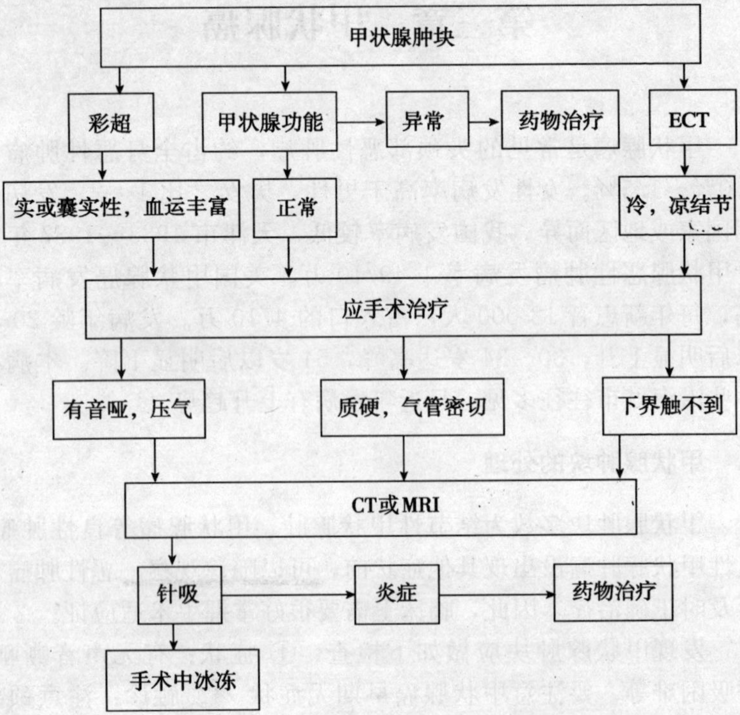

图 3-1　甲状腺肿块处理的流程图

第一节　诊　断

一、症状与体征

（一）症状

1. 甲状腺癌早期表现为无症状的结节，大多是无意中或体检中发现的。

2. 侵犯喉返神经、气管可伴有声音嘶哑、呼吸困难。

3. 有的髓样癌伴有长期腹泻，面部潮红，有的有家族史。

（二）体征

1. 儿童或45岁以上男性甲状腺单发实性结节。

2. 甲状腺肿块质地硬、固定、表面不平。有的质地不硬，可为囊性。

3. 有颈淋巴结转移的患者可触及颈部肿大淋巴结。

二、辅助检查

（一）超声检查（彩超优于B超）

彩超可以发现0.3 cm以上结节。彩超检查甲状腺肿块实性或囊实混合性，血运丰富，边界不清楚，回声不均，有的呈强回声或不规则钙化影。颈部淋巴结圆形，直径大于1 cm，血运丰富，有的有细小沙砾样钙化。

（二）细针穿刺检查（FNAC）

其敏感性和特异性可达到90%以上，彩超引导下的穿刺细胞学检查可以提高诊断的准确率。目前提倡甲状腺癌细针穿刺检查。甲状腺滤泡状癌诊断主要根据肿瘤有包膜和血管侵犯来确定，因此细胞学不能区别滤泡癌或滤泡状腺瘤。

（三）CT和MRI检查

可以明确肿瘤与周围结构的关系，了解气管是否受压变形，有无受侵，有无移位。胸骨后甲状腺肿瘤彩超无法检查清楚，CT和MRI可以明确肿瘤大小、密度，与周围结构的关系。

（四）放射性核素扫描（ECT）检查

根据肿瘤吸收核素不同，分为温结节、凉结节、冷结节、热结节。实性肿瘤为冷结节恶性可能性较大，但甲状腺癌也可能表现为热结节。

（五）降钙素测定

隆钙素测定是髓样癌诊断性标志物。对于髓样癌术后患者动态观察降钙素水平，可监测肿瘤是否有复发。

（六）甲状腺功能检查

甲状腺肿瘤术前应常规检查检测甲状腺功能，有少数甲状腺恶性肿瘤患者合并甲状腺功能亢进。甲状腺功能低下者大多为甲状腺慢性炎。甲状腺癌术后定期复查甲状腺功能，以了解甲状腺片服用量是否达到要求。

第二节　病理、分型及 TNM 分期

甲状腺癌常见的病理类型分为乳头状癌、滤泡癌、髓样癌、未分化癌四种。临床上以乳头状癌和滤泡癌最多见（占 90%以上）。由于乳头状癌和滤泡癌病理类型分化较好，这两种类型称为分化型甲状腺癌。

一、大体分型

（一）乳头状癌

微小病变（直径小于 1.0 cm）最小可几毫米，大者可超过 10 cm，一般为实体性、质地较硬。单发多见，少数为多发。多无包膜，常呈星芒状、灰白色小结节。也可为实性和囊性，或囊实性混杂。囊性含棕或暗褐色液，囊内可见乳头状突起。

（二）滤泡癌

大体多不易与腺瘤区别。瘤体大小不一，切面呈鱼肉状，暗红色，被结缔组织分割成大小不等的小叶。有的分化型甲状腺癌侵犯周围组织（气管、喉返神经、带状肌等），称为侵袭性甲状腺癌。

（三）髓样癌

病变呈椭圆或圆形，实性，质硬，大小不一，平均约 3～4

cm，切面灰白或淡红，包膜多不完整。

（四）未分化癌

一般瘤体较大，常侵犯周围组织。质脆，肉样，切面暗红色，常见大片坏死。

二、甲状腺癌的周围侵犯与转移

（一）局部侵犯

常侵犯的组织和器官依次有带状肌、喉返神经、气管、食管、喉和咽等，颈内静脉、颈总动脉、椎前筋膜受累较少见。

（二）淋巴结转移

甲状腺癌常伴有同侧颈淋巴结转移，个别可有对侧颈淋巴结转移（4%）。转移区域主要位于喉返神经旁和颈内静脉链区，锁骨上及上纵隔也可发生转移，颌下区不易发生转移。不同类型颈淋巴结转移率不同（见表 3－1）。

（三）血行转移

甲状腺癌血行转移多见于肺、骨、肝等部位，不同类型甲状腺癌的血行转移率差别较大（见表 3－1）。

表 3－1　不同病理类型甲状腺癌的淋巴结及血行转移发生率（%）

病理类型	发生率	淋巴结转移率	血行转移率
乳头状癌	59.9～90.3	44.7～90	4～8
滤泡癌	10～20	15～30	15～25
髓样癌	3～10	36.3～70.7	
未分化癌	5～15	40.7～66.7	24～33.3

三、TNM 分类、分期

（一）分期规则

T 代表原发肿瘤局部浸润生长，N 代表区域淋巴结，M 代表远处转移（血行转移）。cTNM代表临床分期，即根据治疗前的体格检查、超声、ECT（甲状腺核素扫描）、CT、磁共振等检查来确定的分期。pTNM代表病理分期，即手术治疗病理检查后确定的分期。

手术前可以根据一些相关检查，判定原发灶肿瘤的大小，有无颈淋巴结转移及其他器官的转移，确立cTNM分期来初步判定患者的预后及确立其治疗原则。甲状腺癌术后一定要进行详细的病理检查，确立pTNM分期，包括原发灶大小，包膜是否外侵，周围组织器官是否受侵，颈部淋巴结是否有转移，以及转移发生的区域等。

（二）TNM定义

UICC（2002 AJCC）甲状腺癌TNM分期

甲状腺癌T分级

T_1　肿瘤局限于腺体内，最大直径≤2 cm

T_2　肿瘤局限于腺体内，最大直径>2 cm，≤4 cm

T_3　肿瘤局限于腺体内，最大直径>4 cm，或伴有腺外侵犯的肿瘤（如：侵犯带状肌或甲状腺周围软组织）

T_4a　无论肿瘤大小，包膜外侵犯至皮下组织、喉、气管、食管、喉返神经

T_4b　肿瘤侵及椎前筋膜或包裹颈总动脉或纵隔血管

未分化癌均为Ⅳ期

甲状腺癌N分级

N_X　区域淋巴结无法评估

N_0　无区域淋巴结转移

N_1　区域淋巴结转移

N_1a　转移至第Ⅵ组淋巴结（气管前淋巴结，气管旁淋巴结，喉前淋巴结）

N_1b　转移至同侧、双侧、对侧颈部淋巴结或纵隔淋巴结

甲状腺癌 M 分级

M_0 无远处转移

M_1 有远处转移

表 3-2　甲状腺乳头状癌或滤泡状癌（分化型甲状腺癌）分期（45 岁以下，无Ⅲ、Ⅳ期）

期别	T	N	M
Ⅰ期	任何 T	任何 N	M0
Ⅱ期	任何 T	任何 N	M_1

表 3-3　甲状腺乳头状癌或滤泡状癌分期（45 岁或 45 岁以上）

期别	T	N	M
Ⅰ期	T_1	N_0	M_0
Ⅱ期	T_2	N_0	M_0
Ⅲ期	T_3	N_0	M_0
	T_{1-3}	N_1a	M_0
ⅣA 期	T_4a	N_{0-1}	M_0
	T_{1-3}	N_1b	M_0
ⅣB 期	T_4b	任何 N	M_0
ⅣC 期	任何 T	任何 N	M_1

表 3-4 甲状腺髓样癌分期

期别	T	N	M
Ⅰ期	T_1	N_0	M_0
Ⅱ期	T_2	N_0	M_0
Ⅲ期	T_3	N_0	M_0
	T_{1-3}	N_1a	M_0
ⅣA期	T_4a	N_{0-1}	M_0
	T_{1-3}	N_1b	M_0
ⅣB期	T_4b	任何N	M_0
ⅣC期	任何T	任何N	M_1

表 3-5 甲状腺未分化癌分期（全部为Ⅳ期）

期别	T	N	M
ⅣA	T_4a	任何N	M_0
ⅣB	T_4b	任何N	M_0
ⅣC	任何T	任何N	M_1

第三节 治 疗

甲状腺癌的治疗方法有外科手术、核素治疗、放射治疗、内分泌治疗、化疗、中医中药治疗、免疫生物治疗等。其中外科手术、核素、内分泌治疗是主要的治疗方法，外科手术是最有效的手段。

一、手术治疗

（一）治疗原则

1. 甲状腺手术虽然是常见手术，术前尽可能利用各种辅助检查确定诊断。

2. 术中有必要行冰冻切片检查，争取一次完成甲状腺癌手术治疗。

3. 尽可能避免甲状腺癌不规范治疗，虽然甲状腺癌可以再次补救手术，但再次手术由于瘢痕粘连，手术保留甲状旁腺困难，尤其双侧甲状腺癌患者。由于二次手术切除瘢痕后颈部变形明显，严重影响美观。所以对非肿瘤医院的医生在利用外科手段治疗甲状腺肿瘤时，手术前要尽可能明确诊断，避免引起不必要的纠纷。

（二）原发灶的处理

1. 双侧甲状腺癌——全甲状腺切除术。甲状腺癌的患者往往合并甲状腺瘤，要注意一侧为甲状腺癌，另一侧为甲状腺瘤，这类患者不需要行全甲状腺切除术，术中一定要结合冰冻切片病理检查。

2. 一侧甲状腺癌——目前临床上仍存在争议，有如下观点：一侧甲状腺叶及峡部切除术；一侧甲状腺叶及对侧腺叶大部或次全切除术；全甲状腺切除术。对原发灶最小切除范围应是患侧腺叶及峡部切除术。可结合高危、低危分组选用不同术式。

3. 原发灶处理术中应注意事项

（1）全程解剖喉返神经，这是处理好甲状腺癌最基本的前提条件，否则，无法确保不损伤喉返神经，或者残留部分腺体及瘤组织。另外，甲状腺癌Ⅵ区（喉返神经周围）易发生淋巴结转移，术中应常规探查该区域。

（2）保留甲状旁腺及其血供，尤其全甲状腺切除时术中要保留甲状旁腺并保证其血供，避免发生甲状旁腺功能减退并发症。

4. 喉、气管受侵的处理原则

甲状腺癌如果是表面侵犯喉和/或气管，可以将肿瘤从其表面削除，要锐性切除，不要钝性分离。如果肿瘤侵及全层气管，可全层切除受侵的气管，切除后根据缺损范围行气管重建修复。方法有气管袖状切除端-端吻合，颈阔肌皮瓣、胸乳肌皮瓣、胸大肌皮瓣、显微外科皮瓣等修复缺损。

5. 喉返神经受侵的处理原则

甲状腺癌喉返神经束膜受侵时尽可能从其表面分离切除肿瘤，保留喉返神经。如果肿瘤已侵及喉返神经纤维可一并切除，切除后可行神经移植重建喉返神经。

6. 食道受侵的处理原则

甲状腺癌根据食道受侵程度，可以行食道肌层切除后局部加固缝合。全层切除后皮瓣修复或食道拔脱胃咽吻合术。

7. 带状肌等软组织受侵的处理原则

甲状腺癌如有带状肌等软组织受侵，可以一并切除受侵的软组织。

（三）颈淋巴结的处理

1. 临床上发生颈淋巴结转移的病例（N＋），原则上应同期行颈淋巴结清扫术，多主张采用改良性颈清扫术（Ⅱ-Ⅳ）。颈淋巴结分区见图 3－2：

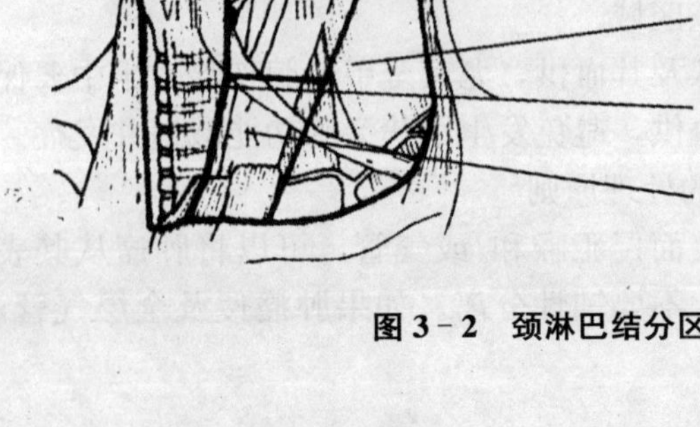

图 3－2　颈淋巴结分区

2. 临床上无颈淋巴结转移的病例（N_0），是否颈清扫目前仍有不同意见，结合文献及作者经验，对这部分患者是否清扫应结合以下因素来作出判定：原发灶大小，有无包膜外（或腺外）侵犯，患者性别、年龄，术中探查Ⅵ区有无淋巴结转移，甲状腺癌的病理类型。

（四）远处转移的治疗

核素是治疗甲状腺癌远处转移的主要方法。甲状腺癌出现肺转移、骨转移时可以先行甲状腺全切除术，术后行核素治疗。核素也可用于甲状腺癌术后的辅助治疗，但其适应证的选择目前临床上还存在争议。癌组织的吸碘能力与其病理组织结构有关，癌组织分化愈差，吸碘愈少，髓样癌和未分化癌几乎不吸碘。滤泡癌吸碘较多，乳头状癌次之，所以分化型甲状腺癌核素治疗效果较好。

二、内分泌治疗

口服甲状腺素后，可阻断 TSH 对 TRH 的反应。甲状腺癌患者术后口服甲状腺素，对预防复发和治疗晚期甲状腺癌有一定作用。一般对分化型甲状腺癌有一定作用，髓样癌和未分化癌无明显疗效。甲状腺片一般用量为 30～60 mg/次，日服 3 次。可长期服用。

三、化学治疗

（一）适应证

化疗是甲状腺癌综合治疗的一个辅助手段，由于化疗对甲状腺癌不很敏感，术后一般不做预防性化疗，主要用于不可手术或远处转移的晚期癌。未分化癌对放、化疗有一定敏感性，可以结合外放射治疗，有时可收到姑息疗效。常用化疗药物有阿霉素、顺铂、环磷酰胺、氟尿嘧啶、丝裂霉素及博来霉素等。近年来研究紫杉醇对多个退行性人类甲状腺癌细胞株有抗肿瘤活性，临床应用取得较好的疗效。氮烯咪胺是报道中常用的药物，对少数患者可达部分有效。近年来实体癌化疗的疗效有显著提高。但对于甲状腺癌来说，至今尚未找到显著或明显的化疗药物。国外有实验研究试图对髓样癌进行靶向治疗。

（二）常用化疗方案

1. AP 方案

ADM　20 mg/m^2　iv　第 1、8 天　q3w

DDP　20 mg/m^2　iv. gtt　第 1～5 天　q3w

2. ABV 方案

ADM　20 mg/m^2　iv　第 1、8 天　q3w

BLM　10 mg/m^2　im　第 1、8 天　q3w

VCR　1.4 mg/m^2　iv　第 1、8 天　q3w

3. 单药方案

ADM　60 mg/m^2　iv　第 1 天　q3w

四、放射治疗

（一）放疗前准备

1. 详细检查明确肿瘤和颈部淋巴结情况，包括颈部和胸部 CT、彩超等。

2. 喉镜确认是否有喉返神经受累。

（二）适应证

1. 对于滤泡癌和乳头状癌以下情况做术后放疗：肿瘤肉眼残存明显而且不能手术切除、单纯依靠放射性核素治疗不能控制者；术后残存病灶不吸碘者。

2. 髓样癌手术不能全切者行术后放疗。

3. 未分化癌不能手术或姑息手术者，首选高剂量放疗。

4. 甲状腺恶性淋巴瘤首选放疗。

（三）常用放疗方案

1. 用4～6 MV X线和9 MeV电子线混合照射，无肿瘤残留区剂量50 Gy，肿瘤残留局部60 Gy。

2. 放疗准备过程：模拟机下定位，病人仰卧，头仰伸位固定。摄定位片——勾画靶区——简易铅标记模——定位机下复核——治疗用铅模——首次治疗摆位、摄治疗验证片——治疗片与定位片一致——常规放疗，在剂量达到40 Gy时复查颈部CT及彩超，调整射野，避开脊髓成角照射，或改电子线前野照射。

3. 放疗范围：高分化癌：上界在舌骨水平；下界在胸骨切迹水平；双侧外界在肱骨头内缘。低分化癌：上界在下颌骨下缘上1 cm；下界在气管分叉水平；双侧界包括气管分叉水平以上的全纵隔，和双锁骨上区。不能挡喉。

（四）注意事项

注意观察咽部放疗反应，及时给予对症治疗。

五、预后及随访

分化型甲状腺癌预后较好，10年生存率85％～95％。有些因素可影响预后。

1. 性别与年龄

女性预后一般好于男性，乳头状甲状腺癌患者年龄＜45岁列为低危险组。大于该年龄列为高危险组。年龄愈小预后愈好。＜20岁时，经过正确的外科治疗，甚少死亡。

2. 肿瘤大小

肿瘤大小可影响预后，微小癌一般预后较好，较少死亡。

3. 包膜及周围侵犯

原发灶限于包膜内者预后较好，肿瘤侵出包膜外预后较差。有周围侵犯生存率下降。侵犯喉及气管预后较差，侵犯带状肌预后较好。

4. 原发灶的病理类型

乳头状癌、滤泡癌预后好，髓样癌预后较差，未分化癌发展迅速，预后不好。

5. 复发癌

肿瘤复发也具有原生长特性，但如果长期不处置，有的可转变为间变癌，短时间内生长迅速。

由于分化型甲状腺癌生长缓慢，术后随访3～5年不足以反映其疗效。即使术后10～15年也有约20%患者复发或转移，因此甲状腺癌患者需要较长随诊观察。甲状腺癌术后3年内，每3～6个月复诊一次，常规复查颈部彩超、甲状腺功能、胸片。以后可每一年复诊一次。怀疑骨转移患者复查骨扫描。怀疑纵隔转移患者应复查胸部CT。

（李振东　白维君　于　洪）

第四章　肺　癌

肺癌是最常见的恶性肿瘤之一，为常见病、多发病。据统计，在我国大城市和欧美某些国家中，肺癌的发病率已经跃居男性各种恶性肿瘤之首位。肺癌病人多为 40 岁以上的男性，男女比为 3～5∶1。近年来，女性的发病率也在不断上升。肺癌病因至今仍不完全明确，大量资料表明长期大量吸纸烟是肺癌的一个重要致病因素，某些工业部门和矿区职工发病率高，可能与长期接触石棉、放射性等致癌物质有关。城市居民发病率比农村高，可能与大气污染，某些环境致癌因素有关，人体内在的因素，如：免疫状态、代谢活动、遗传因素、肺部慢性感染也有可能对肺癌的发病有影响。

第一节　诊　断

一、症状与体征

（一）症状

早期肺癌特别是周围型肺癌往往没有任何症状。肿瘤局部生长、区域扩张、转移、伴癌综合征可产生相关症状。

1. 咳嗽　咳嗽为肺癌最常见的初始症状，特别是刺激性咳嗽。

2. 血痰　通常为痰中带血点，血丝或断续的少量咯血，大量咯血很少见。

3. 呼吸困难　多与大气道阻塞，阻塞性肺炎、肺不张，胸腔积液、淋巴转移、心包积液等有关。

4. 胸痛　肿瘤侵及壁层胸膜、胸壁和纵隔导致胸痛。疼痛其他原因包括：肋骨转移、肺栓塞和阻塞性肺炎等。

5. 其他症状　胸肌麻痹、声音嘶哑、胸腔积液、吞咽困难、上腔静脉综合征、肺尖部肺癌（pancoast）肿瘤产生的颈交感神经综合征等。

6. 有些肺癌病人以转移癌症状为首发症状，如：骨痛、头痛、颈部包块等。

（二）体征

1. 转移淋巴结　锁骨上淋巴结转移是晚期肺癌常见转移部位。

2. 呼吸系统　呼吸可过快或延长；当胸腔积液时，叩诊浊音，呼吸音弱且语颤减弱。

3. 其他　杵状指（趾）、皮肌炎、皮肤黏膜苍白、恶病质等。

二、诊断方法

（一）影像学检查

1. 标准胸片（X 线）检查　标准正侧位胸片是检测肺癌的第一步。可评估癌肿的胸内扩展程度，指导后续诊治，同时也可诊断胸内其他疾病。胸片可有不同表现，但常见的是局灶性阴影（结节状或片状，轮廓不规则，呈现分叶或切迹，边缘毛糙）、肺不张、胸腔积液和淋巴结转移等。平片的缺点在于缺乏特异性和分辨率。小于 0.2～0.3 cm 的病灶无法显示，不能对心脏后、肺门和胸骨后区域准确判定。

2. CT 检查　CT 在肺癌的诊治中是最常见、最重要的检查。CT 可薄层扫描横断面结构图像，避免病变与正常组织互相重叠，密度分辨率很高，可发现一般 X 线检查隐匿区（如肺尖、膈上、脊椎旁、心后、纵隔等处）的早期肺癌病变，对中心型肺癌的诊断有重要价值。CT可显示位于纵隔内的肿瘤阴影、支气管受侵的范围、癌肿的淋巴结转移以及对肺血管和纵隔内器官组织侵犯的程度，并可作为制定中心型肺癌的手术或非手术治疗方案的重要依据。CT分辨率高，可清楚显示肺野中1 cm以下的肿块阴影，因此可以发现一般胸部X线平片容易遗漏的较早期周围型肺癌。同时，也可帮助了解肺门及纵隔淋巴结转移情况，是否侵犯胸膜、胸壁及其他脏器，以及有无胸膜腔积液和癌肿内部空洞情况等。

3. 磁共振（MRI）检查 MRI在肺癌评估中不作为常规检查。判断肿瘤是否侵及胸壁，椎骨及纵隔组织优于CT，在肺上沟肿瘤是有用的辅助检查手段。

4. 核医学检查 不提倡将骨扫描作为常规检查项目来排除早期肺癌可能的隐性骨转移，但在肺癌病人伴有骨痛，病理性骨折时应采用该检查。

（二）痰细胞学检查

它是一种常用无创诊断方法，连续多日重复送痰者可提高阳性率，建议连续12日晨取标本送检。

（三）纤维支气管镜（简称纤支镜）检查

纤支镜检查是了解肿瘤在支气管内侵犯范围的可靠手段。纤支镜可以了解亚段支气管以上病变情况，对外科手术术式有指导意义。内镜下可直视活检、刷检、支气管肺泡灌洗等，获取中心型肺癌或周边型肺癌的组织细胞学诊断。

（四）PET－CT检查

它可提供一种可选择的，利用肿瘤代谢而不是根据解剖位置对肿瘤检查的方法。它可标记绝大多数肺部恶性病变，但慢性炎症，如结核，可致假阳性。PET－CT在肺癌TNM分期中的准确性优于CT。

（五）有创性检查方法

1. 纵隔镜检查　用于判定纵隔淋巴结是否有转移。

2. 经胸壁穿刺活组织检查　在 CT 下定位对胸壁、肺周边病灶穿刺活检。目前主张对有手术指证的病人一般不采用该检查方法。

3. 转移病灶活组织检查　针吸涂片细胞学检查。

4. 胸腔积液检查　抽取胸腔积液查找癌细胞，用于指导治疗。

5. 剖胸探查。

6. 电视胸腔镜（VATS）检查　是一种微创取材技术，可用于无法确诊的肺周边结节、胸膜增厚、胸腔积液和纵隔、肺门淋巴结的活检。对疑为恶性的结节性病灶，当无明显的转移征象存在时，可以直接手术，从而达到诊断和治疗的目的。

（六）血清肿瘤标志物检测

小细胞肺癌在神经内分泌方面标志物表达频率远高于非小细胞肺癌。在多数小细胞肺癌细胞系，神经特异性烯醇化酶（NSE）和癌胚抗原（CEA）水平升高。CEA、Cyfra 21－1、CA 153、SCC 在腺癌、鳞癌和大细胞癌中有不同水平升高。因此，在小细胞肺癌中联合检测 CEA、NSE，在腺癌中联合检测 CEA、CA 153，在鳞癌中检测 CEA、Cyfra 21－1、SCC，在大细胞癌中检测 CEA、CA 153 等对早期诊断、判定疗效、监测复发、提示预后有一定意义。

第二节　病理及分型

一、肺癌的定义

起源于支气管、肺叶支气管的肺癌，位置靠近肺门者称为中央型肺癌；起源于肺段支气管的肺癌，位于肺周围部分者称为周围型肺癌。肺癌发生部位右肺多于左肺，上叶多于下叶。

二、组织学分型

1. 鳞状细胞癌　在肺癌中最为常见，病人年龄大多数在50岁以上，男性占多数。大多起源于较大支气管，常为中央型肺癌。生长速度较缓慢，对放疗和化疗转敏感，以淋巴转移为主。

2. 小细胞肺癌　发病率比鳞癌低，发病年龄较轻，多见于男性。一般起源于较大支气管，大多为中央型肺癌，细胞形态与小淋巴细胞相似。小细胞肺癌恶性程度高，生长快，较早出现淋巴和血行广泛转移，对放疗和化疗敏感，但在各型肺癌中预后较差。

3. 腺癌　女性相对多见。多数起源于较小的支气管上皮，多为周围型肺癌，少数则起源于大支气管。一般生长缓慢，但有时在早期即发生血行转移，对放疗和化疗不敏感。近年来腺癌的发病率有逐渐增高的趋势。

4. 腺鳞癌　混有鳞状细胞癌成分和腺癌成分，其中一种成分占至少整个瘤体10%。

5. 大细胞肺癌　此型肺癌较少见，约半数起源于大支气管。细胞大，胞浆丰富，胞核形态多样，排列不规则。大细胞癌分化程度低，常发生脑转移。

6. 含多型性、肉瘤样或肉瘤成分的癌　属低分化癌。

7. 类癌　常见于大气管与肺周边部，肿瘤与神经内分泌细胞的增生有关，特别是周围型类癌。

8. 唾液腺型癌　可能起源于支气管腺体，属低度恶性的肺癌。

9. 未分类癌。

临床上前四种较为常见。

三、转移途径

1. 直接扩散　癌肿可直接扩散侵入邻近肺组织，并穿越肺叶间裂侵入邻近的肺叶。此外，随着癌肿不断生长扩大，还可以侵犯胸腔其他组织和器官。

2. 淋巴转移　淋巴转移是常见的扩散途径。小细胞肺癌在较早阶段即可经淋巴转移。鳞癌和腺癌也常经淋巴转移扩散。癌细胞经支气管和肺血管周围的淋巴管，先侵入邻近的肺段或肺叶支气管周围的淋巴结，然后达肺门、隆突下、纵隔和气管旁淋巴结，最后累及锁骨上前斜角肌淋巴结和颈部淋巴结。也可发生对侧转移，形成对侧肺门、纵隔淋巴结转移，即所谓交叉转移。肺癌侵入胸壁或膈肌后，可向腋下或上腹部主动脉旁淋巴结转移。

3. 血行转移　血行转移是肺癌的晚期表现。小细胞癌和腺癌的血行转移较鳞癌更为常见。常见转移部位有肺、脑、骨骼、肝和肾上腺等。

第三节　TNM 分期及淋巴结分组

一、分期规则

国际公认的肺癌分期体系是 UICC 制定的 TNM 系统，它提供可描述疾病程度的国际认定标准，其中 T 描述肿瘤的程度，N 描述淋巴结浸润的程度，M 描述远处转移的存在与否。肺癌广义分为非小细胞癌（80％）和小细胞癌（20％）。TNM 分期系统主要用于非小细胞肺癌，虽然也可用于小细胞肺癌，但是在常规临床治疗和大多前瞻临床研究中，很少用于小细胞肺癌的分期。通常的方法是将小细胞肺癌划分为“局限期”和“广泛期”两期。局限期为 TNM 分期中Ⅰ期到ⅢB 期，广泛期对应于Ⅳ

期。伴有胸腔积液的病人，以前认为是 T_4 为ⅢB 期，现在通常分为广泛期。

（一）临床分期（CTNM）　临床分期是基于无创性方法，包括病史、体格检查、各种影像学检查和实验室检查。支气管镜、食管镜、纵隔镜、胸腔穿刺、胸腔镜和开胸探查术所获得的资料不包括在临床分期中，因为这些检查总体来说能提供病理资料。

（二）病理分期（PTNM）　病理分期建立在以下资料之上：临床分期、开胸手术、切除标本（包括淋巴结）的检查。病理分期与临床分期使用相同的分期方法。应记录癌的组织类型，因为它也影响预后。

（三）随时间推移，疾病可复发或进展，可应用其他进一步的检查来确定 TNM（rTNM）。对于多源性肺癌可分别予以分期。

二、肺癌的 TNM 分期（UICC，2002）

T 分级定义：原发肿瘤（Primary Tumor）	
T_X	支气管、肺分泌物或冲洗液中查到恶性细胞而证明患有肿瘤者，但影像学或支气管镜检查未查见病灶，或不能测量的任何原发肿瘤
T_0	无任何原发肿瘤的依据
Tis	原位癌
T_1	肿瘤最大直径 ≤3.0 cm；被肺或脏层胸膜所包绕（未累及脏层胸膜），未侵及主支气管；少见的任何大小的浅表肿瘤，其侵犯程度局限在支气管壁，即使累及主支气管近端，也被定义为 T_1 期
T_2	肿瘤的大小或扩散范围有以下任何一项特征：瘤体最大直径＞3.0cm；累及脏层胸膜；累及主支气管，但距隆突≥2.0cm；伴有肺不张或阻塞性肺炎，但并未累及全肺

续表

T 分级定义：原发肿瘤（Primary Tumor）	
T_3	无论肿瘤大小，只要直接侵犯以下任一部位：胸壁（肋骨、包括上沟瘤）、横膈、壁层胸膜（纵隔胸膜）、壁层心包等，但未侵及心脏、大血管、气管、食管或椎体；侵及主支气管距隆突＜2.0 cm 但未及隆突；由其引起全肺的肺不张、阻塞性肺炎
T_4	无论肿瘤大小，只要侵犯以下任一部位：纵隔或心脏、大血管、气管、食管、椎体、气管隆突；或伴有恶性胸腔积液、心包积液*或原发肿瘤的肺叶内发现其他孤立的癌结节者
N 分级定义：区域淋巴结（Lymph Nodes）	
N_X	不能确定有无区域淋巴结转移
N_0	无区域淋巴结转移
N_1	转移到同侧支气管周围淋巴结或同侧肺门淋巴结或肺内淋巴结转移，包括原发肿瘤的直接侵犯
N_2	转移到同侧纵隔或隆突下淋巴结
N_3	转移到对侧纵隔、对侧肺门、同侧或对侧斜角肌或锁骨上淋巴结
M 分级定义：远处转移（Distant Metastasis）	
M_X	不能确定有远处转移
M_0	无远处转移
M_1	有远转移**

注：* 多数肺癌患者的胸腔积液是由于肿瘤所致，但如果胸水的多次细胞病理学检查未发现肿瘤，胸腔积液又是非血性和非渗出性的，临床判断该胸腔积液与肿瘤无关，这种类型的胸腔积液不影响分期。心包积液的分期也根据相同原则。

** 同侧非原发肿瘤所在肺叶的转移瘤也被定义为 M1。

TNM分期

综合分期	T分期	N分期	M分期
隐匿期	T_X	N_0	M_0
0期	Tis	N_0	M_0
ⅠA期	T_1	N_0	M_0
ⅠB期	T_2	N_0	M_0
ⅡA期	T_1	N_1	M_0
ⅡB期	T_2	N_1	M0
	T_3	N_0	M0
ⅢA期	T_1	N_2	M_0
	T_2	N_2	M_0
	T_3	N_1	M_0
	T_3	N_2	M_0
ⅢB期	任何T	N_3	M_0
	T_4	任何N	M_0
Ⅳ期	任何T	任何N	M_1

三、淋巴结分组

见图4-1

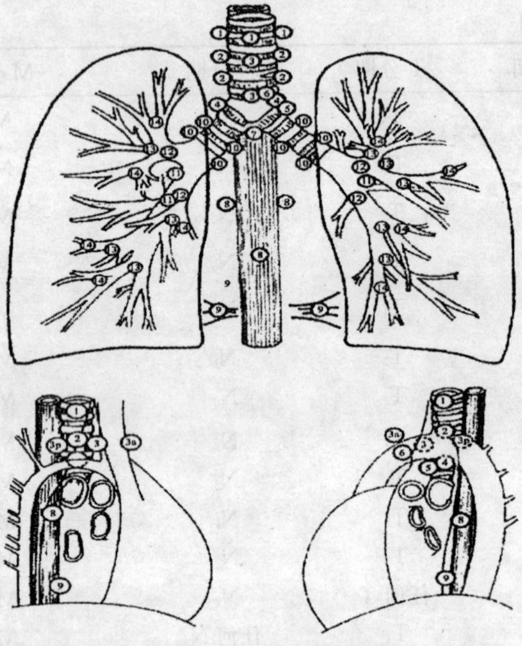

图 4－1 肺癌淋巴结分组情况

＃1 上纵隔上部或最上部淋巴结
＃2 气管旁淋巴结
＃3 气管前淋巴结、气管后淋巴结（3p）或前纵隔淋巴结（3a）
＃4 气管支气管淋巴结
＃5 主动脉下淋巴结
＃6 主动脉旁淋巴结
＃7 气管隆突下淋巴结
＃8 食管旁淋巴结
＃9 肺下韧带淋巴结
＃10 主支气管周围淋巴结
＃11 叶支气管间淋巴结（上中叶间 11s，中下叶间 11i）
＃12 叶支气管周围淋巴结（上叶 12u，中叶 12m，下叶 12l）
＃13 段支气管周围淋巴结
＃14 亚段支气管周围淋巴结

第四节 治 疗

目前，肺癌的治疗方法主要有：手术治疗、放射治疗、化学治疗、靶向治疗、免疫治疗、中医治疗、生物治疗等。手术切除是能够治愈肺癌的最有效手段。但是约 80%肺癌病人，在明确诊断时已存在远处转移，而失去手术的机会。获手术治疗者，部分已存在亚临床转移灶，因现有检测手段所限，而未能检出。因此，对部分手术患者预后的判断，取决于亚临床病灶进展的快慢。肺癌治疗应该是以手术为主的多学科综合治疗。

一、手术治疗

1. 治疗原则　彻底切除肺部原发肿瘤和肺门以及纵隔淋巴结，并最大限度地保留健康的肺组织。根据病变的部位、大小和外侵情况决定肺切除的范围。

2. 适应证和禁忌证　肺癌手术主要适应于非小细胞肺癌，包括ⅠA～ⅢA 和部分ⅢB 期肺癌。Ⅰ期和Ⅱ期肺癌首选手术治疗；ⅢA 肺癌应先行两个疗程的术前辅助化疗，重新评估后再考虑可否手术切除。ⅢB 期肺癌中只有少部分（$T_4N_{0-1}M_0$）病人适合手术。对于 $T_1N_0M_0$ 的小细胞肺癌是手术切除适应证，$T_1N_1M_0$ 或 $T_2N_0M_0$ 是手术切除的相对适应证，在小细胞肺癌综合治疗中，外科手术担任着对诱导化疗后的原发病灶进一步控制的角色。当单纯放、化疗不能控制局部病灶或在原发病灶处肿瘤复发时可采取外科手术治疗。

主要禁忌证包括远处转移，如脑、骨骼、肝脏、肾上腺等器官转移；心、肺等主要器官功能不全、“恶病质”的病人；纵隔淋巴结广泛转移无法彻底清除者；肿瘤侵犯周围重要器官无法根治切除等。

3. 手术术式　外科手术基本术式仍为肺叶切除加彻底肺门、纵隔淋巴结廓清。其他术式包括：全肺切除、肺段切除、楔形切除、气管或支气管成形术等。电视辅助胸腔镜技术应用范围几乎涉及胸外科的各个领域，显示出良好的应用前景，被认为是自体外循环问世以来胸外科又一重大技术革命。有切口小、创伤小、术后疼痛轻、恢复快的特点。在其适应证范围内可以完成与常规开胸同样质量的手术。主要有胸膜活检、胸膜粘连的分离、用于诊断或治疗的外周肺结节的楔形切除、肺段叶切除或全肺切除、肺门纵隔淋巴结廓清术等。胸腔镜手术的施行取决于手术者的技术与经验，以及医院相应的设备与资源。

表 4-1　各期 SCLC 的综合治疗

期别	Ⅰ期	Ⅱ期	Ⅲ期	Ⅳ期
治疗方法	手术＋化疗，CR者＋生物治疗	手术＋化疗，或化疗＋手术/放疗＋化疗	化疗＋放疗＋化疗	化疗为主，辅以放疗

表 4-2　各期 NSCLC 的综合治疗

期别	Ⅰ期	Ⅱ期	Ⅲ期	Ⅳ期
治疗方法	手术＋生物治疗，或手术＋化疗，或手术	手术＋化疗，或术前放疗/化疗＋手术＋化疗	放疗/化疗＋手术＋放疗/化疗或化疗＋放疗＋化疗	以全身治疗为主的综合治疗

二、肺癌的放射治疗

放射治疗是肺癌治疗中又一有效的局部治疗手段，临床上主要用于手术后的辅助治疗以及晚期肺癌的姑息治疗。主要分为：

普通放疗、适形放疗、立体定向放疗（X刀、r刀）等。

（一）非小细胞肺癌放疗

1. 放疗的适应证

（1）Ⅰ、Ⅱ期非小细胞肺癌因内科原因不能手术的病人，在有条件的单位可做立体定向放射治疗，或者做适形放疗。

（2）局部晚期非小细胞肺癌全身状态欠佳或高龄病人应首选放疗。

（3）非小细胞肺癌首选化疗者，在化疗 2～4 个周期后应行局部放疗。

（4）非小细胞肺癌手术后有残留的病人，要做局部根治性放疗。

2. 放疗方案

（1）普通放疗

① 用 6-10 MV 的 X 线或 ^{60}Co。常规分割，每次1.8～2 Gy，共 60 Gy，注意脊髓剂量不超过 40 Gy，要及时调整射野角度，避开脊髓，同时又要尽量保证最多的正常肺组织不受照射，注意避免不用 90 度和 270 度的射野。

② 照射范围　包括原发病灶、受累淋巴结。

③ 过程　摄定位片——勾画靶区——简易铅标记模——定位机下复核——治疗用铅模——首次治疗摆位、摄治疗验证片——治疗片与定位片一致——常规放疗，在剂量达到 36～40 Gy 时复查胸部 CT，缩野避开脊髓。

（2）适形放疗

① 过程　做定位 CT——勾画靶区——治疗计划——CT 复核靶区验证——首次治疗摆位、摄治疗验证片——对比治疗片与 BEV 片一致——开始适形放疗。在剂量达到 40～45 Gy 时复查胸部 CT，根据肿瘤缩小情况缩野。

② 靶区勾画　GTV 包括肉眼所见肿瘤，纵隔病变在纵隔窗

勾画，肺部病变在肺窗勾画。CTV 在 GTV 基础上外扩 0.7cm，PTV 根据肿瘤部位和呼吸运动度确定外扩范围，一般在 CTV 基础上外扩 0.5～1.0 cm。

③ 剂量处方　PTV 剂量 60～70 Gy，每次剂量 1.8～2.0 Gy，全肺平均剂量≤13 Gy，全肺 V_{20}≤30%，脊髓平均剂量 9～21 Gy，最高点剂量≤45 Gy，心脏 V_{40}≤50%，食管 V_{60}≤50%，肝脏 V_{30}≤40%，肾脏 V_{20}≤50%。

3. 放疗反应与防治

（1）放射性肺炎　临床表现：咳嗽、干咳、发热、个别有气短。体征主要是听诊呼吸音改变：变弱或粗糙、干鸣音、个别有湿啰音。实验室检查：血象高，注意多次化疗后骨髓呈抑制状态的病人不能用血象作为炎症指标。CT 可见渗出性片影或毛玻璃样改变。鉴别诊断：癌性淋巴管炎、药物性肺炎等。预防：避免放疗同时用肺毒性药物，放疗前化疗周期不要过多，一般 2～4 个周期为宜，化疗超过 6 个周期会增加放射性肺损伤的出现几率。了解病人既往肺病史、糖尿病史、类风湿结缔组织疾病史等，这些都是放射性肺炎的易患因素。最好做适形放疗，限定肺组织 V_{20}≤30%、V_{30}≤20%、全肺平均剂量≤13 Gy。放疗中密切观察病人，这一点是非常重要的，要认真查体、天天听诊，及时发现呼吸音的改变，早期急性放射性肺炎治疗及时是能逆转的。治疗：早期急性病变暂停放疗，给予肾上腺皮质激素、化痰祛痰、中药（痰热清等）、预防性应用抗生素。严重的放射性肺炎需到呼吸内科专科治疗。

（2）放射性食管炎　临床表现：胸骨后烧灼样痛、进食痛，一般能忍受，不会影响正常治疗。治疗：口服黏膜保护剂、适当应用抗生素、避免刺激性食物。

（二）小细胞肺癌放疗

1. 放疗适应证

(1) 在化疗 2～4 周期后做局部放疗。

(2) 脑转移的病人首选全脑放疗。

(3) 骨转移有明显骨痛的病人首选局部放疗。

(4) 局限期病变经治疗达到完全缓解，可行全脑预防性照射。

2. 放疗方案

(1) 用 6～10 MV 的 X 线或 ^{60}Co。常规分割，每次 1.8～2 Gy，共 50～55 Gy，注意保护脊髓。

(2) 放疗范围 包括化疗后残留病变、区域淋巴结或高危淋巴结区，剂量 40 Gy 时缩野，避开脊髓，将残留病变区剂量推到 50～55 Gy。化疗后完全缓解的病人放疗高危病变区。

(3) 过程 同非小细胞肺癌

3. 放疗反应及防治

同非小细胞肺癌

三、肺癌的化学治疗

(一) 化疗的适应证

在肿瘤临床工作中，根据肺癌的生物学特点及预后，将肺癌分为小细胞肺癌（SCLC）和非小细胞肺癌（NSCLC）两大类。SCLC 恶性度高，倍增时间短，易较早发生血行广泛转移，其对化疗敏感，无论局限期或广泛期均以化疗为主，目前化放疗联合是局限期的标准治疗，而化疗是广泛期的标准治疗。NSCLC 对化疗敏感性差，主要先靠手术、放疗等局部治疗为主，ⅠB 期～ⅢA 期行术后辅助化疗，ⅢB 期为化、放疗联合治疗，Ⅳ期为以全身治疗为主的综合治疗。

1. 根治性化疗 用于 SCLC 的治疗，应首选大剂量联合化疗，并保证足量足疗程。最好在 4～6 周期。尽可能争取达到临床 CR，可能达到病理 CR 最好。

2. 新辅助化疗　NSCLC ⅢA 期，可行术前化疗即新辅助化疗，选用含铂类的方案。2～4 周期。

3. 术后或放疗后的辅助化疗。

4. 姑息性化疗　对于晚期肺癌可通过化疗延缓病变的进展，减少复发转移的发生率，提高生存率。NSCLC 对化疗敏感性较差，化疗是辅助治疗，所以对 NSCLC 进行化疗应有选择性。化疗前进行预后评估，一般状态好，肿瘤负荷小，无消瘦，年龄＜70 岁无广泛转移等的患者可考虑化疗；对于经 4～6 周期化疗后肿瘤未再继续缩小者，也不宜继续化疗。NSCLC 不必采用强烈化疗。

（二）常用化疗方案

SCLC 常用化疗方案

1. CAV 方案

CTX	600～800 mg/m^2	iv	第 1 天	q3w
ADM	45 mg/m^2	iv	第 1 天	q3w
VCR	1 mg/m^2	iv	第 1 天	q3w

2. EP 方案

Vp-16	60～80 mg/m^2	iv. gtt	第 1～5 天	q3w
DDP	80 mg/m^2	iv. gtt	第 1 天	q3w

3. EC 方案

Vp-16	60 mg/m^2	iv. gtt	第 1～4 天或 5 天	q3w
CBP	300 mg/m^2	iv. gtt	第 1 天	q3w

4. VIP 方案

Vp-16	60 mg/m^2	iv. gtt	第 1～4 天	q3w
IFO	1.2 g/m^2	iv. gtt	第 1～4 天（同时使用 Mesna 解救）	q3w
DDP	20 mg/m^2	iv. gtt	第 1～4 天	q3w

5. TP 方案

TPT	1.0～1.2 mg/m²	iv. gtt	第1～5天	q3w
DDP	20 mg/m²	iv. gtt	第1～5天	q3w

NSCLC 常用化疗方案

1. EP 方案

Vp-16	60 mg/m²	iv. gtt	第1～4或5天	q3w
DDP	30 mg/m²	iv. gtt	第1～3天	q3w

2. MVP 方案

MMC	6 mg/m²	iv	第1天	q3w
VDS	3 mg/m²	iv. gtt	第1、8天	q3w
DDP	30 mg/m²	iv. gtt	第2～4天	q3w

3. NP 方案

NVB	25 mg/m²	iv. gtt	第1、8天	q3w
DDP	30 mg/m²	iv. gtt	第2～4天	q3w

4. GP 方案

GEM	1250 mg/m²	iv. gtt	第1、8天	q3w
DDP	75 mg/m²	iv. gtt	第2天	q3w

5. TP 方案

PTX	135～175 mg/m²	iv. gtt	3h 第1天	q3w
DDP	75～80 mg/m²	iv. gtt	第2天	q3w

6. DP 方案

TXT	75 mg/m²	iv. gtt	第1天	q3w
DDP	60～80 mg/m²	iv. gtt	第1天	q3w

四、生物靶向治疗

近年来肺癌药物治疗的新策略，转向应用针对肿瘤发展特异性生物环节的分子靶向治疗。目前已有多种分子靶向治疗的药物问世。初始适应证是用于非小细胞肺癌二线或三线治疗，并已被证实，在延长生存期，缓解症状，提高生活质量及耐药性方面优于传统的化疗。

（一）表皮生长因子受体（EGFR）靶向治疗

肺癌病人大多表达 EGFR，其中很大一部分病人过度表达，应用抗 EGFR 单克隆抗体或 EGFR 酪氨酸激酶抑制剂来抑制 EGFR，可以抑制细胞周期进展，血管生成及化、放疗后 DNA 修复，同时增加肿瘤细胞的凋亡。目前应用于临床的药物有：

1. 吉非替尼（易瑞沙）　对于女性、无吸烟史、腺癌（尤其是肺泡细胞癌）的亚裔病人预后较好。吉非替尼　250 mg　po　qd

2. 厄洛替尼（特罗凯）　适用于非小细胞肺癌。主要副反应为：皮疹和腹泻。厄洛替尼　150 mg　po　qd

连续服药至病变进展或出现严重不良反应。

（二）血管生成抑制剂

血管生成对大多数实体瘤的生长和转移是至关重要，抑制血管生成是抑制肿瘤生长的一种重要靶向治疗方法，包括抑制血管生长刺激因子（如血管内皮生长因子，VEGF）或它们的受体和阻断内皮细胞增殖。已研制的药物有 ZD 6476，内皮抑素等。重组人血管内皮抑制素（恩度）联合 NP 方案治疗初治或复治的Ⅲ～Ⅳ期 NSCLC。恩度 7.5mg/m^2　iv. gtt　3h～4h　连续给药 14 天，休息一周，再进行下一周期治疗。可进行 2～4 个周期治疗。

肺癌的预后取决于就诊时的 TNM 分期、细胞类型及正确的治疗方法。各期肺癌总的 5 年生存率小于 15%。早期发现、早期诊断、早期治疗是提高肺癌生存期的关键。医生重视首诊有利于较早发现肺癌。

五、随访与监测

所有肺癌患者都应接受系统性的随访。随访内容包括全面的病史询问和体格检查，特别应注意双锁骨上淋巴结。治疗后2年内每4个月复查一次，术后5年内每6个月复查一次，之后每年复查一次。如有不适随时复诊。复查项目包括：胸片/（CT）、支气管镜、腹部CT/（超声）、骨ECT、肿瘤标志物（CEA、NSE、CA153、CYFRA）等。SCLC注意脑CT/MRI、肾上腺等部位。可间断应用免疫和中医中药扶正治疗。

（罗 全 于 洪 白维君）

第五章　食管癌、贲门癌

食管癌是常见的消化道恶性肿瘤之一。全世界每年约 30 万人死于食管癌。我国是食管癌的高发地区，每年因食管癌死亡患者约占全部恶性肿瘤患者死亡总数的 1/4。食管癌的发病率有明显的地区分布特点，华北太行山地区和四川盆地西北部，东北地区东部发病率高于全国发病率数十倍。食管癌发病率男女比例约为 2∶1，高发区男女比例接近。60%的患者有家族史。食管癌的病因至今仍不明确，大量研究资料显示发病率与吸烟量有关，饮酒亦会增加嗜烟者患病的危险性；另外，粗、硬、烫的饮食被认为反复慢性刺激食管因素；缺乏某些维生素（维生素 A、维生素 C、维生素 E、维生素 B_{12}、核黄素、叶酸等）及微量元素（锌、硒、钼），人类乳头瘤状病毒（HPV）和 EB 病毒也被认为是食管癌的危险因素。食管癌在食管上、中、下三段均可发生：以中段最多见（57.2%），下段次之（29.6%），上段较少见（13.1%）。

贲门从严格意义上讲系贲门腺所在的区域，临床常将食管胃交接部上下 2 cm 范围称为贲门。现在认为凡组织学上破坏了胃食管结合部（齿状线）的原发上皮类肿瘤，造影提示贲门开口受肿瘤侵犯，胃镜见齿状线破坏，均可称为贲门癌，其可能为食管下段癌或胃癌。贲门癌的发病率男女比例为 5∶1，食管癌与贲门癌的发生率比例大约在 4～5∶1 之间。许多研究证实贲门癌的发病与新鲜蔬菜、水果和牛奶的摄入过少、喜吃热烫食物、酗酒、腌制食物有关。贲门虽属于胃的一部分，但近年来的临床研究发现，贲门癌在发病年龄、性别分布、组织病理学特征、临床表现、诊断及治疗方法等方面与下段食管癌非常相似，而与胃中下部癌差别较大。因此，我国一直将贲门癌列为胸外科范畴内，并与食管癌一起做统计分析。

对临床疑似食管、贲门癌的患者可以依据以下流程进行诊断（见图 5-1）。

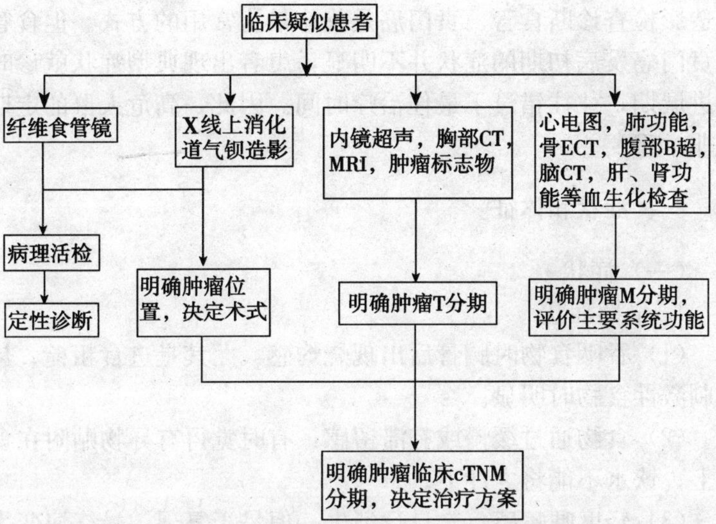

图 5-1　临床疑似食管、贲门癌患者诊断流程

第一节　诊　断

食管癌的诊断应包括肿瘤部位、大体分型和临床/病理分期。如位于胸下段的溃疡型食管癌应诊断为：胸下段溃疡型食管癌 cT2N0M0。

较为特殊的是，贲门癌由于贲门齿状线受肿瘤侵犯的可能为食管下段癌或胃癌，临床诊断应按以下方法纪录：肿瘤主体位于食管，应记为食管贲门癌；肿瘤主体位于胃，应记为胃底贲门癌；术前不明原发部位者可记为贲门癌。而位于齿状线附近的早期癌，应纪录为早期贲门部胃癌或早期胸下段食管癌。

依据临床症状，结合体格检查，通过食管镜和X线气钡双重造影检查诊断食管、贲门癌是临床最为常用的方式。但食管癌和贲门癌发病初期的症状并不明显，患者出现典型症状就诊时多为进展期，往往错过了最佳治疗时间。因此，高危人群的定期体检非常重要。

一、症状和体征

（一）症状

1. 早期症状

（1）吞咽食物时胸骨后出现烧灼感：尤其是进食粗糙、热或有刺激性食物时明显。

（2）食物通过缓慢或有滞留感：有时觉得有异物贴附在食管壁上，饮水不能将之冲下。

（3）轻度哽噎感：常自行消失，但易于复现，最终演变为经常性。

2. 进展期症状

（1）进行性吞咽困难：当食管癌累及1/3～1/2周径时，食物通过受阻，才出现吞咽困难。肿瘤再继续发展，仅能吃流食，最后喝水也感困难。

（2）呕吐黏液：因食管梗阻，唾液和食管分泌液不能进入胃而反流，呕吐常在进食后引起，吐出大量黏液和食物。

（3）胸背疼痛：多半是由于咽下的食物直接刺激病变段的溃疡、炎症和/或由于食管强烈的痉挛收缩所引起。若有持续性胸背疼痛，往往是肿瘤直接外侵或转移癌压迫神经所致。

（4）其他症状：依据吞咽困难的程度，有不同程度的体重减轻。长期进食困难可导致营养不良和脱水。

3. 晚期症状

多数为食管癌晚期外侵和转移引发的症状。如肿瘤侵及相邻器官，可以发生食管气管瘘、纵隔脓肿、肺炎、肺脓肿及主动脉穿孔大出血等。如转移淋巴结压迫气管可引起呼吸困难，压迫喉返神经引起声音嘶哑，压迫膈神经可引起膈肌麻痹。脑转移头迷、头痛，骨转移出现骨痛、病理性骨折，恶液质等。

4. 贲门癌与食管癌症状的不同之处

（1）吞咽困难出现较晚，缺乏早期症状或体征。由于食管胃交界部由细到宽的解剖特点，初期仅有轻微的上腹胀满、隐痛、烧灼感等症状，一旦出现哽噎，病程已达中晚期，手术切除率低，预后不良。

（2）上消化道出血发生率为5%。表现为急性的大量呕血、便血或是持续性大便隐血阳性或柏油样便，患者常伴有发作性晕厥、贫血等症状。

（二）体征

早期食管、贲门癌可无明显体征。中晚期可有：

1. 营养不良、消瘦，脱水，全身衰竭呈恶液质。

2. 出现肿瘤转移所引起的体征，如锁骨上淋巴结肿大；压迫上腔静脉引起上腔静脉综合征；肝转移引起黄疸、腹水等。

3. 贲门癌病人可见贫血、上腹部包块、肝大、腹水征、盆腔肿块（肛门指诊）等征。

（三）临床诊断要点

在食管、贲门癌的临床表现中，出现以下症状时要特别警惕其可能性。

1. 进食时有轻微的哽噎感；吞咽时有异物感。症状通常轻微且不恒定，近期症状加重或明显改变。

2. 出现了食管癌的典型症状-进行性吞咽困难。该症状的出现预示着食管癌已属较晚期并提示食管腔内径缩小至少 0.5 cm。需立即进行食管镜检查。

3. Barrett 食管或慢性食管炎的患者应视为高危人群，近期症状加重。

4. 年龄大于 40 岁男性有烟酒嗜好多年，烟草和酒精对食管癌的发生有协同作用。

二、诊断方法

(一) X 线气钡双重造影

仍是诊断食管癌、贲门癌的主要方法。可发现直径 2mm 以上的黏膜凹陷或隆起。对于早期食管癌、贲门癌的诊断，钡餐造影检查有一定的局限性，不能作为独立的确诊方法，还必须有临床症状、食管镜检查和细胞病理学证据。对于中、晚期食管癌，通常能见到不同程度的管腔狭窄、充盈缺损、龛影、黏膜破溃、食管壁扩张度受限及食管癌的软组织阴影等典型的 X 线征象。钡餐造影检查对中、晚期食管癌有很高的确诊率，往往不需行食管镜和细胞学检查。对食管-气管（支气管）瘘也能作出明确的诊断。检查所得的三项指标：病变的长度、肿瘤的放射学类型和食管纵轴像对于判断肿瘤可切除性意义重大。UICC 食管分段标准（表 5-2，图 5-1）具有标记明确，各段长度分割均匀的特点，应普遍予以采用。X 线气钡双重造影检查应据此记录食管癌的发病位置和大体类型，如：胸上段溃疡型食管癌。

表 5-2　UICC 食管分段规则

食管分段	位置	距上切齿距离
颈段	环状软骨到胸腔入口（胸骨上切迹）	约 18 cm
胸上段	胸腔入口到气管分叉	约 24 cm
胸中段	气管分叉到食管胃交界部全长二等分之上半部	约 32 cm
胸下段	气管分叉到食管胃交界部全长二等分之下半部	约 40 cm

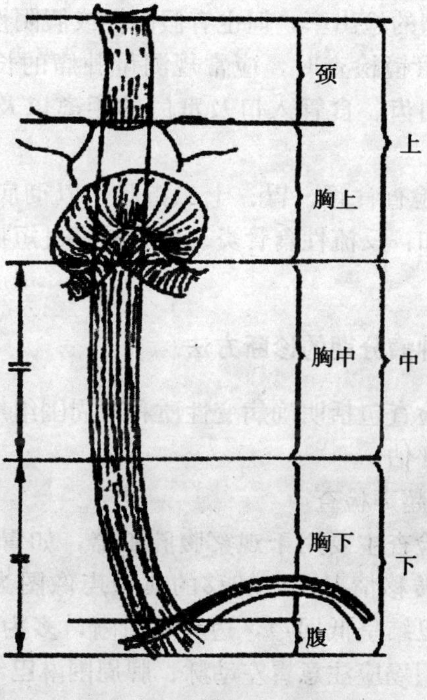

图 5-1　食管分段示意图

（二）纤维食管镜检查

这是诊断食管癌比较可靠的方法。但检查时要注意以下方面。

1. 由于早期食管癌病变较小，内镜容易遗漏，如果检查时在食管腔内注入甲苯胺蓝或碘溶液染色则有助于早期癌的发现。

2. 在进行了全面的观察之后，再进行刷检细胞学检查和咬检病理组织块检查。

3. 活检的部位应选在肿瘤与正常组织交界处。

4. 大多数的病例经过刷检和咬检都可作出诊断，对仍不能确诊者应进行活组织染色检查：如甲苯胺蓝染色、Lugol 液染色，可提高肿瘤的检出率，但也有假阳性或假阴性。

5. 纤维食管镜检查时，应常规测量肿瘤的长度，尤其应测量上、下界距门齿、食管入口及贲门的距离以及肿瘤占管腔的周径。

6. 需全面检查食管、胃、十二指肠，以彻底了解可能存在的伴发疾病，如：反流性食管炎、食管黏膜过短症、食管溃疡和静脉曲张等。

三、明确肿瘤分期的诊断方法

这些辅助检查包括明确病变性质和对周围组织侵袭关系及远处转移情况的评估。

（一）腹腔超声检查

腹部超声检查主要用于观察腹腔脏器，如胃、肝脏、胰腺、肾脏、淋巴结转移情况。肝转移的典型声像图为“牛眼征”结构。转移的淋巴结呈低回声，边界较清晰，多为单发或融合状。晚期食管、贲门癌应注意胃左动脉、脾周围淋巴结转移。

（二）CT 扫描

食管癌可否切除主要取决于肿瘤是否向周围器官的直接侵

犯，尤其是肿瘤对胸主动脉和/或气管-支气管树的侵犯。CT 扫描在了解食管局部病变与周围器官的关系、肿瘤外侵程度、远隔器官是否转移及判断肿瘤的可切除性等方面具有十分重要的意义。胸段食管癌应常规 CT 扫描整个纵隔区，颈段、胸上段，胸下段、贲门癌还要分别加做颈部和上腹部 CT，怀疑肿瘤有外侵时可口服稀释的造影剂和静脉注入对比剂。CT 扫描对于测量肿瘤的长度及探寻第二个肿瘤病变也具有十分重要的意义。

（三）食管腔内超声检查（EUS）

应用超声仪器和内镜技术诊断食管癌是一种较新的方法。具有内镜和超声双重功能，EUS 的临床意义主要在于探知肿瘤的部位、侵犯范围和深度及与周围相连组织结构的关系，明确 T 分期诊断和评估肿瘤的可切除性，了解周围淋巴结的转移情况，以决定选用适宜术式。为评估肿瘤的可切除性提供依据，已为国外临床广泛应用。作为食管癌的常规检查，可依据所在医院的实际情况采用。

（四）纤维支气管镜

对于食管病变下缘高于左右主支气管，特别是呛咳、咳痰带血的患者应常规检查纤维支气管镜。另外，有头痛、头晕等症状可行头部 CT 或 MRI 检查。局部持续疼痛伴碱性磷酸酶升高者可行骨 ECT 检查。

四、血清肿瘤标志物检测

虽然食管癌肿瘤标志物的研究和报道较多，但是目前真正具有临床应用价值的标志物甚少。除 p53 蛋白、SCC、p53 - Ab、CEA 及 CA 19 - 9 在食管、贲门癌的诊断、治疗效果预测和追踪复查具有一定的临床应用价值外，其他标志物尚需更多的病例研究证实。

第二节　病理分型及分期

一、食管癌的大体分型

（一）早期食管癌的大体分型

1. 隐伏型　食管黏膜仅有轻度充血或黏膜粗糙，肉眼不易辨认，只能用脱落细胞学和组织切片作为诊断依据，全部为原位癌，为食管癌的最早期。

2. 糜烂型　黏膜表面有非常浅的糜烂，形状大小不一，边界分界清楚，状如地图。癌组织分化较差，原位癌与早期浸润各占一半，比隐伏型发展的晚。

3. 斑块型　表面黏膜稍隆起，高低不平，皱褶消失，病变范围大小不等，比糜烂型发展的更晚，大约原位癌占1/3，早期浸润癌占2/3。

4. 乳头型　肿瘤形成明显的硬结，有的如乳头，有的如带短蒂的息肉形，向腔内突出，癌细胞分化较好，多数是早期浸润癌，是早期癌最晚的类型。

（二）进展期食管癌的大体分型

1. 髓质型　最为常见，约占60％，肿瘤常累及食管全层，并围绕管腔向腔内外生长，形成较大而不规则的管状肿块。

2. 蕈伞型　约占15％，肿瘤向黏膜表面生长，形成扁平肿块，累及食管周径的一部分，多向管腔内突出如蕈菇状，边界清楚。

3. 溃疡型　约占15％，肿瘤形成凹陷的溃疡，侵蚀部分食管壁，一般不产生管腔严重堵塞。

4. 缩窄型　约占10％，癌肿形成环形或短管形狭窄，狭窄上方食管扩张，管腔严重堵塞，手术切除率低。

5. 腔内型　较为少见，约占3%，癌肿呈息肉样向食管管腔内突出，有蒂与食管壁相连，表面有糜烂、溃疡、可侵入肌层。

二、贲门癌的大体分型

（一）早期贲门癌大体分型

1. 凹陷型　癌瘤部黏膜呈不规则的轻度凹陷，有少数为浅溃疡，与周围正常黏膜分界不明确，镜下癌细胞分化较差。

2. 隆起型　癌变部黏膜增厚粗糙，稍有隆起，部分表现为斑块、结节或息肉状，以高分化腺癌占多数。

3. 隐伏型　病变部黏膜颜色略深，质地略粗，此外大体无明显改变，经组织学检查确诊，是三种分型中比较早的形态。

（二）进展期贲门癌大体分型

1. 菜花型　肿瘤主要向管腔内生长，形如“菜花”状。

2. 弥漫浸润型　肿瘤浸润范围较广，可累及食管及胃之大部，胃壁有增厚，黏膜有糜烂。

3. 溃疡型　肿瘤为大的溃疡，常侵及邻近脏器。

4. 混合型　多为晚期病变，已不能按以上分型。

三、食管癌的组织学分型

1. 鳞状细胞癌　国人最多见，约占90%以上。

2. 腺癌　在欧美人群中，食管腺癌占食管癌的50%以上，在我国低于10%。可分为单纯腺癌、腺鳞癌、黏液表皮样癌和腺样囊性癌四种亚型。临床认为Barrett食管是食管腺癌的一种癌前病变。

3. 未分化癌　较少见，但恶性程度高。

4. 癌肉瘤　很少见，恶性程度较高。

食管上、中段绝大多数为鳞癌，腺癌多见于下段。

四、贲门癌的病理学分型

1. 腺癌　最为常见。

2. 黏液腺癌　有明显黏液分泌的腺癌。

此二类又根据分化程度各自分为高分化、低分化和弥漫型三个亚型。

3. 腺鳞癌　少见，低于5%。

4. 未分化癌　较少见，恶性程度高。

5. 类癌（嗜银细胞癌）　罕见，低于1%。

6. 癌肉瘤　很少见，恶性程度较高。

第三节　食管、贲门癌的TNM分期

一、分级规则

1. c　表示基于治疗前所获得的分期证据的临床分期，这些临床方法包括：体检、影像、内镜、活检、手术探查和其他相应检查。记为cTNM，应有组织学证实。

2. p　表示手术后组织学病理分期，其包括c分期的证据、手术及术后病理检查的补充证据。记为pTNM。病理学评价区域淋巴结需要对淋巴结摘除和组织学检查，要确定总数和发生转移的个数。

3. y　用于第一次综合治疗中或后的分期，在TNM前加y前缀，例如：ypTNM或ycTNM。

4. r　用于表示无瘤生存一段时间后复发的肿瘤的分期，在TNM前加r前缀，例如：rTNM。

5. m　一个解剖部位的多发性肿瘤，在圆括号内注明，例如：pT（m）NM。

二、食管癌的 TNM 分期

AJCC　和 UICC 的 TNM 分期（2009）（表 5-3）

T——原发肿瘤（Primary Tumor）*（图 5-2）

Tx　原发瘤无法评估和测定

T_0　无原发瘤证据

Tis　高度不典型增生（腺癌无法确定原位癌）

T_1a　肿瘤侵及黏膜固有层

T_1b　肿瘤侵及黏膜下层

T_2　肿瘤侵及固有肌层

T_3　肿瘤侵及纤维膜

T_4a　肿瘤侵及胸膜、心包、膈肌

T_4b　肿瘤侵及其他邻近器官

*：至少应记录肿瘤的最大径，多原发癌记为 Tm。

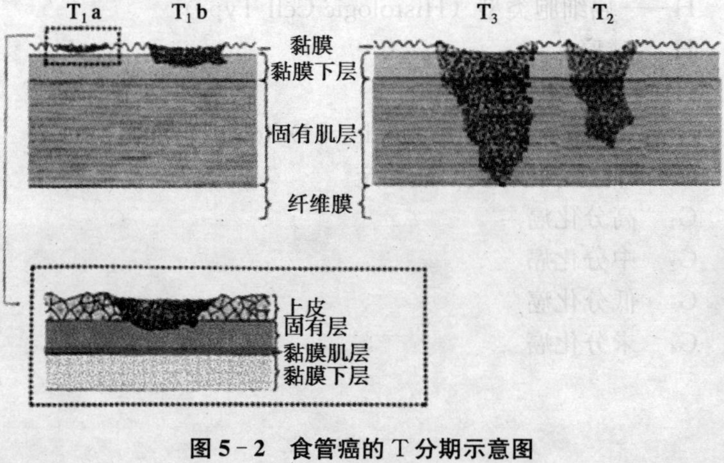

图 5-2　食管癌的 T 分期示意图

N——区域淋巴结（Lymph Nodes）*

Nx 不能确定区域淋巴结有无转移

N_0 无区域淋巴结转移

N_1a 1－2个区域淋巴结转移

N_1b 3－5个区域淋巴结转移

N_2 6－9个区域淋巴结转移

N_3 ≥10个区域淋巴结转移

*：AJCC建议清扫淋巴结总数不少于12枚，并应记录清扫的区域淋巴结总数。

M——远处转移（Distant Metastasis）*

Mx 无法确定远处转移

M_0 无远处转移

M_1 有远处转移

*：锁骨上淋巴结和腹腔动脉干淋巴结不属于区域淋巴结，而为远处转移。

H——癌细胞类型（Histologic Cell Type）

H_1 鳞癌

H_2 腺癌

G——细胞分化程度（Grade of Differentiation）

Gx 细胞分化程度不能确定

G_1 高分化癌

G_2 中分化癌

G_3 低分化癌

G_4 未分化癌

表 5－3　食管癌的 TNM 分期（UICC 2009）

分期	亚组	T	N	M	H	G
0 期	0	is	0	0	—	1
Ⅰ期	Ⅰa	1	0	0	—	1
		1	0	0	2	2
	Ⅰb	1	0	0	1	2
		1	0	0	—	3—4
		2	0	0	—	1
Ⅱ期		2	0	0	—	2—4
		3—4a	0	0	—	—
		1—2	1	0	—	—
Ⅲ期	Ⅲa	3—4a	1a	0	—	—
	Ⅲb	3—4a	1b	0	—	—
		—	2	0	—	—
Ⅳ期	Ⅳ	4b	—	—	—	—
		—	3	—	—	—
		—	—	1	—	—

＊分期方案也有局限性：① 只适用于单纯手术切除、未经术前（后）辅助放化疗的患者的预后评估；② 非手术治疗患者、无法手术患者及单纯手术探查患者无法使用；③ T4b 患者及 M1 患者代表性很差；④ 颈段食管癌和按头颈肿瘤治疗的上段食管癌也游离于本系统之外。

三、贲门癌的 TNM 分期

UICC 的 TNM 分期（1987）（表 5－4）

T——原发肿瘤（Primary Tumor）

Tx　原发瘤无法评估和测定

T0　无原发瘤证据

Tis　原位癌在表皮内尚未侵及固有层

T_1　肿瘤侵及固有层或黏膜下

T_2　肿瘤侵及肌层及浆膜下

T_3　肿瘤穿透浆膜（脏层腹膜），未达相邻结构

T_4　肿瘤侵及相邻结构（指脾、横结肠、肝、膈肌、胰、腹壁、肾上腺、肾、小肠及后腹膜）

N——区域淋巴结（Lymph Nodes）

Nx　不能确定区域淋巴结有无转移

N_0　无区域淋巴结转移

N_1　胃周距肿瘤周边 3 cm 以内淋巴结转移

N_2　胃周距肿瘤周边 3 cm 以外淋巴结转移，或沿胃左、肝总、脾及腹腔动脉的淋巴结转移

N_3　≥10 个区域淋巴结转移

M——远处转移（Distant Metastasis）*

Mx　远处转移无法确定

M_0　无远处转移

M_1　有远处转移

*：可标明转移部位，如：肺为 pul，骨为 oss，肝为 hep，脑为 bra，腹膜为 per 等。

表 5－4　贲门癌的 TNM 分期（UICC 1987）

分期	T	N	M
0 期	Tis	N_0	M_0
Ⅰa 期	T_1	N_0	M_0
Ⅰb 期	T_1	N_1	M_0
	T_2	N_0	M_0
Ⅱ期	T_1	N_2	M_0

续表

分期	T	N	M
	T_2	N_1	M_0
	T_3	N_0	M_0
Ⅲa 期	T_2	N_2	M_0
	T_3	N_1	M_0
	T_4	N_0	M_0
Ⅲb 期	T_3	N_2	M_0
	T_4	N_2	M_0
Ⅳ期	T_4	N_2	M_0
	Any T	Any N	M_0

第四节　治　疗

一、治疗原则与方法

1. 目前手术和放疗仍是治疗食管癌和贲门癌的主要手段，如果患者病变可切除，全身状况允许，应早日行根治性手术。

2. 术前放疗可以提高食管癌的切除率，对贲门癌效果不明显，照射剂量应依据病情个体量化。先行术前剂量放疗使癌肿缩小，使癌性浸润变为纤维性粘连，再行手术切除，可能降低手术操作时肿瘤细胞人为播散，提高手术切除率。但 5 年生存率是否提高目前还存在争议。

3. 晚期肿瘤不能施行根治性手术并有高度梗阻者，为解决进食问题，可行肿瘤局部切除，术后辅助以放射治疗及化学治疗。

4. 若肿瘤已不能切除，可做减状手术或记忆合金支架治疗食管狭窄，解决患者的经口进食问题。

5. 化疗与手术、放疗配合进行效果优于单纯化疗。单纯化疗仅用于：① 不宜手术和放疗的各期患者；② 进展晚期已有广泛转移，但一般情况尚可，心、肝、肺、肾及骨髓功能正常者；③ 作为手术、放疗后的巩固治疗/手术放疗后复发者之治疗。

6. 食管、贲门癌的治疗方案的制定，应根据患者的病灶特点和全身状况而定，按照个体化原则，既达到治疗目的，又提高生存质量。

二、外科治疗

(一) 食管、贲门癌的淋巴结分组

日本在食管癌的淋巴结清除中，将各区淋巴结以数字标示，此种方法已得到国际公认（表 5-5）。

表 5-5　食管癌区域淋巴结

编号	淋巴结名	编号	淋巴结名
100	颈浅淋巴结	1	贲门右淋巴结
101	颈部食管旁淋巴结	2	贲门左淋巴结
102	颈深淋巴结	3	胃小弯淋巴结
103	咽后淋巴结	4	胃大弯淋巴结
104	锁骨上淋巴结	5	幽门上淋巴结
105	胸上段食管旁淋巴结	6	幽门下淋巴结
106	胸部气管旁淋巴结	7	胃左动脉干淋巴结
107	气管隆突部淋巴结	8	肝总动脉干淋巴结
108	胸中段食管旁淋巴结	9	腹腔动脉周围淋巴结

续表

编号	淋巴结名	编号	淋巴结名
109	肺门淋巴结		胃左动脉根部淋巴结
110	胸下段食管旁淋巴结		肝总动脉根部淋巴结
111	横膈膜淋巴结		脾动脉根部淋巴结
112	后纵隔淋巴结	10	脾门淋巴结
		11	脾动脉干淋巴结
		12	肝十二指肠韧带内淋巴结
		13	胰后部淋巴结
		14	肠系膜根部淋巴结
		15	结肠中动脉周围淋巴结
		16	腹主动脉周围淋巴结

（二）手术根治程度评价标准

根治手术的定义是病变连同转移淋巴结及受侵脏器一并切除，根治手术又分为根治 A 及根治 B 两级。

根治 A 级　①手术范围大于淋巴结转移范围（D ＞ N）；②手术切除断端 1 cm 内无癌残留。

根治 B 级　凡手术未能符合上述两个条件，不论是切缘 1 cm内有癌残留，或手术切除范围等于淋巴结转移范围（D ＝ N），均为根治 B级手术。

姑息手术　指手术切除范围小于癌浸润或淋巴结转移范围（D ＜ N），即称为“C”级手术。

（三）手术术式的选择

1. 不同部位食管癌术式的选择

（1）食管癌具有病变呈多点起源的特点，进展期食管癌的黏膜下常有广泛癌组织浸润，故国外和国内部分医院对所有部位食管癌（包括早期贲门癌）施行食管次全切除，在右胸膜顶（胸腹两切口手术）或颈部行食管重建术（三切口手术、颈腹两切口、食管内翻拔脱术）。

（2）目前国内多数术者仍沿用以往经左侧开胸胃重建食管，切除长度即上、下切缘距肿瘤3～5 cm以上，一般是在胸内主动脉弓上方或下方行食管、胃端侧吻合术，或在颈部行食管-胃（结肠/空肠）吻合术。

（3）替代物多为胃，颈部吻合也可以用结肠或空肠替代。

（4）替代物路径多选择食管床、主动脉弓前或后。

2. 贲门癌术式的选择

（1）常用的手术方法是近侧胃次全切除术。适应于贲门部肿瘤体积不大，沿胃小弯侵延不超过其全长的1/3时。

（2）肿瘤浸润超过胃小弯长度一半时需行全胃切除，需离断全部5组胃的血供，全胃切除后缝合十二指肠端，作食管空肠吻合术。

（3）在心肺功能储备低下和高龄病人中，可以采用颈腹二切口非开胸食管内翻拔脱部分胃切除，食管胃颈部吻合术。

3. 不同分期对术式的选择

（1）早、中期

① 根治性切除术适用于早、中期 Tis、T_1、T_2 期各类型肿瘤，患者全身状况允许应积极采用手术治疗。

② 在心肺功能储备低下和高龄 Tis、T_1 病人中，可以采用颈腹二切口非开胸食管内翻拔脱、食管胃颈部吻合术。

③ 对于肿瘤小于 5 cm，未侵出肌层的早期和中期食管癌，通过胸腔镜可以顺利完成食管切除和纵隔淋巴结清扫术，并且可以达到与开胸手术相近的长期疗效；但胸腔镜手术不适合有明显外侵的晚期食管癌病人。

④ 早期 Tis 期食管癌内镜治疗效果和手术根治相似。Tis、T_1、T_2，病理证实有重度不典型增生，中重度肠上皮化生而肉眼疑为恶性变者，患者高龄、体弱、合并心、肝、肺、肾严重病变不能承受外科手术/患者拒绝开胸开腹手术者亦可作为内镜治疗对象。常见方式为内镜微波凝固疗法、内镜双圈套切除术、内镜下光动力学治疗等。

（2）进展期

① 对 T_3、T_4a 期患者，可手术探查，彻底切除受侵组织，行相对根治术。

② 对 T_4a、T_4b 期患者可放疗和手术治疗结合进行，即先放疗（术前量）使癌肿缩小，癌性粘连变为纤维性粘连后再做手术，可提高手术切除率，使部分姑息切除变为根治切除，提高手术后 5 年生存率。

③ 对于中晚期 T_3 或 T_4 期食管癌不能进行手术切除、放疗或手术、放疗、化疗之后又复发者，内镜治疗可以解除/缓解梗阻、减轻患者痛苦、提高其生存质量、适当延长生存期。

（3）晚期

① 晚期食管、贲门癌不能施行根治性手术并有高度梗阻者，为解决进食问题，可行肿瘤局部切除（姑息切除术），术后辅助以放射治疗及化学治疗。

② 若肿瘤已不能切除，可行减状手术，常用的有食管分流术、食管腔内置管术和胃或空肠造瘘术。

③ 近年开展的内放射记忆合金带膜支架治疗食管癌性狭窄可以取代晚期食管癌的减状手术，在行内放射治疗同时防止食管瘘和纵隔炎等并发症的发生。

三、放射治疗

食管癌多为鳞癌，对放射线较敏感，但食管腺癌和贲门癌对放疗效果不理想。

1. 放疗可分为体外照射和食管腔内放疗或二者结合进行治疗。体外照射又分为普通放疗和适形放疗，剂量视病情和患者耐受情况确定，根治性放疗总量 60～66 Gy，预防剂量 50 Gy，注意脊髓剂量不超过 40 Gy。4～7 周内完成。

2. 适用于不能手术切除的进展期患者，对早期但年老体弱有严重恶病质、各脏器功能不全丧失手术机会的患者，可获得根治。

3. 主要分为术前放疗和术后放疗。术前放疗可使肿瘤缩小，降低癌细胞的活性，闭合小血管和小淋巴管，减少术中种植和因操作挤压造成的播散，杀灭微小转移灶，提高手术切除率和生存率。照射剂量视病情而定，一般为 30～40Gy，放疗后间隔 2～3 周手术。术后放疗主要针对分化程度低、淋巴结转移多、姑息切除、切缘阳性、术后复发而切除困难的病例。

4. 放疗可能导致放射性食管炎，有些患者，特别是有恶液质、严重心、肺、肝、肾功能异常者应列为放疗禁忌证。

四、化疗

（一）化疗的分类和适应证

食管、贲门癌对化疗敏感性差，化疗多与手术、放疗配合进行效果较好，单纯化疗仅用于不宜手术和放疗的各期患者。化疗分为术前新辅助化疗和术后化疗，晚期姑息化疗。

1. 进展期癌的术前新辅助化疗　对于临床分期为 T_1、T_2 期且可手术切除的食管癌患者，原则上不进行术前化疗。主要针对 T_3、T_4、M_1，目的是缩小肿瘤，降低 T 分期，提高手术切除率，但大量研究显示其对远期生存无意义。术前一般行 2～3 个周期化疗，体质恢复后手术。

2. 手术后化疗　对于食管、贲门癌中病理分化低、多原发灶、癌栓形成者，术后辅助化疗是必要的。早期病例不需要化疗。

3. 晚期姑息化疗　对于已有广泛转移，但一般情况尚可，心、肝、肺、肾及骨髓功能正常的晚期患者，化疗可以缓解临床症状，延长生存期。

常用化疗药物有 5－FU，丝裂霉素、顺铂、阿霉素、博莱霉素、平阳霉素、长春花碱酰胺、鬼臼乙叉甙等，目前主张联合化疗。

（二）常用的化疗方案

1. FP 方案

DDP　75～100mg/m² i.v.（静推）　第 1 天

5－Fu　1000 mg/m² i.v.（连续输注）　第 1～4 天（5）

每 3－4 周重复。

2、PCF 方案

泰素　175 mg/m² i.v.（连续输注）（3 小时输注）第 1 天

顺铂　15～20 mg/m² i.v.（连续输注）第 1～4 天（5）

5－Fu　750～1000 mg/m² i.v.（连续输注）　第 1～4 天（5）

每 4 周重复。

3. GP 方案

吉西他滨 800 mg/m²　第 1 天，第 8 天；

顺铂 50 mg/m²，第 2 天，第 9 天，第 16 天

28 天重复。

4. IP 方案

伊立替康 65 mg/m² i.v.（连续输注）　第 1 天，第 8 天

顺铂（30 mg/m²）

21 天重复。

*目前化疗无标准方案，临床应用时根据患者的状态注意调整剂量。

五、靶向治疗

分子靶向治疗中抗表皮、血管内皮生长因子药物及多激酶抑制剂在食管、贲门癌的晚期和复发转移治疗中显示有良好的前景。

六、随访和复查

食管、贲门癌患者经手术、化疗、放疗等综合治疗后，术后2年内每3个月复查一次；术后5年内每6个月复查一次；有不适感随时复查。

复查内容包括　食道镜、上消化道钡餐、胸部CT、腹部B超（CT）、血生化指标、肿瘤标志物等，6个月复查一次脑CT和骨ECT。

第六章　胃　癌

胃癌发病率和死亡率近年有下降趋势，但仍居城市第二位、农村第一位。世界各国或地区胃癌发病及死亡水平差别很大，日本最高，其次是欧洲、亚洲东北部及拉丁美洲，我国胃癌调整死亡率为21.76/10万。我国胃癌分布广泛，高发省份除青海、宁夏、甘肃、西藏、西北黄土高原、河西走廊之外，东南沿海地区、辽东半岛、山东半岛等地亦为相对高发。胃癌死亡率农村高于城市，男性高于女性，且随年龄增加而升高，男女比约为2∶1。

对临床上疑似胃癌的患者诊断治疗流程如下：

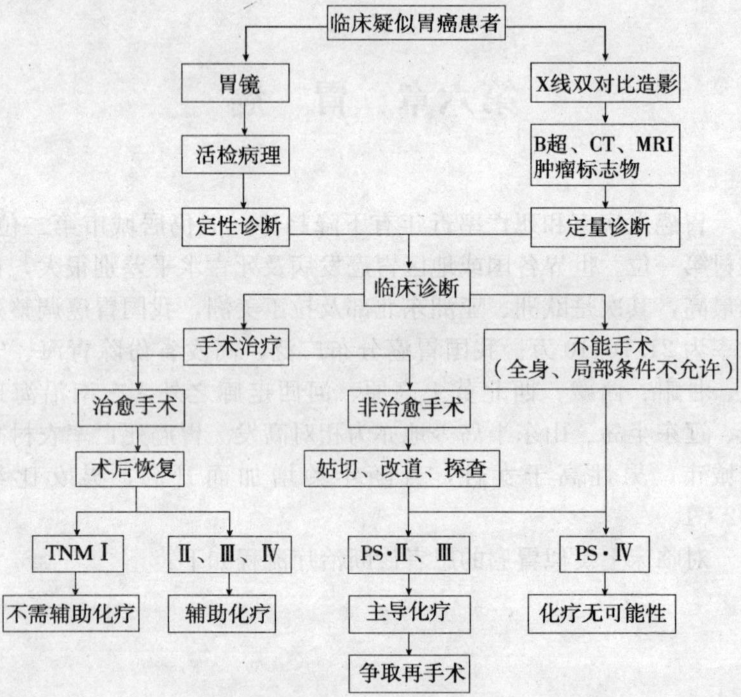

P：腹膜转移；S：肝转移

图 6－1　临床疑似胃癌患者诊断治疗流程

第一节　诊　断

通过X线钡餐检查和纤维胃镜加活组织检查，诊断胃癌已不困难。由于早期胃癌初起可无消化道症状或症状轻微，病人就诊率低，缺乏有效便利的筛查手段，目前国内早期胃癌住院病人的比例尚不足10%。因此，胃癌的早期发现、早期诊断、早期治疗是治愈病人的关键，可有效改善胃癌预后。

一、症状与体征

（一）症状

胃癌的早期阶段多无明显自觉症状，当病变发展，影响胃的功能及全身状态时才出现自觉症状，临床医生应在症状不明显时或从一般胃病症状中警惕胃癌的可能性，进一步采用有效检查方法，以早期发现、早期诊断。

1. 有胃病史　早期胃癌多由萎缩性胃炎及胃黏膜不典型增生基础上发生的，病史较长，可达几年。进展期胃癌则发展迅速，在2～3个月即可出现明显症状。

2. 上腹胀痛　是常见而又不典型的症状，对40岁以上有上腹胀痛的病人，应常规进行胃镜、X线检查。

3. 食欲减退、消瘦　是胃癌第二个常见症状，短期内出现明显的体重下降、乏力、贫血。慢性胆囊炎、胰腺炎、肝炎等亦可出现食欲减退、消瘦等症状，但不如胃癌明显。故短期内出现明显的食欲下降，进行性的体重减轻，应视为胃癌特有的症状之一。

4. 呕血、黑便　胃癌的出现多为小量出血，当癌侵及中等以上血管和血运丰富的黏膜下血管并受到广泛破坏时，可出现大量呕血、黑便。呕血不一定是晚期胃癌的表现，早期胃癌中有30%是以呕血、便血为首发症状来就诊的。应引起临床医生的高度重视。

5. 其他症状　胃癌可出现恶心、呕吐、腹泻等症状。当出现幽门梗阻、上腹包块、腹水、浮肿及其他脏器转移时，多已进入晚期阶段，诊断较容易。

（二）体征

1. 肿块　上腹部相当于胃区的任何部位扪到肿块，以右上腹（胃窦区）最常见。

2. 转移淋巴结　左锁骨上出现淋巴结转移是临床上可扪到的常见部位，发生率10%左右。

3. 直肠膀胱（子宫）陷凹肿块　肛诊时可触及直肠前窝肿块，此为胃癌腹膜转移的表现，为晚期胃癌的表现。

4. 其他　腹水、恶液质、黄疸、上腹部肌紧张及肿块固定不动等也为胃癌晚期的征象。

二、确定诊断的方法

（一）X线钡餐检查

此检查无痛苦，易为病人接受，目前仍为诊断胃癌的首选方法之一。通过X线检查，可以确定是否有胃癌，病变的位置、大小、范围、浸润深度及数目等；精心地检查可以早期发现、早期诊断，为制订治疗方案提供更多的依据。胃的X线检查分为充盈法、双重造影法、压迫法及黏膜法四种。早期胃癌的主要改变为黏膜相的异常，进展期胃癌的形态与胃癌大体分型基本一致。

（二）胃镜检查

胃镜检查可直接观察胃黏膜病变的部位和范围，并可获取病变组织作病理学检查，是诊断胃癌的有效方法。胃镜下刚果红、美蓝等染色技术可显著提高小胃癌和微小胃癌的检出率。超声胃镜通过对胃病变区域的超声探测成像，有助于了解肿瘤浸润深度及周围脏器和淋巴结的转移情况，提高术前分期的准确性。

为了提高黏膜活检的阳性率，应注意以下几个问题：

1. 活检钳的方向与病变垂直，并保持一定的距离（5 cm），取材时对病变略加压力。

2. 第一次取材非常重要，一定选择最佳位置，否则因出血使视野模糊，影响以后的取材。

3. 正确选择取材部位，在凹陷病变基底部或顶部取材。

4. 取材一般4～6块，特殊病变可多取，在病变四周及中心部分散取材。

5. 取材尽量深取组织，对Borrmann 4型胃癌应在第一钳的取材部位，继续作第2次取材。

6. 内镜表现怀疑癌但活检未证实者，可在2周后再检。

三、明确肿瘤分期的诊断方法

（一）腹部超声检查

腹部超声检查主要用于观察胃的邻近脏器（特别是肝脏、胰腺）受浸润及淋巴结转移情况。胃癌肝转移的典型声像图为“牛眼征”或“同心圆”结构。转移淋巴结多呈低回声，边界较清晰，呈单发或多发融合状。腹部超声检查尚可用于判断胃癌浸润深度，但易受上腹部空腔脏器的气体干扰，图像质量和准确度远不如超声胃镜。

（二）CT诊断

CT的应用，特别是螺旋CT对胃癌的定位、定性、大体分型、肌层和浆膜层受累情况，邻近器官等侵犯、淋巴结转移和腹膜转移等，提供了更多有价值的信息，可在胃癌的诊断、分期和治疗中发挥作用。

胃癌的主要CT征象为胃壁的增厚、肿块和局部胃壁的异常强化。CT三维成像对胃癌大体分型、定位和大小的判定准确。

四、血清肿瘤标志物检测

胃癌的免疫学诊断，即通过抗原-抗体免疫学反应检测胃癌的血清肿瘤标志，测定其存在或含量分析病程、监测复发或转移，进行综合判断，指导治疗及判断预后。常用的胃癌相关的血清肿瘤标志物有CEA、CA 19－9、CA 50、CA 72－4、CA 195、CA 242、CYFRA 21－1等，这些标志物作为诊断意义不大，主要用于胃癌筛查、术后复发检测、判定治疗疗效等。

第二节 病理、分类及分期

一、大体分型

(一) 早期胃癌

1. 早期胃癌的定义

胃癌组织只限于黏膜层或黏膜下层。不论病变表面浸润范围大小，有无淋巴结转移者，均称早期胃癌。早期胃癌多发生在胃的中下部，贲门部少见；高分化腺癌占 70%，低分化腺癌占 30%。早期胃癌的预后与浸润深度有关，黏膜内癌几乎没有淋巴结转移，5 年生存率接近 100%；癌灶侵及黏膜下层时淋巴结转移率约占 15%～20%，5 年生存率约为 82%～95%。

2. 早期胃癌的大体分型（图 6 - 2）

根据病灶与正常黏膜表面的凹凸程度分为三型：

(1) 隆起型（Ⅰ型）；

(2) 表面型（Ⅱ型），又分为三个亚型，即表面隆起型（Ⅱa 型），表面平坦型（$Ⅱ_b$ 型），表面凹陷型（$Ⅱ_c$ 型）；

(3) 凹陷型（Ⅲ型）；

(4) 混合型。

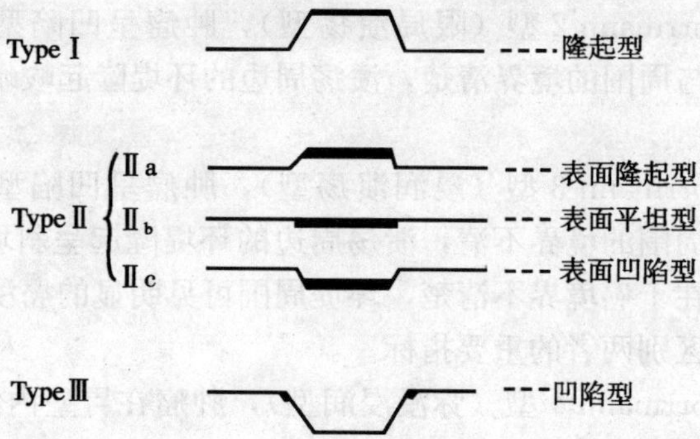

图 6-2 早期胃癌大体分型

3. 特殊类型早期胃癌

特殊类型早期胃癌是指浅表广泛型、微小胃癌和多发性早期胃癌。

（1）浅表广泛型早期胃癌　病灶最大直径>4cm 者称浅表广泛型早期胃癌。病变与周围正常黏膜界限多不清，不易准确判定范围。

（2）微小胃癌和小胃癌　病灶最大直径 0.5～1.0 cm 者称小胃癌。病灶最大直径<0.5 cm 者称微小胃癌。癌灶更小仅在胃镜黏膜活检时诊断为癌，但切除后的胃标本虽经全黏膜取材未见癌组织，称“一点癌”。

（3）多发性早期胃癌　多发性早期胃癌指在同一胃内发生的各自独立 2 个或 2 个以上的病灶。诊断标准如下：每个病灶的病理诊断为癌；病灶之间必须间隔一定距离的正常胃黏膜；必须除外一个病灶有从另一个病灶发展转移而来的可能性。

（二）进展期胃癌（图）

1. Borrmann 1 型（息肉样癌），肿瘤呈息肉样或巨块状突入胃腔，多为广基底，直径常大于 2 cm，与周围黏膜境界清楚。

2. Borrmann 2 型（限局溃疡型），肿瘤呈凹陷型，溃疡较大而深，与周围的境界清楚，溃疡周边的环堤隆起峻峭，呈直角或外翻。

3. Borrmann 3 型（浸润溃疡型），肿瘤呈凹陷型，溃疡大而深，与周围的境界不清，溃疡周边的环堤隆起呈斜坡状。与 2 型的区别在于癌境界不清楚，环堤周围可见明显的癌浸润，环堤的形态是区别两者的重要指标。

4. Borrmann 4 型（弥漫浸润型），肿瘤在胃壁内浸润生长，境界不清，胃壁广泛受侵，胃壁僵硬，蠕动消失，胃腔狭小，呈皮革样胃，几乎都是低分化腺癌或印戒细胞癌，恶性度极高。

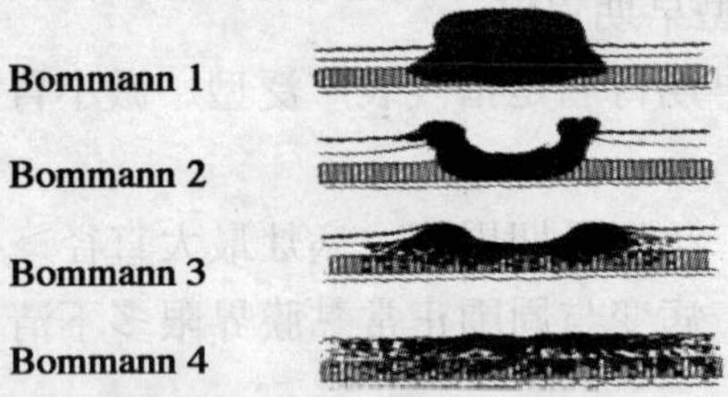

图 6-3 进展期胃癌的大体分型

二、组织学分型

参照 WHO 的胃癌分型法，并考虑到胃黏膜活检的具体情况，综合细胞组织的分化程度和结构两方面，可将胃癌分成以下七型。乳头状腺癌、管状腺癌、低分化腺癌、黏液腺癌、黏液细胞（印戒细胞）癌、未分化癌、特殊型癌。特殊型癌包括类癌、腺鳞癌、鳞状细胞癌、肝样腺癌（AFP 阳性胃癌）、胃原发绒毛膜上皮癌、小细胞癌（神经内分泌癌）等。

三、TNM 分类、分期

（一）分级规则

临床分期　临床分期以 cTNM 表示，依据治疗前的程度而定，包括体格检查、放射影像、内窥镜、活检和实验室检查。所有的癌应有组织学证实。

病理分期　若以切除肿瘤，病理分期依据各种获得的资料，包括临床资料、手术探查和切除标本的病理检查结果。病理学评价区域性淋巴结需要对淋巴结摘除和组织学检查，要确定总数和发生转移的个数。临近胃癌的脂肪中的癌结节（无残存淋巴结组织成分），也归为是淋巴结转移，但种植在腹膜表面的癌结节应定为远处转移。

（二）TNM 定义

UICC（2002 年）

T——原发肿瘤

T_X　原发肿瘤无法评估

T_0　无原发肿瘤证据

Tis　原位癌

T_1　侵及黏膜及黏膜下层

T_2　侵及固有肌层和浆膜下层

T_3　侵出浆膜面，未侵及邻近脏器

T_4　侵及邻近脏器

N——所属淋巴结

N_X　区域淋巴结无法评估

N_0　区域淋巴结无转移

N_1　1～6 个淋巴结转移

N_2　7～15 个淋巴结转移

N_3　15个以上淋巴结转移

M——远隔转移

M_X　远处转移无法评估

M_0　无远隔转移

M_1　有远隔转移

胃癌的TNM分期

0	Tis	N0	M0
ⅠA	T_1	N_0	M_0
ⅠB	T_1	N_1	M_0
	T_2	N_0	M_0
Ⅱ	T_1	N_2	M_0
	T_2	N_1	M_0
	T_3	N_0	M_0
ⅢA	T_2	N_2	M_0
	T_3	N_1	M_0
	T_4	N_0	M_0
ⅢB	T_3	N_2	M_0
Ⅳ	T_4	N_1，N_2，N_3	M_0
	T_1，T_2，T_3	N_3	M_0
	Any T	Any N	M_1

第三节　治　疗

一、治疗原则

1. 胃癌根治性切除术是目前惟一有可能将胃癌治愈的治疗方法，如病人全身及局部解剖条件允许，应力争早日行根治性切除。

2. 胃癌因局部或全身原因，如病期较晚或心、脑、肾等脏器严重并发症而不能行根治性切除时，应根据病人具体情况行原发灶的姑息性切除，以利开展综合治疗。

3. 进展期胃癌根治性切除后，辅以综合治疗以杀灭可能存在的亚临床病灶，提高疗效。

4. 各综合治疗方案应根据胃癌的病期、肿瘤的生物学行为以及病人的全身状况等综合考虑，选择应用。

5. 对不能手术的晚期胃癌，应积极开展以中西医结合为主的综合治疗，以改善症状，延长生命。

6. 胃癌治疗方案的制定，应按照个体化的原则，根据病人的局部病灶特点及全身状况而定，既要达到根治目的，又要考虑病人的生活质量。

二、外科治疗

（一）胃癌淋巴结分组及分站

日本胃癌研究会将胃癌淋巴结按其不同的解剖部位编成号码及名称。在第 13 版胃癌处理规约中共有 20 号淋巴结（图 6 - 4，表 6 - 1）。

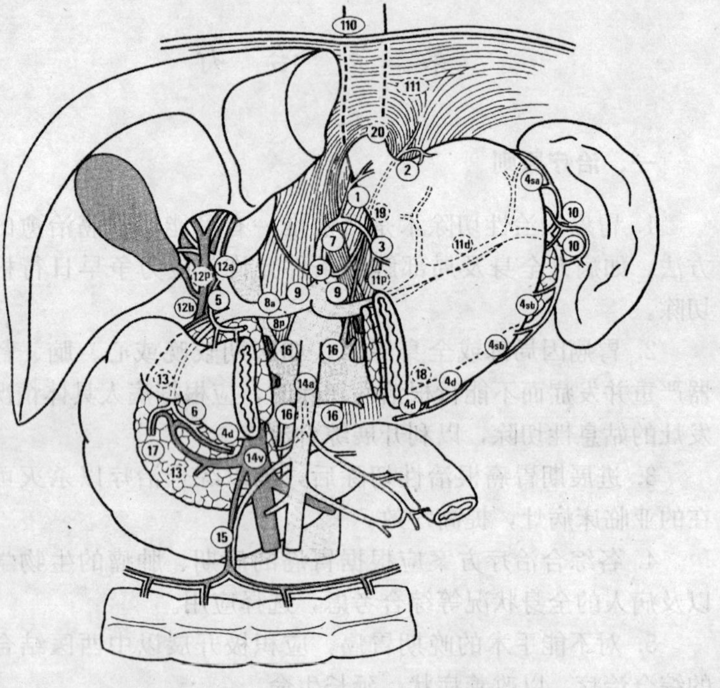

图 6－4　胃癌各部位淋巴结号码及名称

No. 1　贲门右淋巴结

No. 2　贲门左淋巴结

No. 3　小弯淋巴结

No. 4sa　大弯淋巴结左组（沿胃短动脉）

No. 4sb　大弯淋巴结左组（沿胃网膜左动脉）

No. 4d　大弯淋巴结右组（沿胃网膜右动脉）

No. 5　幽门上淋巴结

No. 6　幽门下淋巴结

No. 12p　肝十二指肠韧带内淋巴结（沿门脉）

No. 13　胰头后淋巴结

No. 14v　沿肠系膜上静脉淋巴结

No. 14a　沿肠系膜上动脉淋巴结

No. 15　结肠中动脉周围淋巴结

No. $16a_1$　腹主动脉周围淋巴结 a_1

No. $16a_2$　腹主动脉周围淋巴结 a_2

No. $16b_1$　腹主动脉周围淋巴结 b_1

No. 7 胃左动脉干淋巴结
No. 8a 肝总动脉干前上部淋巴结
No. 8p 肝总动脉干后部淋巴结
No. 9 腹腔动脉周围淋巴结
No. 10 脾门淋巴结
No. 11p 脾动脉干近端淋巴结
No. 11d 脾动脉干远端淋巴结
No. 12a 肝十二指肠韧带内淋巴结（沿肝动脉）
No. 12b 肝十二指肠韧带内淋巴结（沿胆管）
No. $16b_2$ 腹主动脉周围淋巴结 b_2
No. 17 胰头前淋巴结
No. 18 胰下淋巴结
No. 19 膈下淋巴结
No. 20 食道裂孔淋巴结
No. 110 胸下部食管旁淋巴结
No. 111 膈上淋巴结
No. 112 后纵隔淋巴结

又根据原发肿瘤的不同部位，将上述淋巴结分为 3 站。（表 6-1）

表 6-1 不同部位胃癌各站淋巴结的划分

肿瘤部位 / 淋巴结（N）	LMU/MUL MLU/UML	LD/L	LM/M/ML	MU/UM
第 1 站（N1）	1、2、3、4sa、$4s_b$、5、6	4d、5、6	1、3、$4s_b$、4_d、5、6	1、2、3、4sa、$4s_b$、4_d、5、6
第 2 站（N2）	7、8a、9、10、11p、11_d、12a、14v	1、7、8a、9、11p、12a、14v	7、8a、9、11p、12a、14v	7、8a、9、10、11p、11_d、12a
第 3 站（N3）	8p、12_b/p、13、$16a_2/_{b1}$、19、20	$4s_b$、8p、12_b/p、$16a_2/_{b1}$	2、4sa、8p、10、11_d、12_b/p、13、14v、$16a_2/_{b1}$	8p、12_b/p、14v、$16a_2/_{b1}$、19、20

续表

肿瘤部位 / 淋巴结（N）	LMU/MUL MLU/UML	LD/L	LM/M/ML	MU/UM
远隔转移（M）	14a、15、16a1/b2、17、18、110、111、112	2、4sa、10、11d、14a、15、16a1/b2、17、18、19、20、110、111、112	14a、15、16a1/b2、17、18、19、20、110、111、112	13、14a、15、16a1/b2、17、18、110、111、112

U 上部胃癌；M 中部胃癌；L 下部胃癌。

（二）手术根治程度的评价

胃癌的根治性手术应遵循以下原则：充分切除原发癌灶；彻底清除胃周围淋巴结；完全消灭腹腔脱落癌细胞和微小转移灶。根据 T、N、H（肝转移）、P（腹膜转移）、M 的程度及手术切除范围而将根治手术或根治程度分为 A、B、C 三级。

1. 根治性切除或治愈性切除术

所谓根治性或治愈性手术是指原发肿瘤连同转移淋巴结及受浸润的临近脏器一并切除，无肿瘤残留。分为 A 及 B 两级。A 级手术符合以下条件：D（dissection，指淋巴结清扫范围）>N，即手术清扫的淋巴结站别超越已有转移的淋巴结站别；在切除标本侧的切缘 1cm 内无癌细胞浸润。凡是未能符合上述两个条件的，不论是切缘 1cm 内有癌残留，或清扫淋巴结范围等于有转移淋巴结的站别（D = N），虽然也是根治性或治愈性切除，只能算作“B”级手术。

2. 姑息性或非治愈性切除

手术切除范围或淋巴解清扫范围小于癌浸润或淋巴结转移的范围（D < N），无论是原发灶肿瘤切除不充分或转移淋巴结有残留时，即作为“C”级手术，称姑息性切除或非治愈性切除。手术根治程度的评价见表。

表 6-2 手术根治程度的评价

手术/综合	T	N·D	H	P	M	PM·DM
根治度 A	T_1 或 T_2	$N_0 \cdot D_1$ 或 $N_1 \cdot D_2$	H_0	P_0	M_0	切除断端 10 mm 内无癌浸润
根治度 B	根治度 A 及根治度 C 以外					
根治度 C	确实有癌残留					

（三）手术方式的选择

1. 早期胃癌手术术式选择

早期胃癌适用于缩小手术，在保证根治性和安全性的基础上，重点保留术后的生理功能。手术切除范围及淋巴结清扫范围缩小，保留大网膜、胰、脾、迷走神经、幽门部及食管下段括约肌等。手术方式包括内窥镜下黏膜切除术（EMR）、以清除第一站淋巴结为目的的 D_1 手术，腹腔镜下局部切除术、胃部分切除术和保留迷走神经肝支、腹腔支、腹腔神经丛、幽门支、保留幽门等保留胃功能的胃切除术。

2. 进展期胃癌手术术式选择

对于ⅠB 期胃癌病例，适合行 D_1^+ 或 D_2 手术。No. 7 淋巴结是最易发生转移的淋巴结，在 D1 手术的基础上，应从胃左动脉根部结扎、切断，连同 No. 7 淋巴结整块切除，称为 $D1^+$ 手术。D_2 即淋巴结清除至第二站的胃癌根治术，称为标准胃癌根治术。

Ⅱ、ⅢA 期胃癌适合行 D2 或 D3 手术，即淋巴结清除至第二或第三站。D3 手术称扩大胃癌根治术。手术适应证的选择上应根据病人的全身条件、病期早晚、胃癌的生物学行为等进行具体分析，制定合理的手术方案。对于胃癌直接浸润到邻近的组织或器官，尚可彻底切除的病例，为彻底清扫淋巴结或切除残留病变，应行联合脏器切除术。

3. 晚期胃癌手术术式选择

ⅢA、Ⅳ期病例，在病人全身状态允许的情况下，能彻底切除的病例，应积极行根治性的D2或D3手术。对于无法手术切除或手术不能彻底切除病例，应考虑行术前新辅助化疗，待肿瘤缩小后再行手术切除。

对于化疗后尚无法彻底切除的病例，在病人全身条件及局部条件允许的情况下，其他主要脏器无较严重转移时，应试行姑息切除，不仅可防止出血、穿孔、出血等并发症，还可提高病人的生存质量和生存期。伴有幽门梗阻的胃下部癌，由于全身状态及局部条件，不能行姑息切除时，可行胃空肠吻合术。

三、化学药物治疗

（一）适应证

胃癌的治疗仍以手术治疗为主。早期胃癌根治切除术后，一般不需进行化疗；对于隆起型、黏膜下层癌，尤其是Ⅱa＋Ⅱc型早期胃癌，微静脉内癌栓阳性率较高，术后易发生肝转移，应视同进展期胃癌根治术后一样进行术后化疗；胃癌患者就诊时能做根治性切除的只有50％～60％，而分期较晚患者术后复发的风险很高。因此术前、术后辅助化疗具有重要的意义。

1. 进展期胃癌的新辅助化疗　又称术前化疗，主要目的在于使肿瘤缩小，降低分期，提高手术切除率，改善治疗结果。术前一般给予2～3周期的化疗，术后再行2～3周期的巩固治疗。新辅助化疗的有效率为31％～70％，切除率因所选病例差异而相差较大（40％～100％），中位生存期15～52个月。

2. 术后辅助化疗　由于其术后复发、转移率较高，预后差，术后的辅助化疗十分必要。早期胃癌术后化疗的指征：病理分型差（分化低）；有癌栓、有淋巴结转移；表浅广泛转移；多发病灶；青年人（40岁以下）。

3. 复发、转移晚期胃癌的化疗　与最佳的支持治疗相比，化疗可以缓解患者的临床症状，延长生存期，起到姑息性治疗的目的。

胃癌化疗常用的药物有氟尿嘧啶、丝裂霉素、顺铂、阿霉素、伊托泊苷等，以及近年来涌现的新一代化疗药包括草酸铂（OXA）、伊立替康（CPT－11）、希罗达、S1（替吉奥）、紫杉醇（TAX）、多西他赛（TXT）等，均有较好的疗效。

（二）常用化疗方案的选择

1. FLFOX4 方案

OXA	85 mg/m^2	iv. gtt 2h	第1、2天	q2w
5－FU	400 mg/m^2	iv	第1天	q2w
	600 mg/m^2	civ22h	第1、2天	q2w
LV	200 mg/m^2	iv. gtt	第1、2天	q2w

2. XELOX 方案

OXA	130 mg/m^2	iv. gtt	第1天	q3w
Capecitabine	1000 mg/m^2	po bid	第1～14天	q3w

3. IF 方案

CPT－11	80 mg/m^2	iv. gtt	每周1次共6周为1周期
LV	500 mg/m^2	iv. gtt	每周1次共6周为1周期
5－FU	2000 mg/m^2	civ 22h	每周1次共6周为1周期

4. PTX＋DDP＋5－FU 方案

PTX	175 mg/m^2	iv. gtt	第1天	q4w
DDP	20 mg/m^2	iv. gtt	第1～5天	q4w
5－FU	750 mg/m^2	civ 24h	第1～5天	q4w

注：目前胃癌化疗没有标准方案。上述方案均为文献记录的方案。因中国人体质与西方人存在差异，因此，临床应用时，在剂量方面应酌情考虑减量。

四、生物靶向治疗

分子靶向治疗和抗血管生成治疗药物在胃癌治疗中也在进行探索。如：特罗凯每天口服 150 mg，治疗复发耐药的胃癌和胃食管结合部的癌；抗血管内皮生长因子的单抗贝伐单抗 15 mg/m^2 第 1、8 天和 DDP 30/m^2 第 1、8 天，每 3 周重复治疗晚期复发转移和耐药的胃癌显示较好的前景。

五、放射治疗

胃腺癌放射敏感性低，单独放疗或与化疗联合治疗后肿瘤缩小达 50%以上的只占 60%，肿瘤完全消失者仅 10%。胃壁和胃黏膜对放射线比较敏感，照射剂量在 4500～5500 cGy/5～8 周时就可产生黏膜溃疡，偶尔可引起穿孔。胃周围器官，如肝、小肠、肾和脊髓等对放射线耐受量也有一定的限度。因此，胃癌不能单纯用放疗来根治。放疗在胃癌治疗中的作用主要是辅助性的或姑息性的。

（一）适应证

胃癌放疗的主要形式有：术前放疗、术中放疗、术后放疗和姑息性放疗等四种。

1. 术前放疗　中晚期胃癌，位于胃窦幽门部和胃体部的溃疡型或硬癌，最大径小于 6 cm 的，一般状态良好，可行手术探查者应行术前放疗。

2. 术中放疗　适用于Ⅱ期、Ⅲ期及能手术切除的局限性Ⅳ期（胰或横结肠受累）病人。

3. 术后放疗　肿瘤已基本切除，有残余的亚临床病灶存在或有显微小病灶者可作术后放疗。

4. 姑息性放疗　局部晚期，不能手术切除的病人，只要全身情况能耐受放疗者可行姑息性放疗，目的为缓解梗阻等症状。

以往，因肿瘤破溃引起的出血，姑息性放疗有良好的止血作用。

（二）放疗技术

体外照射术前放疗照射野应包括原发灶外 2～3cm 及胃大、小弯网膜内淋巴结及幽门淋巴结。术后放疗应包括残胃、吻合口、十二指肠残部、瘤床及主要的淋巴引流区。照射范围依病情不同而异，主要包括胃部肿瘤。体外照射用前、后两野对穿照射，应注意保护肝和肾脏。术前放疗总量以 3000～4000 cGy/3～4周为宜，休息 2 周后手术。术后放疗或姑息性放疗的总量在 4500～5000 cGy/5～5.5 周；照射至 4500 cGy 后应缩野。用超分割法治疗，每日照射 2 次，每次间隔 4～6 小时，每次剂量 150～165 cGy，总量达 4050 cGy/27 次～4500 cGy/27 次。

术中放疗　胃大部切除后，胃肠吻合前进行照射。照射范围包括瘤床及胃左动脉、肝总动脉、脾门及腹主动脉周围等最易受侵犯的淋巴结及部分胰腺。根据病期、肿瘤部位及其浸润范围选用合适的限光筒及电子线能量。照射时应注意保护周围的正常器官。单次剂量为 2800～4000 cGy。

（三）疗效

术前放疗可使根治手术切除率提高 20％左右，使中晚期胃癌 5 年生存率提高 10％～25％。胃癌手术切除中放疗与单独手术的疗效：Ⅰ、Ⅱ、Ⅲ、Ⅳ期术中放疗组的 5 年生存率为 88.1％、77.0％、44.6％和 19.5％；单纯手术组为 93％、54.5％、36.8％及 0％。认为Ⅰ期病变术中放疗无效，对Ⅱ、Ⅲ、Ⅳ期病人术中放疗可提高生存率。

（四）放疗反应

常见的放疗急性反应有食欲不振、恶心、呕吐、全身乏力等，一般对症处理后不影响放疗正常进行。在放疗过程中应密切观察有无上腹痛加重、黑便等。要警惕穿孔、出血、吻合口瘘的可能，避免放射性小肠炎、放射性胰腺炎的发生。

六、随访与监测

所有胃癌患者都应接受系统性的随访。随访内容包括全面的病史询问和体格检查，术后 2 年内每 3 个月复查一次，术后 5 年内每 6 个月复查一次，之后每年复查一次。如有不适随时复诊。复查项目包括：胃镜、腹部 CT/（超声）、胸片/（CT）、盆腔 CT（女性患者）、肿瘤标志物（CEA、CA 19－9）等。对于接受近端胃大部切除或全胃切除的患者应监测维生素 B_{12} 水平。病人应以食疗为主，少食多餐。可间断应用免疫和中医中药扶正治疗。

（王舒宝　姚　凡）

第七章　原发性肝癌

原发性肝癌是常见的恶性肿瘤之一。在全球范围内，肝癌多发于东南亚、西太平洋地区和撒哈拉沙漠以南的某些非洲国家，这些高发区肝癌发病率一般在30/10万以上。澳洲、欧洲、北美等地区则属低发区，其发病率在5/10万以下。中国肝癌死亡率为20.4/10万，占全部恶性肿瘤死亡的18.8%，约占全世界肝癌死亡数的50%。我国肝癌死亡率占肿瘤死亡率的第二位，在农村仅次于胃癌，在城市仅次于肺癌，男女比约3∶1。我国肝癌防治应密切关注。中国肝癌地理分布特点：沿海高于内地，东南和东北部高于西北、华北和西南部，沿海岛屿和江河海口又高于沿海其他地区。肝癌在我国的高发省、自治区有江苏、福建、广东、广西，高发地区有启东、同安、顺德、扶绥等地。

我国肝癌主要危险因素仍是乙型肝炎、黄曲霉素及饮水污染。故70年代我国结合国情提出的“改水、防霉、防肝炎”的肝癌一级预防方针已取得初步成效。尤其近年来在全国开展新生儿乙肝疫苗的接种，已在新的一代明显降低了乙型肝炎的感染率，预期将在若干年后降低肝癌的死亡率。

原发性肝癌的治疗近年来有重大进展，5年生存率已提高到45%以上。通过肝癌的早期发现，小肝癌的根治性切除，根治后亚临床期复发灶的再切除以及不能切除肝癌非手术治疗缩小后的再切除，约有15%～30%的病人术后可获得长期生存。肝癌切除是目前获得肝癌长期生存的最主要途径，通常采用局部切除，切除后3年、5年生存率可分别达到75%和63%。肝移植对肝硬化严重的小肝癌有良好效果，但由于供肝短缺，一般不作为一线治疗。对不能手术治疗的中晚期肝癌，可经肝动脉介入治疗，延长生存期。

第一节　诊　断

一、临床表现

（一）肝癌的主要症状

早期亚临床肝癌无症状，常因此耽误治疗时机。

临床期（中晚期）主要症状有：

1. 肝区疼痛　多为肝癌的首发症状。多位于右肋部或剑突下，间歇性或持续性钝痛或刺痛，可放散右肩或右背部。

2. 消化道症状　纳差、恶心、腹胀、腹泻等。

3. 乏力消瘦。

4. 发热。

5. 出血倾向。

（二）肝癌的主要体征

1. 肝肿大与肝区肿块　肝右叶上段癌肿可表现为肝上界上移横膈抬高、运动受限或固定；肝右叶下段癌肿可直接扪及肿块。

2. 黄疸　表现为巩膜和皮肤黄染。常因癌肿压迫或侵入胆管，肝门区转移的肿大淋巴结压迫胆管及胆总管癌栓形成或肝功能障碍等所致。

3. 腹水　单纯肝硬化引起的程度与张力较轻。门静脉主干癌栓引起者常迅速增长为张力较大的腹水。

4. 脾肿大　可因肝硬化门静脉高压或门静脉癌栓所致。

5. 下肢水肿　可由低蛋白血症、腹水引起。腹水较多或右上肝癌浸润横膈时可出现右侧胸水。

二、实验室检查

（一）肝炎病毒感染和肝功能检查

肝癌病人约有80%为肝炎病毒携带者（HbsAg阳性）。若包括曾经受过乙肝病毒感染的血清抗HBc阳性病人，则阳性率可以高达90%。说明在诊断肝癌时，以往的肝炎病史和血清学的阳性发现与诊断间的密切关系。白/球蛋白比例倒置是肝功能失代偿的重要指标。ALT异常表示肝病活动或肿瘤坏死。凝血酶原时间低于正常值的50%提示肝功能难以耐受手术。GGT明显升高表示肿瘤巨大，或肝静脉癌栓，或活动性肝病。凡GGT数倍于正常值的肝癌病人预后大多较差。

（二）甲胎蛋白

甲胎蛋白（AFP）是胚胎性血清蛋白，肝癌时血清AFP的阳性率为60%～70%，病毒性、酒精性、药物引起的肝损害，重症肝炎，肝功能衰竭，慢性活动性肝炎，肝细胞再生均有AFP水平升高，但肝癌时的升高是持续性、进行性的升高而不是一过性的。在新生儿期，任何肝脏病变均伴有血清AFP升高。如病毒性肝炎、新生儿肝炎、胆道闭锁、充血性肝肿大、肝母细胞瘤等。妊娠期妇女、生殖腺肿瘤、畸胎瘤等，也有血清AFP升高。所以，在通过测定血清AFP诊断肝癌时，一定要注意：① 排除能引起血清AFP升高的肝脏疾病或肿瘤。② 持续多次测定。结合其他肝功能损害指标检查。③ 血清AFP阴性并不排除肝癌的可能性。至于其他一些实验室检查如血清碱性磷酸酶、乳酸脱氢酶、5′-核苷酸磷酸二酯酶、γ-谷氨酰转酞同工酶、抗胰蛋白酶、醛缩酶、血清铁蛋白、甲胎蛋白异质体、异常凝血酶原等的测定，均有一定的辅助作用，但还未发现那一项能像血清AFP那样灵敏和准确。这些标志物的检测或联合检测，对AFP阴性的肝癌辅助诊断有意义，但依然不能取代AFP在肝癌诊断中的地位。凡无肝病活动证据，可排除妊娠和生殖腺胚胎源性肿瘤，AFP≥400 μg/L 持续一个月或 AFP≥200 μg/L 持续 2 个月者即可考虑肝癌的诊断。如 AFP 高于正常（>20 μg/L）而未达到 200 μg/L 时，必须做进一步检查，并密切随访，可发现早期亚临床肝癌。

三、肝占位病变的检查方法

1. 超声检查　超声检查是肝癌诊断中最常用、最有效的方法。其价值为：① 确定肝内有无占位。② 提示占位病变的性质。③ 明确肝癌的具体位置及其与肝内重要血管的关系，有利于治疗方法的选择及手术的进行；④ 了解肝内及邻近组织器官有无播散与浸润，尤其可显示门静脉及其属支是否有癌栓，肝静脉及下腔静脉是否累及，优于其他诊断方法。⑤ 在超声引导下进行穿刺活检或超声造影技术（C－US）利用注入某种造影剂进入肝实质或肿瘤供应血管，以增强回声信号及血流多普勒信号，可对肝肿瘤进行有效识别，提高检出率。

2. CT 检查　CT 适用于肝癌的定位兼定性诊断。在肝癌诊断检查的价值有：① 明确病灶的位置、数目、大小及其与邻近器官和重要血管的关系。② 提示病变的性质，尤其是增强扫描有助于鉴别血管瘤。③ 有助于放射治疗的定位。④ 了解周围组织器官是否受累。

肝癌的 CT 图像：① 直接征象：常呈局限性边界较清晰的密度减低区，但也可呈边缘模糊或大小不等的多发病灶，如肿瘤坏死则呈不均匀低密度；增强扫描示肝癌低密度病灶中出现高密度间隔，宽窄不一，方向不定者，称为间隔征。② 间接征象：肝外形异常、肝门移位、邻近器官移位、门静脉癌栓、伴发肝硬化征。

3. 磁共振显像（MRI）　与 CT 比较，MRI 的特点：① 能获得横断面、冠状面和矢状面 3 种图像；② 对软组织的分辨率高于 CT；③ 为一种非放射性检查方法，无需增强即可显示门静脉和肝静脉的分支；④ 可结合血管、胆道造影及图像重建技术，分别显示肝内外胆管及血管。

肝癌的 MRI 图像：MRI 可显示肿瘤包膜的存在、脂肪变性、肿瘤出血坏死、纤维间隔形成、肿瘤周围水肿、结节以及肝静脉和门静脉受侵犯等现象。① 在 T_1 加权上病灶呈高低混合信号区，反映病变的坏死或局部脂肪变。② 在 T_2 加权上呈不规则、不均匀的高信号，并随回波时间延长而信号衰减，变得更不均匀，反映了肝癌病理的多样化。③ 病灶周围可见低于肿瘤及正常肝组织的线条状地信号影，称之为“假包膜”。

4. 放射性核素显像　对肝占位性病变的定位和定性有参考价值。

5. 选择性肝动脉造影　虽然是有创性检查，但有非常重要的诊断价值。

6. 肝穿刺活检　可直接提供病理诊断。

四、诊断标准

1. 病理诊断　经组织学证实，可确定诊断为原发性肝癌。

2. 其他诊断标准

（1）AFP≥400μg/L，能排除妊娠、生殖系胚胎源性肿瘤、活动性肝病及转移性肝癌，并能触及肿大、坚硬及有大结节状肿块的肝脏或影像学检查有肝癌特征的占位性病变者。

（2）AFP＜400μg/L，能排除妊娠、生殖系胚胎源性肿瘤、活动性肝病及转移性肝癌，并有两种影像学检查有肝癌特征的占位性病变有，两种肝癌标志物（DCP、GGTⅡ、AFU、CA 19－9 等）阳性及一种影像学检查有肝癌特征的占位性病变者。

（3）有肝癌的临床表现并有肯定的肝外转移病灶（包括肉眼

可见的血性腹水或在其中发现癌细胞）并能排除转移肝癌者。

五、鉴别诊断

1. 妊娠及生殖腺胚胎源性肿瘤　妊娠期产生的AFP多在分娩后转为阴性。生殖腺胚胎源性肿瘤通过睾丸和妇科检查加以排除。

2. 肝炎肝硬化活动期　肝炎肝硬化活动期有明显肝功能障碍而无相应的可疑肝内占位病变。应动态观察，耐心随访加以鉴别。

3. 消化道癌　胃癌胰腺癌伴肝转移者有时AFP增高，但多无肝病背景。

4. 肝血管瘤　鉴别多不难，但误诊误治也不少见。肝血管瘤女性多见，多无肝病背景，病程长，发展慢。一般状况好，肝功能异常少见。超声显像小于3 cm者常显示高回声光团，边界清而无声晕。大于3 cm者常为低回声占位，无声晕，有时可见血管进入。CT增强后期见周边向中央逐渐充填强化。

5. 转移性肝癌　常有原发肿瘤病史。通常为结直肠癌、胃癌、胰腺癌、肺癌、乳腺癌等。多无肝病背景。如HBV，HCV阴性。影像常显示大小相仿、散在的多发占位。有时可见典型的“牛眼症”。

6. 肝囊肿　多无肝病背景，亦多无症状，超声检查可明确诊断。

7. 肝脓肿　多继发于肠道、胆道感染及败血症，有明确的感染性疾病表现（发热、白细胞增高、局部压痛明显等）影像检查可明确诊断，必要时可作试验性治疗以助鉴别。

8. 肝腺瘤　女性多见。常无肝病背景，常有口服避孕药史。难与肝癌鉴别。

9. 其他如局灶性结节样增生、炎性假瘤、肝脂肪瘤、肝肉瘤等多无肝病背景，难与肝癌鉴别。宜及时手术。

第二节　病理、分类及分期

一、肝癌的病理

肝细胞癌是原发性肝癌最常见类型。常合并肝炎、肝硬化。① 肉眼分为巨块状型、多结节型、弥漫型。② 按组织发生可将肝癌分为 3 类肝细胞癌、胆管细胞癌、混合性肝癌。肝细胞癌最多见，是由肝细胞发生的肝癌。③ 肝细胞癌组织学形态多型，有索状型、假腺管型、实体型、小细胞型、透明细胞型硬化型、层状纤维化型等。胆管细胞癌较少见，由肝内胆管上皮发生的癌。癌细胞与胆管上皮相似，其组织结构多为腺癌或单纯癌。较少合并肝硬化。混合性肝癌最少见，具有肝细胞癌和胆管细胞癌两种结构。

二、蔓延和转移

肝癌首先在肝内蔓延和转移。癌细胞常沿门静脉播散，在肝内形成转移结节，还可逆行蔓延至肝外门静脉主干，形成较大的癌栓，有时可阻塞管腔引起门静脉高压。肝外转移常通过淋巴道转移至肝门淋巴结、上腹部淋巴结和腹膜后淋巴结。晚期可通过肝静脉转移到肺、肾上腺、脑及骨等处。有时肝癌细胞可直接种植到腹膜和卵巢表面，形成种植性转移。

三、TNM 分期

(国际抗盟 UICC 肝癌 TNM 分期)

T_1单个结节，≤2 cm，无血管侵犯；

T_2单个，≤2 cm，侵犯血管；或多个，局限一叶，≤2 cm，未侵犯血管；或单个>2 cm，未侵犯血管；

T_3单个，>2 cm，侵犯血管；或多个，局限一叶，≤2 cm，侵犯血管；或多个，一叶内，>2 cm，伴或不伴血管侵犯；

T_4多个结节，超出一叶，或侵犯门静脉主要分支或肝静脉；或穿破内脏腹膜；

N_1有局部淋巴结转移；

M_1有远处转移

进一步分为Ⅰ～Ⅳ期：

Ⅰ期	T_1	N_0	M_0
Ⅱ期	T_2	N_0	M_0
$Ⅲ_A$期	T_3	N_0	M_0
$Ⅲ_B$期	T_1	N_1	M_0
	T_2	N_1	M_0
	T_3	N_1	M_0
$Ⅳ_A$期	T_4	任何N	M_0
$Ⅳ_B$期	任何T	任何N	M_1

我国原发性肝癌临床分期标准（2001年9月　广州）

Ⅰa　单个肿瘤最大直径≤3 cm，无癌栓、腹腔淋巴结及远处转移；肝功能分级Child A。

Ⅰb　单个或两个肿瘤最大直径之和≤5 cm，在半肝，无癌栓、腹腔淋巴结及远处转移；肝功能分级Child A。

Ⅱa　单个或两个肿瘤最大直径之和≤10 cm，在半肝或两个肿瘤最大直径之和≤5 cm，在左、右两半肝、无癌栓、腹腔淋巴结及远处转移；肝功能分级Child A。

Ⅱb　单个或两个肿瘤最大直径之和>10 cm，在半肝或两个肿瘤最大直径之和>5 cm，在左、右两半肝，或多个肿瘤，无癌栓、腹腔淋巴结及远处转移；肝功能分级Child A。肿瘤情况不论，有门静脉分支、肝静脉或胆管癌栓和/或肝功能分级

Child B。

Ⅲa 肿瘤情况不论，有门脉主干或下腔静脉癌栓、腹腔淋巴结或远处转移之一；肝功能分级 Child A 或 B。

Ⅲb 肿瘤情况不论，癌栓、转移情况不论；肝功能分级 Child C。

第三节 肝癌的外科治疗

一、治疗原则及方法

肝癌治疗的目的一为根治，二延长生存期，三为减轻痛苦。强调早期治疗，综合治疗和积极治疗的原则。肝部分切除术仍然是该病治疗的首选方法，以根治性为目的者，需合理掌握肝切除量，以保障有足够的残余肝作功能代偿，有利于术后综合治疗的施行；以非根治性为目的者，应配合冷冻、微波、射频等消融治疗，可最大程度地减少癌负荷，亦可达到提高生存质量和延长生存时间的目的。肝移植术作为肝癌外科治疗的一个重要组成部分，在严格掌握手术适应证的前提下值得更深入探索。

肝癌治疗方法的选择要考虑：① 肿瘤的情况包括肿瘤的大小、数目范围、肝内血管是否有瘤栓。② 肝功能情况。主要是肝功能是否代偿，如胆红素＞20μmol/L，白/球蛋白比例倒置，凝血酶原时间低于正常值的 50%，提示肝功失代偿。③ 全身情况如年龄、糖尿病、其他脏器疾病。

1. 小肝癌治疗选择 如肝功能代偿，力争局部切除。左侧者亦可做肝段或肝叶切除。不能切除者，可做局部治疗。如术中冷冻治疗、激光治疗、微波治疗、瘤内无水乙醇注射等。肝功能失代偿而无腹水者，可做超声引导反复多次经皮无水乙醇瘤内注射（PEI）。少数可试经导管肝动脉栓塞（TAE）或化疗栓塞

（TACE），最好用肝段栓塞。

2. 大肝癌治疗选择　肝功能代偿者，单侧可力争做根治性切除；不能做根治性切除者则争取做缩小后切除。术中做肝动脉结扎（HAL）、肝动脉插管（HAI）、冷冻治疗等局部治疗。如术前估计无切除可能，亦可做TACE，或合并局部放疗、生物治疗、中药等，待肿瘤缩小后再切除。

3. 肿瘤累及两侧肝叶者的治疗选择　肝功能代偿者，亦可做HAL、HAI、TACE等。肝功能失代偿者少数可试TACE，多数只宜中药治疗或合并生物治疗。

4. 有门静脉主干癌栓者的治疗选择　如肿瘤小、单个，可切除并摘除癌栓。如肝功能略差，亦可试TACE。门静脉尚有部分通畅，亦有做局部外放射治疗。但多数只宜保守治疗。

5. 晚期病人的治疗选择　有明显黄疸、腹水者，只宜中药治疗、生物治疗、对症治疗、支持疗法等。但个别肝门区肝癌压迫导致梗阻性黄疸者，若情况允许，也可试HAL、HAI、TACE等，有极少数因肿瘤缩小而切除者。

二、手术治疗

手术切除肿瘤已是公认治疗肝癌的首选方法。近年来由于影像学诊断技术的发展、术前肝功能贮备的精确评估、外科操作技巧和围手术期处理经验的成熟、超声刀等新型手术器械的出现、纤维蛋白胶等生物止血材料的应用、术中超声的应用以及肝切除过程中的间歇性入肝血流阻断等技术的发展与应用，肝癌切除术死亡率已降至很低水平。

由于我国肝癌多伴有肝硬变或慢性肝炎，规则性、大范围的肝叶切除必将造成肝脏代偿功能的严重不足。因此，在慢性肝炎和肝硬化条件下，局部切除不仅能显著提高肝癌切除率，降低手术死亡率，而且可取得与规则性肝切除相仿的远期疗效。据此，肝癌肝切除的趋势已由规则性肝叶切除逐渐转向不规则性、局部根治性切除。另外，近年对姑息性手术亦有重新认识，既往摒弃姑息性肝癌手术切除的状况有所改观。多个中心临床研究表明，减体积性的手术不仅不会加剧肝癌的扩散生长，而且有利于改善全身状况，便于下一步序贯性综合治疗，可延长患者较高质量的生存时间。临床实践表明，在手术中联合运用其他治疗模式如经门静脉灌注化疗、肝动脉栓塞化疗、术中射频、乙醇注射、微波固化、冰冻疗法等，可起到相互补充并增加疗效的作用。

对于肝癌肿瘤较大且合并严重肝硬变，估计剩余肝脏难以代偿或肿瘤贴近大血管而难以根治，经综合治疗后肿瘤体积缩小可再手术切除。目前临床多采用动脉化疗栓塞、经皮酒精注射、射频消融、经皮微波凝固等综合序贯治疗。

小肝癌在肝移植治疗后可以获得较好的远期疗效，其无瘤生存率明显高于肝切除术。目前研究认为，对于直径 <5 cm、合并有肝硬变失代偿、不能接受肝切除治疗的小肝癌可有选择地行肝移植治疗。但就我国肝癌高发，供肝缺乏的现状及费用而言，肝移植尚不适宜列为肝癌的常规治疗。国内对于肝移植治疗肝癌，尚无统一的标准，一般遵循 Milan 标准，即肿瘤单个直径 <5 cm，或 3 个以下肿瘤，每个肿瘤直径 <3 cm，不伴血管及淋巴结侵犯，其 5 年生存率可为 60%～70%。

三、介入治疗

全身化疗是传统的肝癌治疗方法。然而，由于肝癌不属于对化疗敏感的肿瘤，全身化疗的效果较差，无论是单个化疗药物的应用或是联合应用，几乎没有可重复的达到 20%以上疗效的化疗药物或化疗方案。由于疗效差、全身毒副作用大，全身化疗现已较少采用。

肝动脉插管化疗栓塞（TACE）即通常所说介入治疗，是非手术治疗肝癌的重要手段。正常肝脏接受肝动脉和门静脉双重血液供应，前者占25%，后者占75%，但肝癌90%以上供血来自动脉，动脉栓塞后癌区供血减少90%，而正常肝区仅减少30%～40%，故癌区对缺血更易坏死。另癌区血管丰富又缺乏收缩能力，栓塞剂如碘油更容易沉积于其上加强栓塞效果。TACE原理是利用上述供血的特点，用Seldinger插管技术将导管选择性地插入到肝动脉癌肿部位，灌注栓塞剂和抗癌药，达到栓塞和化疗双重目的。可酌情单用或联合远端和近端栓塞，远端栓塞剂有碘油，带药微珠或微囊；近端栓塞剂用明胶海绵，不锈钢卷等，化疗药包括5-氟尿嘧啶（5-FU）、丝裂霉素（MMC）、顺铂（CDDP）、阿霉素（ADM）及这些药物的衍生物，一般可联用2～3种。TACE近期有效率达75%以上，TACE是对已失去手术切除机会的肝癌病人常用的治疗方法。大多数病人经治疗后症状缓解，AFP下降，疼痛减轻，肿瘤缩小，甚至使一些瘤体过大而不能切除的肿瘤变为可以切除。

（一）适应证

手术不能切除或切除不能根治的原发性或转移性肝癌。

（二）禁忌证

1. 肝功能不全，血清胆红素、谷草或谷丙转氨酶超过正常上限的2倍，中等量以上的腹水。

2. 骨髓造血功能抑制，外周血WBC ≤ 3.0×10^9/L，或血小板 ≤ 50×10^9/L，不宜做灌注化疗，但可作栓塞治疗。

3. 门静脉癌栓是相对禁忌证，癌栓完全阻塞门静脉主干，则为TACE绝对禁忌证，但可做肝动脉灌注化疗。

4. 显著的门脉高压及近期内曾有食道或胃底静脉曲张破裂出血。

5. 严重的心、肺、肾功能不全，或因其他原因而不能合作。

（三）栓塞化疗药物

肝癌的化疗临床上肝癌常用的化疗药物有：氟尿嘧啶及其衍生物，蒽环类药物阿霉素、表阿霉素和吡喃阿霉素，铂类药物顺铂、卡铂、丝裂霉素、羟基喜树碱。近年来应用于临床的新药如紫杉醇，拓普替康，草酸铂和吉西他滨等。目前化疗总体上处于探索阶段需要寻找更加有效的药物，更加合理的联合治疗方案和用药途径，更好地保护肝功能和抑制肿瘤的多药耐药。通常采用联合化疗方案，化疗药物的剂量应视病人的一般情况、肝功能、肾功能、血象等而定。

除上述的化疗栓塞剂外，近年^{32}P-玻璃微球、^{90}Y玻璃微球、^{131}I标记碘化油等也用作栓塞剂，起到栓塞和和内放射的作用。

（四）术后处理

1. 拔管后压迫股动脉穿刺处15分钟，然后加压包扎，保持平卧体位，24小时后可解除加压包扎。

2. 定期监测肝功能、肾功能和血象。

3. 术后注意观察穿刺点有无出血、足背动脉搏动情况。如有腹痛，在排除急腹症的情况下可应用镇痛剂；如有发热和呕吐可对症处理。

4. 常规应用保肝治疗。

5. 为防治感染，可应用广谱抗生素3天。

6. 如有肾功能损害或外周血细胞降低，可给予相应的处理。

经肝动脉化疗栓塞用于不能切除肝癌的治疗，效果已得到一致公认。由于肝癌有肝动脉与门静脉双重血供，所以单纯经肝动脉化疗栓塞尚难达到治愈效果。为此手术不能切除的肝癌经肝动脉栓塞化疗后缩小，应力争二步切除。另外也可联合门静脉化疗或局部瘤内无水酒精注射、射频、或放疗等。总之，应将经肝动脉化疗栓塞视为肝癌综合治疗中的一种重要的治疗方法，而不是惟一的方法。

四、射频消融（RFA）治疗

作为近年来新出现的一项肿瘤微创技术。因其创伤小、疗程短、见效快、安全可靠、可多次进行治疗等优点，而被应用于多种实体肿瘤（肝癌、肺癌、神经内分泌肿瘤、肾癌、肾上腺癌、胰腺癌、前列腺癌），取得了良好的效果。其中以肝癌方面的研究和应用开展最早、最为广泛，为那些不能手术切除或不愿意手术的肝脏恶性肿瘤患者提供了一种有效的替代疗法。

1. 基本原理　射频技术治疗肿瘤的机制是采用热效应而杀死肿瘤细胞。以影像学引导或直接将电极针导入肿瘤组织，针尖裸露端的电极产生高频电磁波，激发周围组织离子震荡、摩擦而产生热量，从而使细胞内蛋白质变性、细胞膜脂质双层溶解，产生细胞凝固性坏死，达到治疗肿瘤的目的。除此之外，热能还可使肿瘤周围的血管凝固，减少瘤体的血供而防止转移的发生。

2. 适应证及禁忌证：冷循环射频治疗的适应证：① 不能手术的小肝癌。病人年龄较大，全身情况较差，合并有心、肺、肾等疾病者。病人有较严重的肝硬化。② 位置不佳（邻近第一肝门、第二肝门），手术难度大，而射频针可以达到的小肝癌。③ 病人不愿手术的小肝癌。④ 手术切除后早期复发性肝癌。⑤ 条件适合的转移性肝癌。⑥ 肝癌较大，手术无法切除，病人要求行姑息治疗者。

本疗法安全性较高，适用范围较广，但严重的肝肾衰竭，凝血障碍和大量腹水（尤其是肝前间隙存在腹水）应视为射频治疗的禁忌。

3. 手术并发症　发热、疼痛、空腔脏器穿孔、腹腔内出血、心血管意外、电极板烫伤、气胸及胸腔积液、皮下穿刺针道癌肿转移。肝内应避免伤及较大的胆管，因为胆汁流速慢不能很快将热量带走，射频产生的高温易损伤胆管。对于曾有手术史或影像检查发现肿瘤侵及周围空腔脏器时，射频热凝应谨慎，避免伤及空腔脏器造成内漏或外瘘等严重并发症。严格掌握适应证及熟练掌握技术操作是预防术后并发症的关键。

4. 术后复查　血清肿瘤标记物 AFP、CT 或 MRI，以 CT 复查肿瘤是否完全坏死：从 CT 值的变化和动脉增强后肿瘤区域是否有“快进、快出”的表现来判断肿瘤是否完全坏死。未治疗前肝癌在 MRI 的 T1W 表现为低信号，T2W 表现为相对高信号。治疗后，如肿瘤完全坏死，在 T1W 表现为等或略高信号，在 T2W 表现为等低信号，MRI 动态增强早期无强化。如 MRI 显示肿瘤部位 T1W 仍表现为低信号，T2W 表现为相对高信号，说明仍有存活肿瘤组织。

五、经皮酒精注射（PEI）

曾是最常用、最经济的消融术。方法是在 B 超或 CT 引导下用无水酒精经皮，经肝穿刺，对癌灶进行单点或连续多点注射，利用酒精的毒性作用，弥散进入靶组织细胞内，引起蛋白质变性，脱水，导致凝固坏死，酒精较少向瘤外扩散，对正常组织损伤较少。本技术简单、有效、容易在基层推广，有 60%～80% 接受 PEI 治疗病人癌肿坏死。近期疗效表现为肿瘤缩小，血清肿瘤指标如甲胎蛋白（AFP）、癌胚抗原（CEA）等明显下降，症状改善。远期疗效表现为病人生存期延长。PEI 适用于癌肿直径<3 cm 的病灶，直径在 5 cm 内的单个病灶也可尝试，治疗的癌肿越大出现并发症和副反应的几率越高，包括注射部位疼痛、酒精中毒、肿瘤坏死引起发热等，罕有出血、气胸、感染等严重并发症发生。

六、微波热消融术

原理和操作方法和 RFA 大致相同，导针连接到微波发生器上，针尖温度可达90℃，但比RF低，故治疗时间较RF长，疗效总的来说和RFA相似。

七、高强聚焦超声

是近年我国首先研制并应用于临床的技术，通过能瞬间产生高温的超声加热装置，对体内深部靶组织聚焦，焦域温度达60～90℃，以令癌肿凝固坏死，超声通过的皮肤和组织因非靶点温度不高无凝固作用。优点是不需穿刺针，治疗可在B超直视下进行，实时适形进行消融，更准确毁除肿瘤，基本无创，并发症少，可对较大的肝癌治疗。缺点是费时费力，对较大肿瘤需治疗数小时。

八、冷冻治疗

经皮穿刺冷冻术是把穿刺针连接到冷冻发生装置上，和热消融术相反采用冷冻的物理方法破坏肝癌，研究显示超低温可令肝癌坏死。常用的冷冻设置为氩氦刀，输氩气时可把靶组织降至−40℃，使之成为冰球，输氦气时组织复温至25～45℃，通过几次骤冷骤温循环毁除癌肿。

九、生物靶向治疗

早年采用白细胞介素-2、干扰素及肿瘤坏死因子等生物反应调节剂治疗肝癌。目前抗血管生成药物贝伐单抗、上皮生长因子受体抑制剂厄洛替尼，多靶点信号传导抑制剂索拉非尼对肝癌有一定的客观疗效，无疑是肝癌全身治疗的新方向。

第四节 肝癌的化学治疗

一、适应证

化疗是治疗肝癌的传统方法，但由于客观缓解率低，化疗不是肝癌的首选治疗方法，不过，随着局部化疗和新的化疗方案的发展，以及新的化疗药物的开发和应用，肝癌的化疗效果较过去有了明显的提高。由于肝癌不属于对化疗敏感的肿瘤，因而，对肝癌而言，化疗还只是一种非根治的姑息性治疗。因此，在考虑应用化疗之前，应权衡利弊，决定取舍。

全身化疗主要用于因有门静脉癌栓或有远处转移而不适合做动脉栓塞或局部治疗的病例，或用于手术切除后的辅助化疗。

常用于肝癌化疗的药物：DDP、阿霉素类、丝裂霉素、5-FU 等药物，近年新药如去甲氟尿苷、卡培他滨为 5-FU 的前体，可经肿瘤内酶的代谢作用转化为 5-FU，大大提高肿瘤内的 5-FU 浓度，吉西他滨、伊立替康也取得一定的疗效。我国应用斑蝥制剂和三氧化二砷也有一定的姑息作用。此外尚有选择 VP-16 等用于肝癌的报道，适用于有肝外转移者或肝内播散严重者。

1. 氟尿嘧啶（5-FU）　是治疗肝癌的常用药物，单独应用无效，常和其他的化疗药物组成联合的化疗方案，经肝动脉灌注或外周静脉滴注。持续动脉灌注或静脉滴注可提高疗效，与甲酰四氢叶酸合用有增效作用。

喃氟啶是 5-FU 的前体药物，在体内经酶的代谢转化为 5-FU，为口服制剂，骨髓抑制较 5-FU 小，但神经学毒性增强。

氟铁龙为另一种可口服的 5-FU 前体药物，具有较高的抗肿瘤活性，而且临床前期研究表明具有相对的肿瘤选择性，主要的毒性反应为恶心、呕吐、腹泻。

2. 阿霉素（ADM） 具有广谱的抗肿瘤活性，与目前常用的抗肿瘤药物合用时多无拮抗作用，在较宽的剂量范围内都有抗肿瘤活性，因此多和其他的化疗药物组成联合的化疗方案，用于实体瘤的化疗。常用剂量 45～60 mg/m^2，每 3～4 周为一个疗程。持续滴注比静脉冲注抗瘤活性增强而心脏毒性减小。常见的毒性反应为骨髓抑制、黏膜炎、脱发和心脏毒性，其中心脏毒性最严重，常为不可逆性。在静脉注射的过程中，如发生药物血管外渗或漏出，可引起局部皮肤和皮下组织的坏死。

表阿霉素（EADM）为阿霉素的衍生物，其心脏毒性较阿霉素小。

3. 顺铂（DDP）能和 DNA 形成分子内或分子间形成共价交换，在复制的过程中导致 DNA 链的断裂。抗瘤谱广，用于各种实体瘤和淋巴瘤。常用剂量为每疗程 80～160 mg/m^2，将该剂量分为每天静脉滴注，比一次性静脉滴注能使病人对该剂量的耐受性提高。

卡铂（CBP）是顺铂的衍生物，其肾毒性和消化道反应较顺铂轻，骨髓抑制作用较顺铂大。

4. 丝裂霉素 C（MMC）属于抗肿瘤抗生素，抑制 DNA 和 RNA 合成。常用于胃癌和胰腺癌，也可用于肝癌。常用剂量为每 6～8 周 10～20 mg/m^2，骨髓抑制作用比较明显，为剂量限制性，用药 4 周后，白细胞降低最明显，完全恢复需要 6～7 周的时间。恶心、呕吐、厌食为常见的副作用少见的副作用为肝脏静脉阻塞性疾病、溶血、间质性肺炎。

5. 其他用于肝癌治疗的化疗药物尚有羟基喜树碱等。

二、常用化疗方案

1. 肝动脉灌注化疗

肝动脉灌注化疗是基于能使肿瘤受到高浓度的化疗药物的作用，同时降低化疗药物的全身毒性。用于肝动脉灌注化疗的理想药物是有较高的肝脏摄取率、较快的全身清除率、能较快的使之转化为低毒性的生物转化率，以及杀伤肿瘤的较陡直的剂量-效应关系。

对于局限在肝脏的肿瘤，多用于肝动脉化疗栓塞，肝动脉灌注化疗主要作用于因合并门静脉主干或主要分支有癌栓，而不能行动脉化疗栓塞的病人。肝动脉灌注化疗可通过经皮置放埋藏式导管进行，一次性的动脉冲注很少奏效，持续的动脉灌注效果较好。以下的化疗方案可供参考。

(1) DDP 10 mg 1 h 动脉灌注，第1～5天；
5-FU 250 mg 5 h 动脉灌注，第1～5天，7天为一个疗程，连续3～4个疗程。

(2) DDP 10 mg 1 h 动脉灌注，第1～5天；
甲酰四氢叶酸钙 120 mg 10 min 动脉灌注，第1～5天；
5-FU 250 mg/m^2，5 h 动脉灌注，第1～5天，7天为一个疗程，连续4个疗程。

(3) 5-FU 450～500 mg/d，动脉灌注，共2周；
a 干扰素 500 万 U，皮下注射，每周3次，4周为一个疗程。

(4) MMC 6～14 mg/m^2 动脉灌注；
EPI 50 mg/m^2 或 ADM 40 mg/m^2 动脉灌注；
CF 100～200 mg/次，动脉灌注；
5-FU 1000～1250 mg/次，动脉灌注；
3-4 周介入一次，3次左右为一疗程。

2. 全身化疗

(1) 阿霉素　20～30 mg/m^2，iv，qw。

(2) 顺铂　80 mg/m^2，iv，第1天，qw。

(3) 卡培他滨　1000 mg/m^2，po，bid，第1天至第14天，q3w。

说明：卡培他滨的剂量可改为825～900 mg/m^2，po，2次/天，第1天至第14天。不降低临床疗效的情况下降低剂量可以减少副作用发生的风险。

(4) MAF方案

MMC　6 mg/m^2　iv. gtt　第2天　q3w

ADM　20 mg/m^2　iv　第1、8天　q3w

5-FU 300～500 mg/m^2　iv. gtt　第1～5天　q3w

(5) PAF方案

DDP　30 mg/m^2　iv. gtt　第2天　q3w

ADM　20 mg/m^2　iv　第1、8天　q3w

5-FU 350 mg/m^2　iv. gtt　第1～5天　q3w

a干扰素300～600万U，皮下注射，每周3次，4周为一个疗程。

(6) MFLH方案

MMC　6 mg/m^2　iv. gtt　第1天　q3w

CF　120 mg/m^2　iv. gtt　第1～5天　q3w

5-FU 350 mg/m^2　iv. gtt　第1～5天　q3w

HCPT　10 mg/m^2　iv. gtt　第1～7天或10天　q3w

第五节　肝癌的放射治疗

肝癌放射治疗的疗效颇有争议。因为肝脏对放疗是一个敏感脏器，而肝癌对放疗又是一个不敏感的肿瘤，大面积放射治疗易发生放射性损伤，造成严重后果。故肝癌放疗只作为低度姑息减症治疗手段。肝癌病人一般情况较好，无严重功能损伤，无腹水或有少量腹水，无黄疸或第一肝门因肿瘤有压迫引起的黄疸病均可考虑行放射治疗。

肝癌放疗经历全肝照射-局部照射定位局部照射的发展过程，放射原亦有 X 线、γ 射线、中子加速器等多种，常作为姑息疗法的一种选择，特别对肝癌位于肝门区、手术和其他疗法风险大患者，亦可辅助其他疗法应用。目前肝癌放疗的主流是三维适形放疗（3 dimensional conformal radiation therapy 3 DCRT），三维适形放疗则可以安全地提高靶区放射剂量，减少周围正常组织损伤。

一、适应证

1. 肝内肿瘤较局限，直径不超过 10 cm，由于各种原因不能做手术切除

2. 肝门区肝癌，难以手术切除或未能彻底切除。

3. 肿瘤或淋巴结转移所致的梗阻性黄疸、骨转移导致的疼痛、椎管内转移所致的截瘫以及脑转移时的姑息性放疗，用于解除症状。

4. 作为综合治疗的手段之一，联合应用手术切除、肝动脉灌注化疗、局部无水乙醇注射等。

二、放疗剂量

较大面积之肝癌放疗剂量 TD 25～30 Gy/3～4w 之间。早期小肝癌局部剂量可适当增加至 TD40Gy/4w。

三、放疗方法

1. 早期小肝癌，肿瘤 ≤ 3 cm 者可以采用 X 刀治疗或 γ 刀，

分次量 TD 8～10 Gy 2/3～5 次完成；

2. 较大肝癌，肿瘤在 5～6 cm 左右，可采用三维适形放射治疗（3DCRT）；

3. 对巨大或肝内转移多发性肿瘤亦可全肝放射治疗，但须注意避免双肾同时过量照射。总量 ≤ 30 Gy。

第六节　肝癌的随访复查

对非手术和姑息性手术切除的病人，每半月至 1 个月随访检查 1 次。对根治性手术的病人每 2～3 个月随访复查 1 次，5 年后可改为每半年随访复查 1 次。

随访复查项目：血常规、肝功能、AFP、超声检查、胸片，必要时 CT 或 MRI 检查。

（付庆才　尚　海）

第八章　大肠癌

目前大肠癌是一种常见病、多发病。随着人民生活水平的提高，大肠癌的发病率和死亡率有逐年上升的趋势。20 年前大肠癌发病率占实体肿瘤的第六位，现在已上升至第三、四位，5 年生存率为 50%～60%。值得注意的是，Dukes' A 期大肠癌根治术后 5 年生存率可超过 90%，这证明了大肠癌早期发现、早期诊断、早期治疗的重要性。

大肠癌常被误诊为肠炎、痢疾、痔疮、贫血等疾病，延误了最佳的治疗时机，而变成晚期癌，失去了获得治愈的机会。

误诊原因有二：其一，病人不了解大肠癌的早期信号以及临床表现，一些女性患者因害羞等原因拒绝求医而误诊；其二，首诊医生缺乏大肠癌的警惕性，未进行系统检查。

误诊必然误治，但是确诊后的误治原因，一是首诊医生不知道大肠癌规范治疗的方法；二是个别医生追求经济利益而乱治。

第一节　诊　断

目前县区级医院在技术和设备方面，诊断大肠癌已不困难；关键在于使广大人民群众了解大肠癌的早期表现，使广大基层医生掌握常见肿瘤的诊断和治疗常规，对病人给予正确的指导。大肠癌的早期发现、早期治疗是治愈病人的关键，可从根本上改变大肠癌的预后。

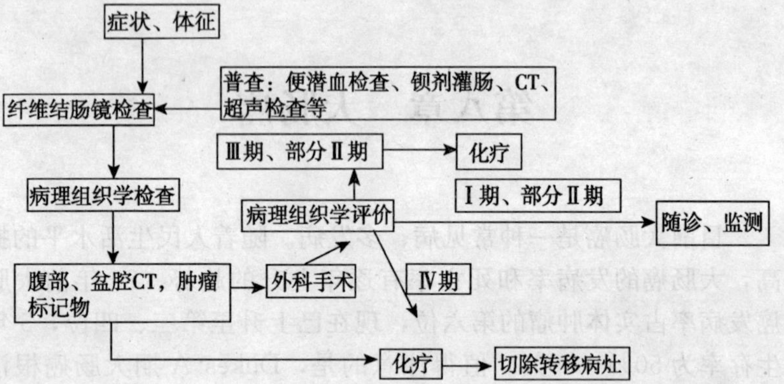

图 8－1　结肠癌诊断治疗流程

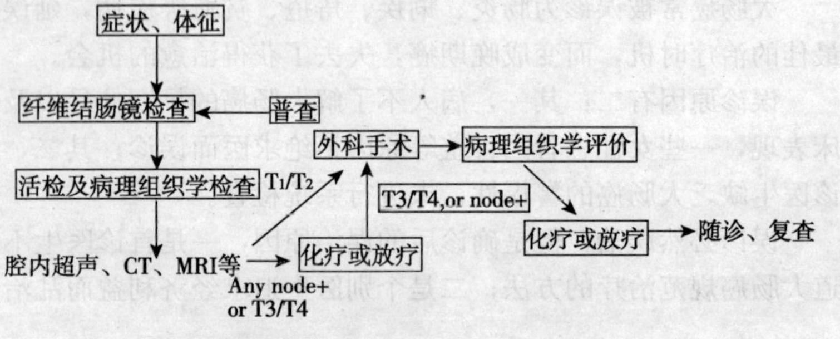

图 8－2　直肠癌诊断治疗流程

一、症状和体征

（一）症状

大肠癌早期可无明显症状，病情发展到一定程度可出现下列症状

1. 肠道刺激症状和排便习惯改变　便频、腹泻或便秘；常有腹泻和便秘交替，里急后重、肛门坠胀、腹部隐痛。

2. 便血　为肿瘤破溃出血，多为暗红色或黏液血便，少量且间歇出现；病变部位较高可出现黑便或果酱样便，如为鲜血和便后滴血多为痔疮出血。

3. 肠梗阻 是晚期大肠癌的表现，多发生在左侧结肠，肿瘤浸润、肠腔狭窄引起慢性不完全性肠梗阻，腹胀、不适、阵发性腹痛、肠音亢进，最终引起完全性肠梗阻。

4. 腹部肿块 右半结肠多见，占 90％以上；早期肿块不易被摸到，初期可活动；当病变侵及周围组织结构后，肿块固定不动。

5. 贫血、消瘦、发热及乏力等全身中毒症状 是大肠癌的晚期表现。贫血是右半结肠癌的主要特征，血红蛋白常低于10 g，约占 80％以上。

6. 其他症状 病变局部浸润可引起骶骨区疼痛；侵袭膀胱、压迫输尿管可引起血尿、肾盂积液、尿毒症；肠穿孔可引起腹膜炎、腹盆腔脓肿等；肝转移可出现肝脏肿大、黄疸等症状；腹膜广泛种植转移可出现不完全性肠梗阻、肿块；肺转移可表现痰中带血、咳嗽、气促等；脑转移可表现为头痛、呕吐、偏瘫、昏迷等；骨转移可表现为骨痛、跛行等；最终引起恶液质、全身衰竭等症状。

（二）体征

大部分直肠癌经直肠指诊可触及肿物，部分结直肠癌可触及腹部肿块、贫血、转移征象，如锁骨上淋巴结、腹股沟淋巴结肿大、肝肿大、腹水、浮肿等。

（三）临床诊断要点及步骤

临床医生（首诊医生）对于就诊患者、特别是高危人群应提高警惕、进行监测、复查，有利于早期诊断和早期治疗，有益于降低大肠癌的发病率及死亡率。

1. 大肠癌高危人群

（1）便血、黏液血便、便频、贫血、腹胀、腹痛、腹部肿块等消化道症状；

（2）大肠癌高发区的中老年人；

（3）大肠腺瘤病人；

（4）有大肠癌病史者；

（5）大肠癌患者的家庭成员；

（6）家族性大肠息肉病；

（7）溃疡性结肠炎；

（8）Crohn 病；

（9）有盆腔放疗病史者。

2. 诊断步骤

（1）目的：明确有无癌前病变、有无肿瘤；肿瘤的良恶性、大小、范围，与周围脏器的关系；对于恶性病变，尽可能做到术前正确分期，为制订治疗方案、术式选择提供临床依据。

（2）步骤：应按病史、体格检查、实验室检查、X-线检查、B超、内镜等顺序进行；必要时行 CT、MRI、ECT、PET 等检查，以便进一步了解病变范围、浸润深度以及转移程度。

（3）具体要求：① 病史应详细、完整记录；② 体检应全面、正确；③ 直肠指诊对于大肠癌，特别是直肠癌的诊断极为重要，约有 60%的直肠癌指诊可以确诊；80%的病变可以做到术前分期。对于大肠癌可疑的患者，必须行直肠指诊。直肠指诊阴性者应作便潜血试验、X-线和内镜检查；阳性者行内镜细胞学或组织活检病理组织学检查。

（4）直肠指诊：① 适应证：肠功能性疾病、全身慢性消耗性体征、胃肠道恶性肿瘤术后腹腔广泛种植、急腹症患者均应行直肠指诊；② 体位：国人通常采用胸膝位，日本人习惯采用仰卧双手抱膝位；也可采用侧卧位或者蹲位；③ 内容：了解肛门直肠有无狭窄、痔疮以及肿块；应注意肿块的部位、大小、硬度、形态、活动度以及黏膜是否光滑、有无溃疡、压痛，明确病变与骶前、盆壁、前列腺、阴道之间的关系以及与肛门的距离、占肠管的周径，指套是否有血迹等。

（5）钡剂灌肠 X-线检查。

（6）内镜检查。

（7）病理学细胞学检查。

需要强调的是，各种检查手段都具有一定的假阴性率，必须结合病史、体格检查的结果，进行综合分析，必要时可定期随诊、以防误、漏诊。

二、确诊方法

（一）结肠 X-线检查

1. 常规钡剂灌肠检查

检查前要做好肠道准备，口服泻剂（硫酸镁、番泻叶、甘露醇等）；造影剂为 40%（W/V）浓度的钡胶浆 800～1000ml；造影时先插入肛管，然后在透视下经肛管注入钡浆，使结肠各段充盈，注意控制压力，有便意时暂停；当钡剂进入升结肠上段时停止灌钡；转动体位，使各段肠管充盈；根据情况选择各段充盈肠管摄片；需要时，可加压摄片；检查结束后，嘱患者排便后，再拍摄结肠黏膜皱襞照片。注意有急性肠炎、肠穿孔、肠坏死时不能行钡剂灌肠检查。

2. 低张双重对比造影检查

（1）硫酸钡浓度要求 70%～80%（W/V）；

（2）静脉注射 654-2/20 mg，使结肠呈低张状态；颅内压增高、急性脑出血、青光眼患者禁用；

（3）插入肛管后，俯卧位、头低足高位（15 度～20 度）；

（4）透视观察下灌肠，直到钡剂充盈达到结肠肝曲后，停止灌钡，此时患者取右侧卧位经肛管注入空气，患者感到腹胀；透视下可见结肠已充分扩张时，停止注气；拔除肛管，嘱患者自左向右顺时针翻转身体后仰卧位；透视下观察结肠各段气钡充盈满意后，开始摄片。

3. 诊断要点

（1）充盈缺损；

（2）肠壁僵硬、肠腔狭窄；

（3）不规则龛影；

（4）诊断中注意小的隆起型癌与肠腺瘤性息肉的区别；息肉恶变的征象；息肉头部僵硬、溃烂、基底部肠壁皱缩；主癌灶附近可有小的癌性息肉-哨兵息肉；家族性息肉病癌变。

（二）纤维结肠镜检查

纤维结肠镜检查已广泛应用于临床，可直接观察病变，并取活组织定性检查，还可以实施治疗。超声内镜还可确定病变的浸润深度及周围淋巴结情况，进行术前分期。

1. 适应证

（1）排便习惯改变、便血、多次便潜血阳性；

（2）可疑有结肠息肉或 X-线发现息肉，活检或治疗；

（3）确定病变范围或术前标记术中不易找到的病变；

（4）术后复查及治疗多发性腺瘤。

2. 禁忌证

（1）急性肠炎；（2）急性腹膜炎或肠穿孔、肠坏死；（3）严重的心肺功能不全；（4）腹部手术后腹腔广泛粘连者。

3. 术前肠道准备：宜食用无渣饮食一天，口服泻药：蓖麻油、硫酸美、番泻叶、电解质溶液或甘露醇等其中的一种，必要时使用生理盐水清洁洗肠。

4. 肌注安定 10 mg 或鲁米那 100 mg，皮下肌注阿托品 0.5 mg。

5. 纤维结肠镜检查操作要点

（1）循腔进境、反复抽气、钩拉配合旋转、改变病人体位及手法防袢；

（2）根据肠腔特点及腹部光点轨迹，判断镜头到达的位置，力争到达盲肠或回肠末端，防止病变漏诊；

（3）如果病人肠腔狭窄、视野不清，腹部剧痛，可终止检查以防止严重的并发症；

（4）活检应在退镜时进行，但对于微小病变可在进境时实施活检；

（5）退镜时详细观察病变，并不断抽气以减少肠腔的压力；

（6）标本及时固定送检；

（7）必要时门诊观察有无并发症。

三、明确肿瘤分期的诊断方法

（一）超声显像

1. 经腹壁检测大肠肿瘤的要点

（1）肠壁环形增厚型、肠壁局限性增厚型、蕈伞型、乳头型四种超声影像特征；

（2）超声显像并不是恶性肿瘤的特异性征象，须与临床结合相鉴别。

2. 经直肠检测可显示肿瘤低回声并向肠壁深处凹陷，边缘向肠腔内突出，形态不规则，呈菜花状隆起。直肠腔内超声能清楚显示肠壁强回声、低回声 5 层结构：黏膜层（强）、黏膜肌层（低）、黏膜下层（强）、固有肌层（低）以及浆膜层（强）。

超声检查除了可以明确肿瘤大小、形态与肛门距离外，还可判断病变的浸润深度以及周围脏器的受侵情况，简便、迅速、无侵袭性，便于进行术前分期。

3. 超声检查对肝转移、卵巢转移、腹主动脉周围淋巴结转移等有较高的灵敏度。

（二）CT、MRI、PET 对大肠癌周围脏器浸润、远隔转移、术前分期以及术后复查有价值。

（三）ECT 对大肠癌骨转移以及术前分期、术后复查有价值。

四、肿瘤标记物的检测

肿瘤标记物是指肿瘤组织和癌细胞由于癌基因及其产物异常表达所产生的抗原或生物活性物质，这些基因在正常组织或良性病变时几乎不表达或表达甚微。肿瘤标记物反映了癌的发生、发展过程以及癌基因的活化程度，可以从肿瘤病人的组织、体液、排泄物中测出，作为检测肿瘤的标记。目前大肠癌最常用的肿瘤标记物包括癌胚抗原（CEA）、糖抗原（CA 19－9）K－ras 基因、p53、c－erbB－2 基因等。

（一）癌胚抗原（CEA）

1965 年，由 Gold 等首先从大肠癌组织中发现的糖蛋白；CEA 测定方法有放免法和酶标法等。

1. 癌胚抗原测定的临床意义

（1）诊断结肠癌：阳性率为 50％～60％，远处转移的阳性率为 80％；对于大肠癌的早期诊断意义不大。

（2）判断预后：术前 CEA 升高，病灶彻底切除后 CEA 降至正常，复发后 CEA 再升高，可较临床症状早出现 10 周至 13 个月，可进行再治疗。

（3）观察疗效：手术、放疗、化疗后一般 CEA 水平降至正常，表示治疗效果良好；不降低或升高，提示病情未得到控制；一般术后 6 周内 CEA 可降至正常；未彻底切除 CEA 不会降至正常。

（4）监测复发：一般术后 6 周实施第一次复查，两年内每 3 个月复查一次；2～5 年内每 6 个月复查一次；5 年后每年复查一次。

（二）糖抗原 19－9（CA 19－9）

1979 年，Koprowski 等用结肠癌细胞免疫小鼠，并与骨髓瘤杂交所得 116 NS 19－9 单克隆抗体，其所识别的糖抗原为 CA 19－9，是大肠癌和胰腺癌的肿瘤标记物；常用放免法检测。

CA 19－9 检测的临床意义：

（1）辅助诊断：大肠癌 CA 19－9 的阳性率为 30%～50%，对于大肠癌早期诊断意义不大；

（2）对肿瘤转移、复发、疗效及预后判断有一定的意义；

（3）CA 19－9 与 CEA 联合检测对大肠癌更有意义。

（三）其他肿瘤标记物

1. K－ras 基因　大肠癌 K－ras 基因突变率为 50%，测定大肠癌及癌旁组织 K－ras 基因有助于了解肿瘤的恶性程度，可预测大肠癌的预后。

2. p53 基因为抑癌基因，大肠癌 p53 基因突变率为 50%～86%，有学者认为其突变与患者的生存期有关系。

第二节　病理分型及分期

一、大体分型

（一）早期大肠癌的大体分型（见图 8－3）：病变侵及黏膜层（m 癌）及黏膜下层（sm 癌）者称为早期癌，早期癌侵及黏膜下层约有 5%～10%可发生局部淋巴结转移；有淋巴结转移的早期癌不应称之为早期癌，应为 Dukes' C 期癌。

1. Ⅰ型（息肉隆起型）　分为有蒂型（$Ⅰ_p$）、亚蒂型（$Ⅰ_{sp}$）、广基型（$Ⅰ_s$），多为黏膜内癌；

2. Ⅱ型（表浅型）　表浅隆起型（$Ⅱ_a$）、表浅平坦型（$Ⅱ_b$）、表浅凹陷型（$Ⅱ_c$），多为黏膜下层癌；

3. Ⅲ型（凹陷型） $Ⅱ_a$＋$Ⅱ_c$，均为 sm 癌；

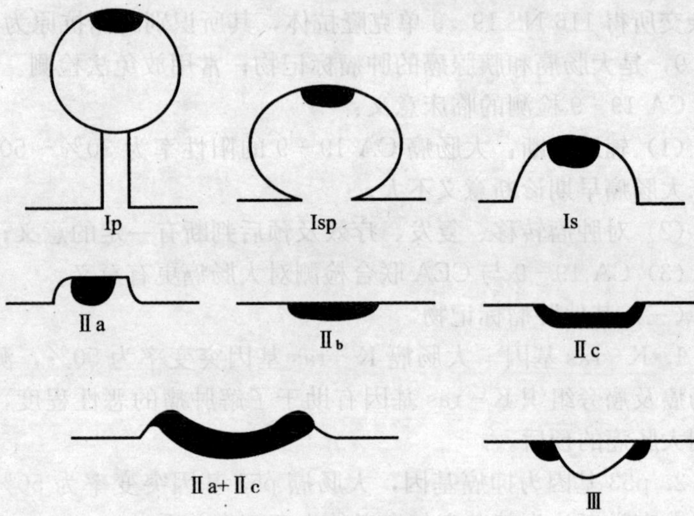

图 8-3 早期大肠癌的大体分型

（二）进展期大肠癌的大体分型

1. 隆起型 肿瘤呈结节状、息肉状、菜花状隆起，向肠腔内突出，为广基或有蒂。肿瘤表面坏死，形成浅溃疡，则称为盘状型；切面肿瘤边界多较清楚，肌层虽可有浸润，但是结构可辨认（见图 8-4，图 8-5）。

2. 溃疡型 肿瘤侵及或超过肌层，形成较深的溃疡。可分为

（1）局限溃疡型：肿瘤高出肠壁黏膜，中央形成深溃疡，呈火山口状，形成癌堤。溃疡中心有坏死组织，切面边界清楚，肌层结构可辨认（见图 8-6）。

（2）浸润溃疡型：肿瘤主要向肠壁深层浸润、生长，中央形

成溃疡；肿瘤边缘不突出肠黏膜，无癌堤。切面肿瘤侵至肠壁深层，边界不清（见图 8－7）。

（3）浸润型：肿瘤向肠壁各层弥漫性浸润，表面无明显溃疡或隆起。可累及肠管全周，常伴有纤维组织异常增生，导致肠管狭窄（图 8－8）。

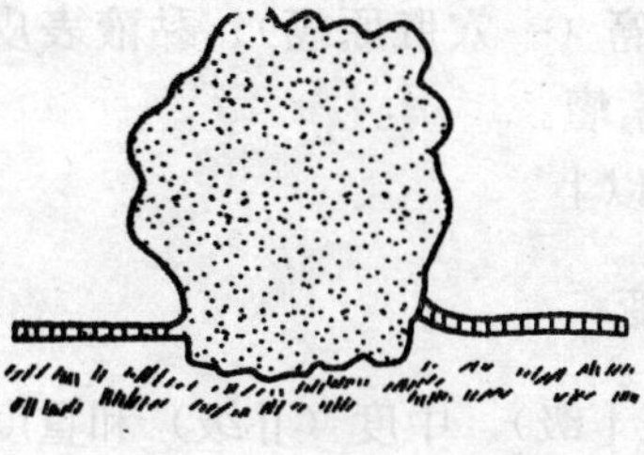

图 8－4　隆起型

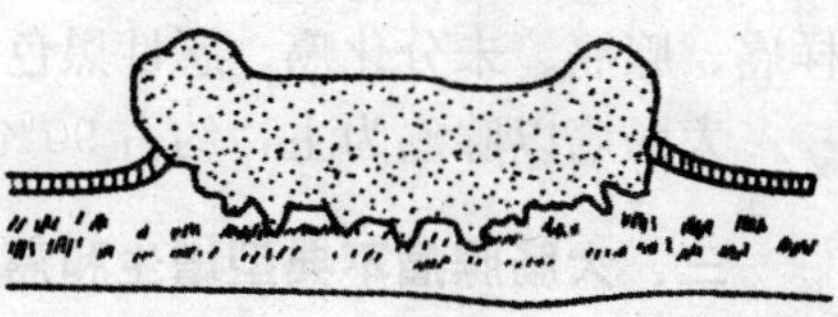

图 8－5　盘状型

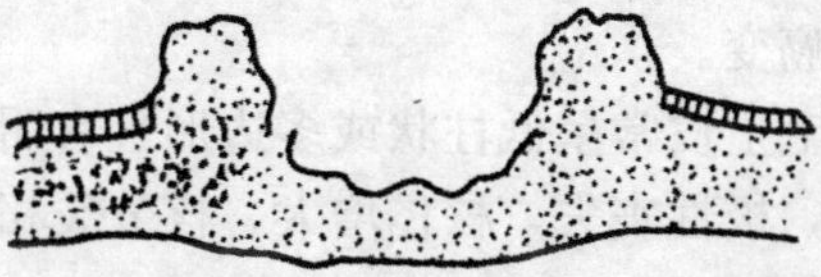

图 8－6　局限溃疡型

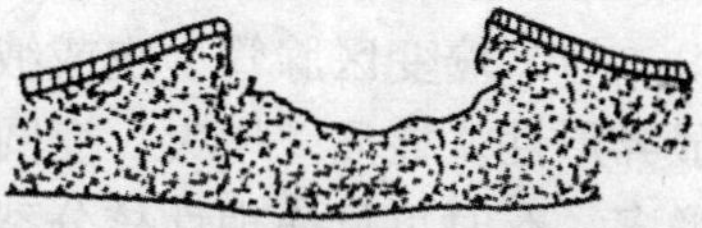

图 8－7　浸润溃疡型

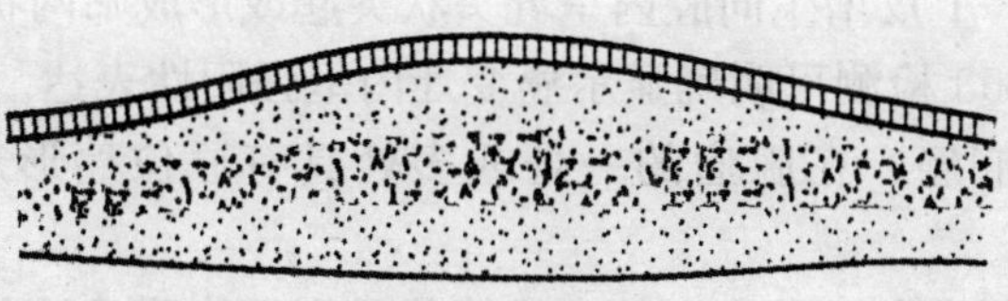

图 8－8　浸润型

二、组织学分型

（一）大肠上皮恶性肿瘤

包括乳头状癌、管状腺癌（高分化、中分化、低分化）、黏液腺癌、印戒细胞癌、未分化癌、腺鳞癌、鳞状细胞癌、类癌。

（二）肛管恶性肿瘤

包括鳞状细胞癌、类基底细胞癌（一穴肛原癌）、黏液表皮样癌、腺癌、未分化癌、恶性黑色素瘤。

大肠癌以腺癌为主，约占 90％以上。

三、大肠腺瘤不典型增生和癌变

（一）不典型增生分为　轻度（Ⅰ级）、中度（Ⅱ级）和重度（Ⅲ级）

（二）腺瘤癌变

1. 原位癌　重度不典型增生与原位癌有时甚难明确划分，出现下列形态改变应考虑腺瘤癌变。

（1）癌变区腺管上皮或绒毛上皮常呈低柱状或多边形且有明显异形性。核显著增大，变圆，极性丧失，核仁增大，核分裂相增多，有时可见病理性核分裂相；

（2）癌变区腺管形态明显不规则、分枝状，或者腺管轮廓僵硬、密集，上皮增生向腔内呈乳头状突起或形成筛网状结构；

（3）p53 检测可明确显示癌变灶内呈强阳性表达。

2. 浸润癌　在腺瘤的一处或多处具有原位癌形态特征外，尚有

（1）黏膜内浸润癌　单个或簇状异型细胞明显地分布在癌变的腺管内或绒毛上皮层内。癌变细胞在固有膜内，呈浸润性生长。有时可见癌细胞形成不完整的腺样结构，或呈条索状生长，但未穿出黏膜肌层。此型癌称为微小浸润癌或黏膜内癌；

（2）黏膜下浸润癌　癌细胞或癌变腺管浸润黏膜肌层以下的组织，如黏膜下层、肌层、浆膜层或浆膜外组织。

四、临床分期

自 1932 年 Dukes 提出直肠癌分期以来，先后出现了不少改良的 Dukes 分期方案。至今 Dukes 分期的基本原则为国际所公认。中国抗癌协会大肠癌专业委员会将 Dukes 分期作为大肠癌的分期方案，TNM 分期方案近年来也常被应用。为统一标准，在此一并介绍如下

（一）Dukes 分期

DukesA 期　癌肿浸润深度未穿出肌层，且无淋巴结转移；

DukesB 期　癌肿已穿出深肌层，并可侵入浆膜层、浆膜外或直肠周围组织，尚能完整切除，但无淋巴结转移；

DukesC 期　癌肿已发生淋巴结转移

C1 期　伴有肠旁及系膜淋巴结转移；

C2 期　伴系膜根部淋巴结转移；

DukesD 期　癌肿伴远处脏器转移、局部广泛浸润或淋巴结广泛转移或者腹膜种植转移，而切除后无法治愈或无法切除者。

（二）TNM 分期法（UICC，1997）

1. 分期原则

（1）分期仅适用于组织学检查所确认的癌瘤；

（2）TNM 估计的方法如下：

T　病理学检查、影像学、内镜以及手术探查等。

N　病理学检查、影像学、及手术探查；在病理学检查中，大肠癌专业委员会规定根治术标本检取 12 个以上淋巴结送检。

M　病理学检查、影像学及手术探查。

2. 解剖部位及亚部位

（1）结肠：阑尾、盲肠、升结肠、结肠肝曲、横结肠、结肠

脾曲、降结肠、乙状结肠；

（2）直肠：直肠乙状结肠交界部、直肠；

（3）区域淋巴结：结肠、直肠周围淋巴结及供应它们的动脉周围淋巴结均称区域淋巴结。

TNM 定义

T 原发肿瘤

Tx 原发肿瘤无法估计；

T_0 无原发肿瘤证据；

Tis 原位癌

T_1 肿瘤侵及黏膜下层

T_2 肿瘤侵及固有肌层

T_3 肿瘤穿透固有肌层及浆膜下层或无腹膜覆盖的结肠或直肠周围组织

T_4 肿瘤穿透脏层腹膜或直接侵及其他器官或组织（通过腹膜途径侵犯结肠、直肠其他部位，也称为 T4，如盲肠癌侵及乙状结肠）

N 区域淋巴结

Nx 区域淋巴结无法评估

N_0 无区域淋巴结转移

N_1 1～3 个区域淋巴结转移

N_2 4 个或 4 个以上区域淋巴结转移

M 远处转移

Mx 远处转移无法评估

M_0 无远处转移

M_1 有远处转移（1）血行转移或静脉有癌栓，镜下（V_1）、肉眼（V_2）；（2）锁骨上、髂外、髂总淋巴结转移；（3）腹腔种植或脱落癌细胞阳性

TNM 分期

0 期　T is　N0　M 0

Ⅰ期　T_1　N_0　M_0；T_2　N_0　M_0

Ⅱ期　T_3　N_0　M_0；T_4　N_0　M_0

Ⅲ期　T 任何　N_1　M_0；T 任何　N_2　M_0

Ⅳ期　T 任何　N 任何　M_1

附肛管癌的 TNM 分期

T　原发瘤

Tx　原发肿瘤不能被确定

T_0　无原发肿瘤证据

Tis　原位癌

T_1　肿瘤最大径 ≤ 2cm

T_2　肿瘤最大径 ＞ 2 cm，＜5 cm

T_3　肿瘤最大径 ＞5 cm

T_4　肿瘤任何大小，侵及邻近器官：阴道、输尿管、膀胱（仅侵犯括约肌不能归为 T_4）

N　区域淋巴结

Nx　区域淋巴结不能被确定

N_0　无区域淋巴结转移

N_1　直肠周围淋巴结转移

N_2　单侧髂内和/或腹股沟淋巴结转移

N_3　直肠周围和腹股沟淋巴结/或双侧髂内和/或腹股沟淋巴结转移

M　远处转移

Mx　远处转移不能被确定

M_0　无远处转移

M_1　有远处转移

TNM 分期

0 期　Tis　N_0　M_0

Ⅰ期　T_1　N_0　M_0

Ⅱ期　T_2　N_0　M_0；T_3　N_0　M_0

Ⅲ期 A　T_{1-3}　N_1　M_0；T_4　N_0　M_0

Ⅲ期 B　T_4　N_1　M_0；T 任何 N_{2-3} M_0

Ⅳ期　T 任何　N 任何　M_1

第四节　治　疗

一、综合治疗方案的选择

根治性手术切除是大肠癌的主要治疗方法，DukesB、C 期病人的术前新辅助化疗能够降低肿瘤的分期，提高切除率及保肛率。术后化疗也能提高生存率。直肠癌、肛管癌术前放疗能提高手术切除率，降低术后复发率。所以大肠癌强调以手术为主的综合治疗。

（一）DukesA 期患者　可单独手术切除，一般不需要放疗和化疗。

1. 黏膜内癌　黏膜层无淋巴管，不发生淋巴转移，局部切除即可治愈。

2. 黏膜下层癌　有 5%～10% 的黏膜下层癌发生淋巴结转移，存在下列情况是需要行根治性切除术：① 癌组织类型属于高度恶性者；② 淋巴管和血管内有癌栓者；③ 局部切缘接近癌灶者；④ 绒毛状腺瘤癌变侵及黏膜肌层或黏膜下层者，常有淋巴管转移。

（二）DukesB 期患者　行根治性手术切除，术前、术后辅助化疗。

（三）DukesC 期患者行根治性手术切除，术前、术后化疗。若直肠癌、肿瘤较大、活动性差，可行术前、术后放疗、化疗。在根治的前提下，尽可能保留排便、排尿和性功能。

（四）DukesD 期患者　以放疗、化疗、生物治疗为主；若原发灶、转移灶（肝转移灶）均能够切除者，可同时切除；若原发灶能切除，转移灶不能切除，可行原发灶姑息性切除；如果原发灶也不能切除，可行捷径手术或肠造瘘术。对不能切除的肝转移灶可行射频治疗、激光治疗、动静脉插管皮下置泵化疗、无水酒精转移瘤内注射、介入化疗，以及静脉化疗等。

（五）大肠家族性腺瘤病、慢性溃疡性结肠炎内科治疗无效、不能正常工作者可施行结直肠次全切除术、回肠直肠吻合术或行结直肠全切除术、回肠袋肛管吻合术，保留部分直肠者，终生随访，以防癌变。

（六）根据患者具体情况制定个体化的综合治疗方案。

二、外科治疗

外科手术切除至今为止是大肠癌最有效的治疗手段。

（一）手术禁忌证

1. 全身情况不良，术前治疗仍不能纠正者；

2. 有严重心、肺、肝、肾功能不全，不能耐受手术者；

3. 已有广泛远处转移、原发肿瘤局部晚期，不能切除或广泛种植、腹水。

（二）术前准备

1. 控制可能影响手术的有关疾病；

2. 纠正贫血、低蛋白及水电解质失衡；

3. 控制饮食；

4. 肠道准备　口服泻剂及肠道抗生素；

5. 阴道准备　术前 2 天用碘伏稀释液（0.21%）冲洗阴道。

（三）手术方式

1. 基本原则

（1）安全、根治、保留功能。

（2）根据病变的不同分期选择术式：缩小手术（D ＜ 3），根治范围小于第三站淋巴结；标准根治术（D ＝ 3），根治范围达到第三站淋巴结；扩大根治术（D ＞ 3），根治范围超过三站淋巴结。

（3）切缘与肿瘤的距离：① 结肠癌 ＞ 10 cm；② 直肠癌近端 ＞ 10 cm，远端切缘：高中分化 ＞ 3 cm、恶性度高 ＞ 5 cm；切除原发灶、肠系膜及区域淋巴结；③ 局部切除者，切缘 ＞ 1 cm，EW（外科切缘与肿瘤前端的距离）无癌残留。

（4）严格执行无瘤术操作。

（5）严格执行不接触术技术：阻断循环；肿瘤穿透浆膜者，采用纱布块覆盖（或用生物胶涂于浆膜面上）；其上下两端结扎；蒸馏水冲洗、浸泡腹腔 10 分钟后吸净，再实施手术。在不接触肿瘤的情况下，将肿瘤切除，防止医源性播散种植，导致转移、复发。

2. 结肠癌术式

（1）回盲部切除术：适应于盲肠早期癌、有转移或种植的晚期癌、间质瘤；阑尾腺癌、阑尾根部类癌；盲肠良性肿瘤；回盲部结核及炎性假瘤；从回结肠动脉根部切断血管，行回肠-升结肠吻合术（见图 8－9）。

（2）右半结肠切除术：适应于盲肠癌、升结肠癌；切断回结肠动脉、右结肠动脉，以及结肠中动脉右支，行回肠-横结肠远 2/3 吻合术（见图 8－10）。

（3）肝曲结肠癌扩大切除术：适用于肝曲癌及高恶性度的升结肠癌，多发癌；切断回结肠动脉、右结肠动脉、结肠中动脉，行回肠-横结肠远 1/3 吻合术（见图 8－11）。

（4）横结肠切除术：适于横结肠中段癌，切断结肠中动脉，行结肠端端吻合术（见图 8－12）。

（5）脾曲、降结肠癌切除术：适用于脾曲癌、降结肠癌，切断结肠中动脉左支或结肠中动脉、左结肠动脉，行横结肠-乙状结肠吻合术；标准左半结肠切除术现在已很少应用（见图 8－13）。

（6）乙状结肠切除术：适用于乙状结肠中下段癌，切断肠系膜下动脉根部，行降结肠-直肠吻合术（见图 8－14）。

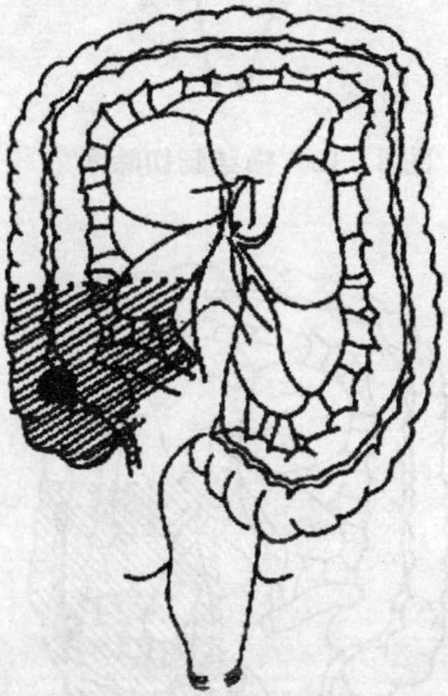

图 8－9　回盲部切除术

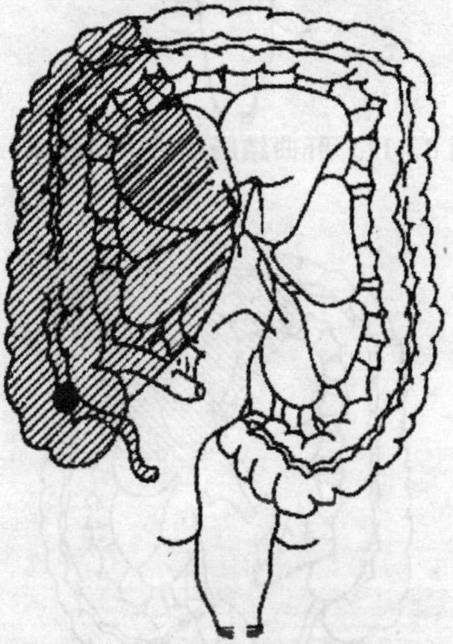

图 8－10　右半结肠切除术

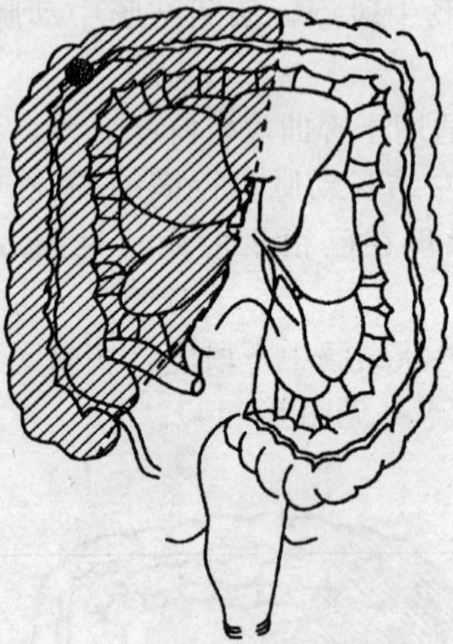

图 8－11　肝曲结肠癌扩大切除术

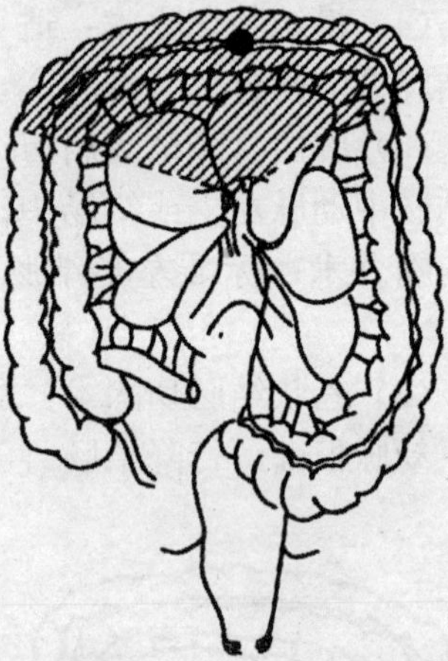

图 8－12　横结肠切除术

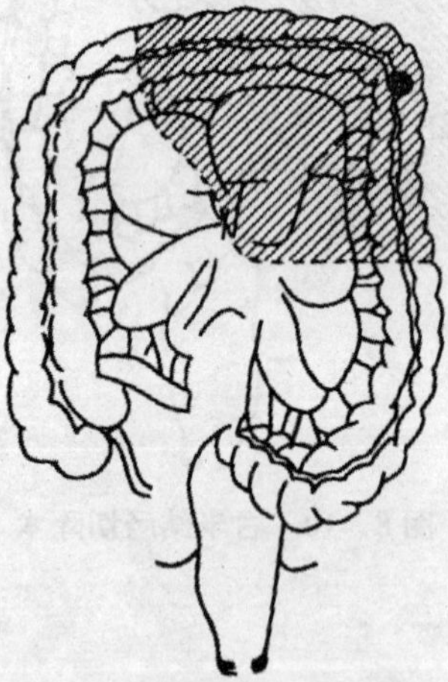

图 8－13　脾曲癌、降结肠癌切除术

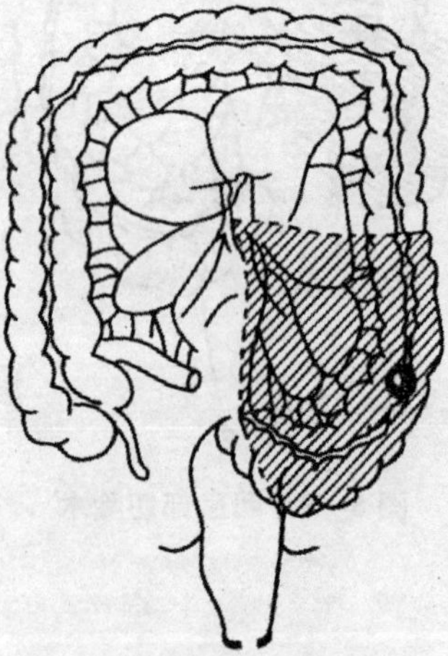

图 8－14　乙状结肠切除术

（7）全结肠切除术：适用于家族性腺瘤病、直肠内腺瘤少、无癌变者，切断 5 支主干血管，行回肠-直肠吻合术；

（8）全结肠、直肠切除术：适用于家族性息肉病以及慢性溃疡性结直肠炎；切断 5 支主干血管，行回肠-肛管端端吻合术或回肠 J 型囊-肛管吻合术。

3. 直肠癌术式

（1）腹会阴直肠癌切除术（Miles 术）：适用于直肠下端癌、直肠间质瘤、肛管癌；乙状结肠下段、直肠肛门切除术、乙状结肠于左下腹壁造口（见图 8－15）。

（2）Hartmann 术：适应于乙状结肠癌、直肠中上段癌，不具备吻合条件或者病期晚，不能根治性切除；乙状结肠造口、直肠远端闭锁（见图 8－16）。

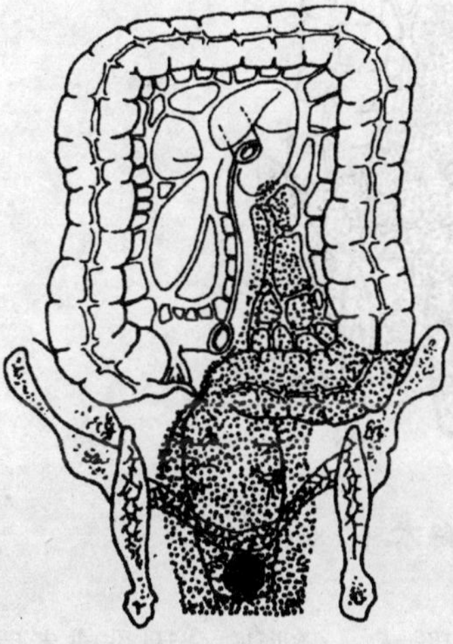

图 8－15　Miles 术

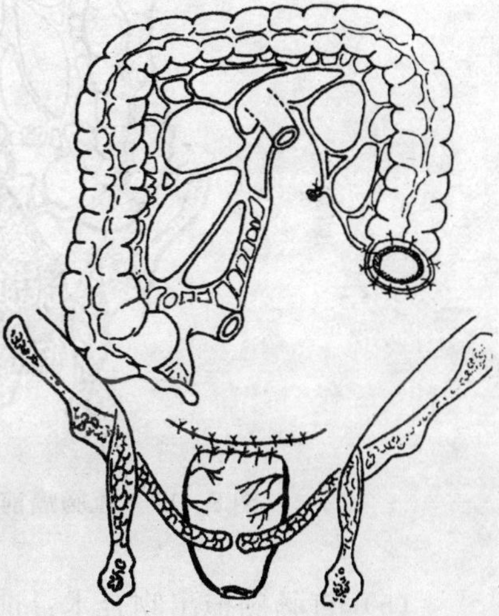

图 8－16　Hartmann 术

（3）后盆腔脏器切除术　经腹会阴直肠、子宫附件及阴道后壁联合整块切除，乙状结肠造口；适用于女性直肠下段癌侵及宫颈和阴道后壁上2/3者。

（4）直肠癌前切除术（经腹直肠切除吻合术 Dixon 手术）：分为高位（吻合口位于腹膜返折上）、低位（吻合口位于腹膜返折下）、超低位前切除术（吻合口位于齿线上 3 cm 内）。在实施直肠癌前切除术的过程中，要认真执行 TME（全直肠系膜切除），侧方淋巴结清扫以及保留自主神经功能的原则；消化道重建可采用手法吻合，也可以采用吻合器、闭合器吻合。适于距离肛缘 5 cm 以上的高中分化直肠癌（见图 8－17）。

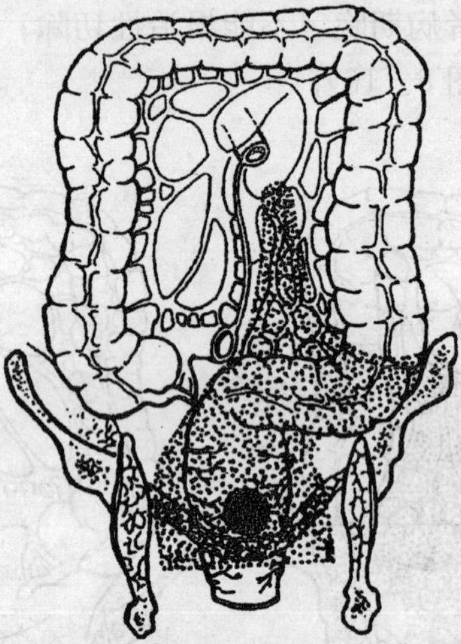

图 8－17　直肠癌前切除术（Dixon 手术）

（5）直肠癌拖出吻合术：前切除术，经腹吻合困难或者巨大绒毛状腺瘤不能经腹或局部切除，可将直肠远端外翻出肛门外，将近端结肠经肛门拖出，在肛门外切除吻合，也可用吻合器完成。

(6) 直肠癌全盆腔内脏切除术：适合于直肠前壁侵及膀胱三角区、前列腺，切除直肠膀胱前列腺、乙状结肠造口及输尿管腹壁造口或回肠代膀胱。

(7) 直肠癌局部切除术：适用于早期癌（肛管早期癌）、直肠类癌（1 cm 内）、大的、广基的腺瘤，距肿瘤 1 cm、全层盘状切除，横缝创面。分为经肛切除（肿瘤距肛缘 6 cm 内）；经骶切除（肿瘤距肛缘 6～8 cm）；经腹切除（肿瘤距肛缘 10 cm 以上），也可行前切除术。

4. 肛管癌术式　鳞癌以放疗为主；腺癌以手术为主，可术前放疗-手术-术后放疗、化疗。早期可局部切除，侵及括约肌行 Miles 术。

5. 大肠腺瘤术式　所有有蒂或小的腺瘤均应经肠镜摘除、钳除；广基较大的腺瘤不能经肠镜钳除者应手术切除，临床病理检查如为Ⅰ-Ⅲ不典型增生或黏膜内癌可观察随访；如为腺瘤癌变、侵及黏膜肌层或下层，根据不同情况，行局部切除或根治术。

（四）手术并发症

手术有可能发生的并发症有：① 骶前出血；② DIC；③ 切口感染、裂开；④ 肠梗阻；⑤ 排尿、性功能障碍；⑥ 下肢静脉血栓、肺梗塞；⑦ 排便困难、便频；⑧ 人工肛门并发症等。

三、化学治疗

（一）适应证

大肠癌的治疗以外科手术治疗为主，术后总的 5 年生存率在 50%左右；应根据病情，必要的可给予新辅助化疗，及术中、术后的辅助化疗。

1. 结肠癌

(1) 0 期：术后定期观察，不需要辅助治疗。

（2）Ⅰ期：术后一般不需要辅助化疗，但有血管/淋巴管侵犯（脉管瘤栓）、神经侵犯、肿瘤标记物过高、病理分化程度差，以及病理类型差者应行术后辅助化疗。

（3）Ⅱ期：有下列因素之一者应行术后辅助化疗：① 淋巴结取样不足<12个；② T_3、T_4（ⅡB期）；③ 淋巴管/血管侵犯（脉管瘤栓）；④ 病理分化程度低、病理类型差；⑤ 术前有穿孔或/和肠梗阻

（4）Ⅲ期：术后常规行辅助化疗。

（5）Ⅳ期：以全身化疗为主，必要时辅助其他局部治疗手段。

2. 直肠癌

（1）0期：术后定期观察，不需要辅助治疗。

（2）Ⅰ期：术后一般不需要辅助化疗，但有血管/淋巴管侵犯（脉管瘤栓）者应行辅助化疗，视情况可予同步放化疗或放疗。

（3）Ⅱ期：应行术后同步放化疗或放疗，随后应行辅助化疗。分化差及分子生物学检测有预后不良因素者应行术后辅助化疗。

（4）Ⅲ期：应行术前同步放化疗或放疗，术后常规辅助化疗。

（5）Ⅳ期：以全身化疗为主，必要时辅助其他局部治疗手段。

3. 大肠癌肝转移的治疗

单个病灶或单叶转移灶，应手术治疗。或术前行新辅助化疗，可提高根治性肝转移切除者的生存率。

（二）常用化疗方案的选择

大肠癌化疗公认有效药物主要为氟尿嘧啶及其衍生物，以及近年来问世的奥沙利铂、伊立替康等新药。

(1) 单药化疗：

1. 呋氟尿嘧啶（FT－207）100～150mg/m^2 tid po，总量20～40g。

2. 优福定（UFT）4片 tid×21d，停7d重复。

3. 氟尿嘧啶（5－FU）300mg/（m^2·d）iv drip 第1～5天，每四周重复。

4. 希罗达（xeloda）1500～2000mg，bid×14d，停一周后重复。

(2) 联合化疗：

1. FL方案

LV（CF）	200 mg/m^2	iv. gtt 2h，第1～5天
5－FU	300～500 mg/m^2	iv. gtt 4～6h，第1～5天，21天为一周期。

2. FOLFOX4方案

L－OHP	85 mg/ m^2	iv. gtt 2h，第1天
LV	200 mg/ m^2	iv. gtt 2h，第1天、第2天
5－FU	400 mg/ m^2	iv，第1天、第2天
5－FU	600 mg/ m^2	CIV 22h，第1天、第2天，14天为一周期。

3. FOLFIRI方案

CPT－11	180 mg/ m^2	iv. gtt 90 min，第1天
LV	200 mg/ m^2	iv. gtt 2h，第1天
5－FU	400 mg/ m^2	iv，第1天
5－FU	2400～3600/m^2	CIV 46h，14天为一周期。

4. 卡培他滨方案

CAP　1250 mg/（m^2·次）po，每日2次，第1～14天，21天为一周期。

5. S1（替吉奥）方案

S1　　80 mg/（m^2·d）分 2 次口服，第 1～14 天，21 天为一周期或第 1～28 天，42 天为一周期。

四、放射治疗

外科治疗在大肠癌中仍占有主导地位，手术治疗失败的病人中，50%～75%有局部复发。术后 5 年内复发转移死亡的病人中，48.6%系死于局部复发。而放射治疗可以明显的降低局部复发率，从而提高远期生存率。直肠癌常见放疗包括术前，术中及术后放疗。

直肠癌放射治疗指证：T4 或 T3N+的直肠癌均应行术前或术后放射治疗。

1. 直肠癌的术前放疗

（1）术前放疗的意义：① 提高切除率：由于术前肿瘤细胞氧合状态比较好，可以改善肿瘤的放射敏感性，引起肿瘤缩小，提高根治切除的几率，使原来无法切除的肿瘤可以切除。② 减少局部复发：术前放疗杀死肿瘤细胞，减少手术引起细胞散落的几率。③ 提高保肛率：对于低位直肠癌通过术前放疗使肿瘤缩小，使不能保肛的手术变为可保肛的手术。④ 提高生存率：通常要联合化疗，对此目前尚有争议。

（2）术前放疗的方法：术前放疗多采用盆腔前后 2 个野对穿垂直照射。具体方法如下：准备一根肛管或导尿管和稀钡，把肛管或导尿管经肛门插入直肠内，用注射器注入适量钡剂，病人取仰卧位或俯卧位于模拟机床上，在模拟机透视下定位，上界在第 5 腰椎体下缘水平，下界依据肿瘤的下界水平而定。如拟行 Dixon 保肛手术，则下界在闭孔下缘，如病变为低位直肠癌，则下界在肛门水平，两侧界在真骨盆缘外 1～2 cm。

（3）术前放疗的剂量

短程高强度放疗：采用大分割短程放疗 25 Gy/5 次，2 周后手术。

常规分割放疗：总量 45～50.4 Gy/5～6 周，也可行联合化疗，4～6 周后手术。

非常规分割放疗：如北京肿瘤医院采用 30 Gy/10 次/2 周，放疗期间有或无化疗，放疗后 2 周后手术。

短程放疗时间短，可以更早的手术，费用低，但由于手术间隔时间短，肿瘤缩小不明显，对需要保肛的病人不适合，应采取常规分割放疗，给予较高的照射剂量，并间隔足够长的时间、使肿瘤降级。

2. 直肠癌术中放疗

随着直线加速器的推广应用，术中放疗的器械得到配备。由于术中放疗能够大大提高肿瘤剂量，使正常组织损伤达到最小限度，已引起越来越多的注意。术中发现不能切除的，或明确有肿瘤残余的“高危险区”，给予术中 15～17 Gy 放疗，并发症轻，感染无明显增加。对局部晚期或复发的直肠癌或其他原因不能切除的癌块，因外放疗受小肠耐受剂量限制，难以达到根治剂量。可以外放疗 50 Gy 后，术中推开小肠、输尿管、暴露肿瘤一次给予 15 Gy 左右，可使局部肿瘤获得较满意的控制。

3. 直肠癌的术后放疗

（1）术后放疗的适应证：手术标本中病理检查已有淋巴结转移者；癌已明显浸润到肠壁外者，手术时盆腔内无法切除的残留病灶者（术中留置银夹）。

（2）术后放疗方法：采用三野等中心照射。三野剂量分配比 3∶1∶1 或 2∶1∶1。二侧野加 30 度楔形板等资料输入 TPS 系统，绘出等剂量曲线，经核对等剂量曲线合理无误后，填入治疗单，交技术员按计划治疗。

（3）术后放疗剂量：一般认为 40～50 Gy/4.5～5 周的中等剂量放疗已可根治 90％的亚临床灶，对术中肉眼见有癌残留的病人，再缩野加 10～15 Gy，使癌残留区的肿瘤量达 60 Gy 左右。

4. 大肠癌的单纯放射治疗

大肠癌病人中，无法耐受手术者、手术探查无法切除者、术后复发转移者，放射治疗是常用的治疗方法。此外少数经过选择的直肠癌病人亦可用单纯放疗而根治。

（1）无法耐受手术或手术无法切除的大肠癌病人，控制局部症状的最好方法是放射治疗。直肠癌一般以盆腔前、后两野照射，40～50 Gy/4～5 周，体弱者酌减，应以姑息为目的。直肠癌放疗消退，要 6～9 个月才完全消退。

（2）直肠癌的根治放疗，对坚决拒绝手术的病人或有手术禁忌的病人，可试用根治性放疗。根治性放疗应以外放疗为主，行 45～50 Gy 后，再行后装治疗补量达 70 Gy，治疗中要注意肠壁穿孔情况。此外对病灶小，局限于肠壁浅层，分化良好的直肠癌病人，可选择后装治疗，后装每次 6～8 Gy，2～3 周一次，总量 70～90 Gy/7～8 周。有淋巴结转移者，无法用后装治疗。

5. 复发转移病人的放疗

（1）局部复发：如果局部复发病灶范围局限，而且临床无其他部位的复发，宜手术探查。但盆腔内复发病人就诊时复发病灶常已较广而且紧贴盆壁生长，手术治疗几乎是不可能的，所以一般都采用放射治疗。

放疗的方案推荐小剂量姑息治疗，可采用超分割治疗。对盆腔及下腰部设野放疗。每疗程 20 Gy，一般可使疼痛症状趋于缓解或消失。以后如果疼痛等症状复发时，再追加 20 Gy。这样反复小剂量的放疗可使病人的症状缓解相当长的时间，三年生存率可达 10%。

（2）转移：对肝、肺、脑转移病人，参阅肝癌，颅内肿瘤，肺癌的放疗章节。骨转移病人如转移灶 1～2 处，建议给予 30

Gy止痛放疗，如转移灶多，可行同位素放疗。卵巢转移、腹腔内复发病人，建议二次手术或化疗。

6. 大肠癌放疗反应　全身反应有乏力、恶心、呕吐、白细胞下降，多不严重，仅需对症处理。少数反应严重者需暂停放疗，予以补液支持等治疗，症状好转后继续放疗。局部反应主要指肠道、膀胱的反应。肠道反应表现为大便次数增多、腹泻，轻者仅对症处理，严重者暂停或中止放疗，有腹部手术史者肠道蠕动性差，所受剂量较大，放疗反应重，应特别注意。膀胱放射反应可表现为尿路刺激症状，一般不严重，放疗结束即可恢复。

7. 预后

与消化系统其他肿瘤相比，大肠癌的生物学行为较好，预后也较好。

影响大肠癌预后的因素如下

（1）性别和年龄：男女性别无显著差异。老年病人由于接受治疗（如手术）的耐受性较差。

（2）病程：一般而言，病程愈长，病灶发展愈严重，预后愈差。

（3）肿瘤大小：肿瘤愈大预后愈差无症状病人预后明显好于有症状病人，因而肠壁周径浸润愈多，淋巴结转移率愈高，预后愈差。

（4）肿瘤部位：结肠癌好于直肠癌，腹膜返折以上的直肠癌好于腹膜返折以下者。

（5）病期：Dukes分期与患者的预后有关。

五、肠造口的康复治疗

造口是一门学问。中国造口协会主席俞德洪教授率先在上海成立造口联谊会，在他的努力倡导、鼓励下，全国成立了33个造口联谊会，培养了大量的造口治疗师，并于2004年出版《肠造口治疗》一书，被誉为中国造口之父。

万德森教授一直热心造口事业，成为国内外闻名的造口专家。他先后创办了造口专业性报纸、造口之友、造口训练班，并于 2001 年在广州创办中国第一所造口治疗师学校，主编《造口康复治疗理论与实践》一书，为中国造口事业培养了大量的人才，为中国造口事业做出巨大的贡献。

在我国每年新增肠造口患者约有 10 万例，全世界约有 100 万例。全社会都要关心造口病人，让他们像正常人一样工作和生活。术前要进行心理治疗，合理选择造口部位、精心造口，减少造口的并发症；出现并发症要很好的处理。医生、造口治疗师、病人以及造口器材供应商联合起来，成立各级造口协会或俱乐部，进行联谊活动和技术交流，为改善造口人的生活质量，回归社会而努力。

六、随访

大肠癌根治性治疗后约有 40% 的患者出现复发或转移，约有 5% 的病人可发生异时性大肠多原发癌；如果能及时发现上述病变，仍有再次手术的机会。所以，大肠癌术后随访非常重要。医生必须向病人、家属交代清楚，随访的重要性及具体执行随访制度。

大肠癌术后随访要求：

检查项目	随访时间
体检（查体、肛诊）	
CEA、肝功能及相关酶学检查	1次/3个月×2年→1次/6个月×3年
B超、胸片	
钡剂灌肠（气钡双重造影）	1次/6个月×2年→1次/1年→3年
纤维结肠镜	1次/6个月×2年→结合钡剂灌肠结果酌情实施
CT	1次/6个月×2年→1次/1年×3年
ECT、MRI、PET	结合CEA、B超、CT结果而定

（王　辉　馬　锐　贯鑑慧）

第九章　子宫颈癌

子宫颈癌是常见的妇科肿瘤，发病率在女性生殖道恶性肿瘤中居第一位。全世界每年大约有 50 万左右的子宫颈癌新发病例，占所有癌症新发病例的 5%，其中 80% 的病例发生在发展中国家。我国每年新发病例约 13.15 万，占世界子宫颈癌新发病例总数的 28.8%。在已建立筛查系统的发达和部分发展中国家，子宫颈癌的发病率和死亡率已明显下降。在我国由于社会生活、人们行为方式的变化，使子宫颈癌的发病率有增高趋势，且发病年龄提前，使得子宫颈癌的防治越来越引起社会的重视。近年来，子宫颈癌病因学研究的突破、HPV 疫苗的研制及上市均为子宫颈癌的控制带来曙光。因此采取有效的筛查手段，早期发现，并进行正确的规范化治疗非常重要。

第一节　宫颈上皮内病变

目前已经明确，人乳头瘤病毒（HPV）感染是宫颈癌的主要致病因素。在 HPV 病毒的作用下宫颈由上皮内病变即不典型增生（CIN）、原位癌发展为早期浸润癌，直至浸润癌。子宫颈上皮内瘤变（CIN）是发生在癌前的病变，这些病变多数对人影响不大，但部分可在数年间发展成癌症。发生 CIN 时常无任何症状，但细胞或组织学已发生了异常增殖的改变，其发展成原位癌的危险性是正常人的 20 倍，发展为子宫颈浸润癌的危险性是正常人的 7 倍。因此，必须重视与正确处理 CIN。CIN 依非典型增生的程度分为 CINⅠ、CINⅡ、CIN Ⅲ，其发展为癌的危险性分别是 15%、30% 和 45%。

一、诊断

我国宫颈癌筛查的对象是指有三年以上性生活史或 21 岁以上有性行为的妇女。一般为三阶梯诊断程序：先行细胞学检查，细胞学异常者行阴道镜检查，阴道镜检查可疑病变行活检送病理检查，病理组织学是诊断 CIN 的金标准。有的地区联合 HPV-DNA 检测进行宫颈癌筛查，对 HPV 阳性者行细胞学或阴道镜检查。在经济欠发达地区，可采用肉眼观察方法。

（一）宫颈细胞学检查

细胞学检查是宫颈癌的初筛技术。有条件的可采用薄层液基细胞学（TCT），条件差的可采用巴氏涂片细胞学检查。指征：① 一年内未做宫颈细胞学检查的有性生活的妇女；② 三个月前宫颈细胞学检查异常者；③ 宫颈取样 HPV-DNA 检测阳性者，取样要求：被检妇女三天内无阴道用药、阴道冲洗及性生活，非月经期。

1. 诊断报告

目前推荐统一采用宫颈/阴道细胞病理学诊断的 TBS 报告系统。包括下述 3 方面内容：① 说明标本量对诊断评价的意义：满意、基本满意或不满意；② 诊断总的范围（在正常范围或其他）；③ 描述性诊断。

细胞学诊断的分类：① 未见上皮内病变细胞或恶性细胞（NILM）；② 其他（如子宫内膜细胞出现在 40 岁以后妇女涂片中）；③ 上皮细胞异常。

TBS 与传统巴氏涂片报告对比，见表 9-1：

表 9-1　宫颈细胞学及组织学分类法对比

巴氏分类	WHO 标准分类	CIN 组织学分类	TBS 分类
Ⅰ级	正常	正常	正常
Ⅱ级	轻度不典型增生（包括湿疣）	CIN_1	LSIL
Ⅲ级	中度不典型增生	CIN_2	
Ⅳ级	重度不典型增生（原位癌）	CIN_3（CIS）	HSIL
Ⅴ级	浸润癌	浸润癌	浸润癌

（1）鳞状细胞异常

① 非典型鳞状细胞（ASC）：上皮细胞异常提示鳞状上皮内病变，但在数量或质量上不足以确定诊断。包括意义不明的非典型鳞状上皮细胞（ASC-US）和不能排除 HSIL 的非典型鳞状上皮细胞（ASC-H）。

② 鳞状上皮内低度病变（LSIL）：包括细胞改称为“HPV细胞病理作用的核周空穴细胞”和轻度非典型增生 CIN Ⅰ。

③ 鳞状上皮内高度病变（HSIL）：包括中、重度非典型增生（CIN Ⅱ和 CIN Ⅲ）和原位癌（TIS）。

④ 鳞状细胞癌（SCC）：除呈现出 HSIL 的特点外，细胞大小和形态显著不一致，可以有明显的核、浆畸形及明显增大的单个或多个核仁，染色质贴边或有明显的分布不均匀，涂片背景中常有坏死、出血和癌细胞碎屑。

（2）腺细胞异常

① 非典型腺细胞（AGC），无其他具体指定或在注释中具体指定。

非典型颈管腺细胞：颈管腺细胞核的不典型改变超过了反应性或修复性改变，但缺乏原位腺癌或浸润腺癌的特点。

非典型宫内膜腺细胞　非典型宫内膜腺细胞的存在可以与宫

内膜息肉、慢性宫内膜炎、宫内避孕器、宫内膜增生或宫内膜癌有关。

② 非典型颈管腺细胞倾向瘤变：颈管腺细胞形态学改变无论在数量上还是在质量上均不足以诊断原位腺癌或浸润腺癌。

③ 颈管原位腺癌 是颈管腺上皮的高度病变。特点是核增大、深染、成层，核分裂活跃，但没有浸润。

④ 腺癌（颈管、宫内膜、子宫以外或不能明确来源）。

（3）其他恶性肿瘤

原发于子宫颈和宫体的不常见肿瘤① 小细胞未分化癌；② 类癌；③ 恶性混合中胚叶肿瘤；④ 肉瘤；⑤ 恶性黑色素瘤。

转移癌：最常见的有宫内膜癌、膀胱癌和直肠癌，可以通过盆腔的原发肿瘤直接侵及子宫颈。通过淋巴和/或血液转移到子宫颈的极少，常见的原发部位是胃肠道、卵巢和乳腺。

脱落的癌细胞亦可从恶性腹水通过输卵管、宫腔、子宫颈而出现在子宫颈涂片中。

2. 细胞学异常的处理

（1）意义不明的非典型鳞状细胞（ASC - US）：当 HPV 检测可以与细胞学检查同时进行时，高危型 HPV - DNA 阳性的应做阴道镜检查，高危型 HPV - DNA 阴性的 6～12 个月后复查细胞学；也可仅采取细胞学复查或立即做阴道镜检查的方法。

（2）不能排除鳞状上皮内高度病变的非典型鳞状上皮细胞（ASC - H)：应做阴道镜检查及活检。

（3）非典型腺细胞：所有非典型腺细胞病例都应做阴道镜和颈管检查，35 岁以上妇女或较年轻的妇女伴有不能解释的非正常出血应结合做宫内膜检查。

（二）阴道镜检查

对下生殖道的所有可疑癌前期病变，提供评估意见与活检组织学标本。涂 5%醋酸溶液及 lugol's 碘溶液，重点检查宫颈转化区，主要观察宫颈上皮和血管的细微变化。醋白上皮、点状血管和镶嵌为CIN最常见的异常阴道镜“三联征”图像。

阴道镜检查指征　细胞学检查诊断为非典型鳞状细胞(ASC)、非典型腺细胞（AGC)、鳞状上皮内低度病变（LSIL）和鳞状上皮内高度病变（HSIL)。

要求：① 三天内无阴道用药、阴道冲洗及性生活，未进行妇科指诊；② 七天内未行宫颈取样，如巴氏涂片、TCT、HPV-DNA、宫颈活检等。

（三）肉眼实验

在经济欠发达地区，以及基层单位开展子宫颈癌的筛查可采用肉眼观察的方法。包括醋酸后肉眼观察（VIA）和碘溶液后的肉眼观察（VILI）两种。用5%醋酸或碘溶液涂抹于宫颈后使其染色，用普通的白炽灯照明，肉眼直接观察宫颈上皮对染色的反应及其程度，进行宫颈病变的诊断，并在病变部位取活检。

（四）HPV-DNA检测

采用第二代杂交捕获法（HC-2）可检测13种高危型HPV-DNA。

指征：① 细胞学检查诊断为ASC（不典型鳞状上皮细胞)，包括ASC-US（意义未明的不典型鳞状上皮细胞）和ASC-H(不典型鳞状上皮细胞不能除外高度鳞状上皮病变)；② AGC(不典型腺细胞)；③ LSIL（低度鳞状上皮内病变)；④ HSIL(高度鳞状上皮内病变)。

采样要求：被检查妇女三天内没有阴道用药、阴道冲洗及性生活；非月经期；同时做细胞学检查时，先行细胞学采样，再进行HPV-DNA采样。

（五）宫颈活检及颈管内膜刮取术（ECC)

宫颈活检选择病变最重的部位取材，活检应包括病变和周边组织，取材要包括上皮和间质。若临床或细胞学可疑而活检阴性时，应重复取材，怀疑腺癌时尤为重要，必要时采取切取活检。

ECC 是只刮取宫颈管内膜组织送病理检查，以明确病变是否累及颈管。当细胞学异常或临床可疑，而阴道镜检查阴性或不满意或镜下活检阴性时，应常规做 ECC。对绝经前后的妇女宫颈萎缩或光滑时，ECC 更有意义。指征：① 宫颈细胞学诊断为 AGC - NOS（未特别说明的不典型腺细胞）、AGC - favor neoplasia（不典型腺细胞倾向肿瘤）和 AIS（原位腺瘤），在阴道镜检查后行宫颈管搔刮；② 宫颈细胞学检查阳性，而阴道镜检查不满意或阴性者。

（六）组织病理学诊断

病理诊断是确诊子宫颈癌及癌前病变的“金标准”。经过细胞学筛查后，在阴道镜指示下取材，通过宫颈活检、宫颈环形电切术（Leep）或宫颈锥切获取标本，做出组织病理学诊断。

CIN_{I}（轻度不典型增生）：细胞异型性轻，异常增殖的细胞仅限于上皮层的下 1/3，中、表层细胞正常。

CIN_{II}（中度不典型增生）：细胞异型性明显，异常增殖的细胞限于上皮层的下 2/3，未累及表层。

CIN_{III}（重度不典型增生及原位癌）：细胞异型性显著，异常增殖的细胞扩展至上皮的 2/3 以上或可达全层。

二、治疗

（一）原则

在组织病理学诊断的基础上，根据病人的年龄、生育要求、病变范围和级别以及随诊条件等综合因素决定处理方法。

1. CIN Ⅰ　① 对阴道镜检查满意的病例即转化区 360 度全部可见的病例可以观察。② 不具备随访条件者，治疗方法有：冷冻、电灼、激光、LEEP。如果选择破坏性治疗，此前必须做 ECC。治疗要求：月经干净后 3～7 天，无急性阴道炎。

CINI 的随访 6 个月后复查细胞学，如无异常一年后复查细胞学和 HPV。如细胞学结果＞ASC-US 或高危型 HPV 阳性都需要阴道镜检查。

2. CINⅡ、CINⅢ ①＜18 岁少女 CINⅡ，癌的风险几乎是零，一年内可行细胞学加阴道镜随访，4～6 个月一次；＜18 岁 CINⅢ，处理同成年妇女；妊娠期的 CINⅡ、Ⅲ，每 2 个月进行一次阴道镜检查。产后 6～8 周再次进行评估，酌情处理。② 阴道镜检查满意可选择烧灼治疗，但之前必须行 ECC；复发的 CINⅡ、Ⅲ必须行切除治疗（Leep 或锥切）；子宫切除术不可作为 CIN Ⅱ、Ⅲ的首选治疗。由于切除方法能提供标本做病理检查，有可能降低漏诊宫颈微小浸润癌和隐匿浸润癌的风险。建议对活检证实的 CIN Ⅱ/Ⅲ采用切除治疗，尤其对范围较广的病变。

CIN Ⅱ、Ⅲ的随访：每 4～6 个月的细胞学或细胞学加阴道镜检查，连续 3 次正常后，可每年 1 次细胞学或细胞学加阴道镜随访。

（二）切除治疗

1. 高频电波刀电圈环切术（Leep） ① 指征病变范围小于 2.5 cm。② 术前准备 做血常规、血型、凝血时间等检查。可在门诊进行。

2. 宫颈冷刀锥切术（CKC） ① 指征病灶范围较大。② 要求住院治疗。

3. 全子宫切除术 对锥切证实的 CIN Ⅲ患者，有以下情况者可考虑再行全子宫切除 ① 无生育要求的妇女自愿要求切除子宫者。② 锥切切缘阳性，不易再次行宫颈病变局部切除者。③ 无随诊条件者。

（三）CIN 切除治疗后切缘阳性的处理

根据病人的具体情况和随诊条件，可选择以下的处理 ① 密切随诊可行细胞学、阴道镜及宫颈管搔刮等检查，每 4～6

个月一次。② 再次行宫颈病变诊断性切除；③ 全子宫切除术。

第二节　宫颈癌

一、临床诊断

（一）病史

询问有无 CIN 的病史，如有，是否治疗过，治疗方法及效果如何；有无性传播疾病；有无多个性伴侣；性生活开始的年龄；孕产次和时间。

（二）临床表现

1. 早期一般无明显症状。

2. 阴道出血　常为接触性出血，多见于性生活或妇科检查后。早期出血量一般较少，晚期病灶较大时，出血量多，甚至表现为大出血。年轻患者也有表现为经期延长、周期缩短、经量增多。绝经后妇女表现为绝经后出血。

3. 白带异常　白带呈白色或血性，稀薄似水样，也有为黏液、米泔水样，有腥臭味。晚期可继发感染，白带呈脓性伴恶臭。

4. 晚期继发性症状　晚期患者因病灶范围、累及的脏器而出现一系列症状，如癌灶侵犯盆腔结缔组织、骨盆壁、膀胱、直肠、坐骨神经等而出现骨盆疼痛、尿频、尿急、血尿、肛门坠胀、大便秘结、里急后重、便血、下肢水肿和疼痛等。严重者可出现输尿管梗阻、肾盂积水，最后导致尿毒症等。

5. 恶液质　疾病后期患者出现食欲差、消瘦、贫血、发热和全身各脏器衰竭的表现。

（三）妇科检查

妇科检查必须由两位或以上妇科肿瘤专业医师进行双合诊及

三合诊检查。

子宫颈　光滑或呈糜烂状。也可见癌灶呈菜花状、结节状、溃疡或空洞形成。子宫颈腺癌时子宫颈可呈桶状，但子宫颈表面可光滑或轻度糜烂，未见明显癌灶，但质地坚硬。菜花状癌组织质脆，触之易出血，表面可覆盖有灰色坏死组织。

子宫体　一般大小正常，若癌灶侵犯子宫或有子宫肌瘤，子宫体可能增大。

子宫旁组织　癌组织沿韧带浸润至主韧带、子宫骶骨韧带，可使其增厚、挛缩，呈结节状、质硬、不规则，或形成团块状伸向或达盆壁，固定。

阴道和穹窿部　癌灶侵犯阴道及阴道穹窿部，检查时肉眼可见所侵犯阴道穹隆变浅或消失，触之癌灶组织增厚、质脆硬，缺乏弹性，易接触性出血等。

（四）辅助检查

1. 细胞学检查　凡已婚妇女，初次妇科检查或防癌普查时，必须进行宫颈脱落细胞检查。具体检查方法见前述。

2. 阴道镜检查　阴道镜检查时主要观察血管形态、毛细血管间距、上皮表面、病变界限等，在醋酸和碘染色异常部位进行定位活检。

3. 子宫颈活组织检查和子宫颈管内膜刮取术　组织病理学诊断是确诊子宫颈癌的金标准。所取组织要包括上皮组织和间质组织。若子宫颈刮片为Ⅱ级或Ⅲ级以上，子宫颈活检阴性时，应用小刮匙搔刮子宫颈管，刮出物送病理检查。

4. 子宫颈锥切术　当子宫颈刮片多次检查为阳性，而子宫颈活检为阴性或活检为原位癌，但临床不能排除浸润癌时，可行子宫颈锥切术，标本送检，以明确诊断。

5. 其他检查　胸部X线、盆腹腔超声等，视情况可行MRI、CT、针吸活检。根据患者具体情况，要确定子宫颈癌患者的临床分期，有时还须进行如下辅助检查，如静脉肾盂造影、膀胱镜及直肠镜检查等。

二、临床分型及分期

1. 临床分型　根据肿瘤的生长方式和大体形态可有以下4型：① 糜烂型　② 结节型　③ 菜花型　④ 溃疡型。

2. 病理分型　主要分为三大类型即鳞状细胞癌、腺癌及混合癌。根据组织分化程度分为高、中、低分化癌。根据细胞形态特点各类型还可分为许多亚型。

3. 临床分期

（1）分期原则　① 临床分期必须在初始治疗前确定。一旦开始相关的治疗，已确定的分期不能因随后的发现而更改。② 检查应由有经验的医生进行，犹疑不决时，应划入较早期。③ 确定分期可采用触诊、视诊、阴道镜检查、宫颈管刮取术、子宫颈检查、膀胱镜及直肠镜检查、静脉肾盂造影、肺及骨骼X线检查。对膀胱或直肠受累的判断，必须经过活检组织学证实。④ 淋巴造影、血管造影、腹腔镜检查等有助于制订治疗计划，但因这些方法不能普遍采用，且对其检查结果解释各异，因此，这些检查所见不能作为更改临床分期的依据。⑤ ⅠA期的诊断，必须根据包括全部宫颈病变在内的宫颈切除或宫颈锥形切除、全宫切除标本的切片，经显微镜检查以后才能确定。

（2）1994年国际妇产科协会（FIGO）修订了国际临床分期，并将该分期与TNM分期一并列出，以便于比较。

TNM定义　T原发肿瘤　N区域淋巴结　M远处转移

TNM分期与临床分期（1994年蒙特利尔FIGO代表大会上修改后的决议）

TNM分期	FIGO分期
T_x	原发肿瘤无法评估

T_0		无原发肿瘤的证据
Tis	0	原位癌或上皮内癌
T_1	Ⅰ期	肿瘤局限于子宫（不论是否累计子宫体）
T_1a	ⅠA期	镜下浸润癌。间质浸润深度 ≤ 5 mm，宽度 ≤ 7 mm，脉管内浸润不影响分期
T1a1	ⅠA1期	间质浸润深度 ≤ 3 mm，宽度 ≤ 7 mm
T1a2	ⅠA2期	间质浸润深度 ＞ 3 mm～＜5 mm，宽度≤ 7 mm
T1b	ⅠB期	临床可见癌灶局限于宫颈，或临床前癌灶 ＞ⅠA期，肉眼见浅表的浸润癌也属于ⅠB期
T1b1	ⅠB1期	临床癌灶最大直径 ≤ 4 cm
T1b2	ⅠB2期	临床见癌灶最大直径 ＞ 4 cm
T2	Ⅱ期	癌灶浸润超出子宫，但未达盆壁或阴道下1/3
T2a	ⅡA期	无宫旁浸润
T2b	ⅡB期	有宫旁浸润
T3	Ⅲ 期	癌浸润达盆壁和/或阴道下 1/3 和/或引起肾盂积水或肾无功能
T3a	ⅢA期	宫旁浸润未达盆壁，但累及阴道下1/3
T3b	ⅢB期	宫旁浸润已达盆壁，或引起肾盂积水或肾无功能
T4	ⅣA期	肿瘤累及膀胱或直肠黏膜和/或超出真骨盆（泡状水肿不足以分为T4）
	ⅣB期	肿瘤播散至远处器官
NX		区域淋巴结无法评估
N0		无区域淋巴结转移
N1		有淋巴结转移

MX　远处转移无法评估

M0　无远处转移

M1　ⅣB期　有远处转移

(3) 分期注意事项

① “0”期包括上皮全层均有非典型细胞，但无间质浸润表现者。

② “ⅠA”期应包括最小的镜下间质浸润及可测量的微小癌。本期再分为ⅠA1及ⅠA2期，旨在进一步了解这些病变的临床行为。ⅠA1及ⅠA2的诊断必须根据切除组织的显微镜检查结果确定。

③ 由于临床无法估计子宫颈癌是否已扩展至子宫体，因此在分期中不考虑列入。

④ 肿瘤固定于盆壁，宫旁组织增厚，使肿瘤与盆壁间距离缩短，但宫旁之增厚为非结节状者，应定为ⅡB期。临床检查难以确定其宫旁组织均匀性增厚是炎症还是癌症，而只有当宫旁组织增厚呈结节状直接蔓延到盆壁，或肿瘤本身扩展到盆壁上时，方能定为Ⅲ期。

⑤ 即使根据其他检查定为Ⅰ或Ⅱ期，但有癌性输尿管狭窄而产生肾盂积水或肾无功能时亦应列为Ⅲ期。

⑥ 有膀胱泡样水肿者不能列为Ⅳ期。膀胱镜检查见到隆起及沟裂，并在同时通过阴道或直肠触诊证实该隆起或沟裂与肿瘤固定时，应视为膀胱黏膜下受侵。膀胱冲洗液有恶性细胞时，应在膀胱壁取活体组织检查证实。

三、治疗

(一) 治疗原则

根据FIGO分期和病人的需求决定治疗方式。

可疑浸润的原位癌及ⅠA1期浸润深度 < 1 mm、无脉管浸

润：渴望生育者行宫颈锥切；不需保留生育功能者行筋膜外子宫切除术。

ⅠA1 浸润深度 ≤ 3 mm、无脉管浸润：行筋膜外子宫切除，同时切除阴道 1～2 cm。

ⅠA2　Ⅱ型子宫切除术（次广泛子宫切除）＋盆腔淋巴清扫术；渴望生育者可行大范围的宫颈锥切或宫颈广泛切除术，加腹膜外或腹腔镜下淋巴结清扫术，术后严密随访。

ⅠB1　Ⅱ～Ⅲ型子宫切除术＋盆腔淋巴清扫术；病灶 ＜ 2 cm、渴望生育者，可行宫颈广泛切除术＋盆腔淋巴结清扫术，术后严密随访。

ⅠB2　① 新辅助化疗或部分放疗后肿瘤缩小（肿瘤 ＜ 4 cm），可行Ⅲ型子宫切除术（即广泛子宫切除术：靠盆壁切除骶、主韧带和上 1/3 阴道）＋盆腔淋巴结清扫；② 直接同期放化疗。

ⅡA　新辅助化疗或部分放疗后有效，行Ⅲ型子宫切除术＋盆腔淋巴结清扫术。

ⅡB　联合放化疗。

ⅢA～B　联合放化疗。

ⅣA～B　联合放化疗。

（二）手术治疗

1. 术前准备　术前应详细了解患者的全身情况，如营养、心、肺、肝、肾功能，必要时做膀胱镜或结肠镜检查。如病人肥胖，需根据病人的肥胖程度，再结合手术医生的经验和医院的条件来考虑是否决定手术。① 病理诊断；② 全面的临床检查（包括妇科检查双合诊、三合诊，必要时麻醉下进行）；③ 其他：有膀胱和直肠症状时应行膀胱镜或结肠镜评估膀胱或直肠情况，X 线胸片和肾脏评估（可能包括肾脏 B 超，IVP，CT 或 MRI），CT 和/或 MRI 检查可以了解淋巴结的状态。

2. 手术类型及方式

（1）子宫广泛切除术：按照 Piver Rutledge 手术分级分为三种类型

Ⅰ型子宫切除即筋膜外子宫切除术。

Ⅱ型子宫切除即改良子宫广泛切除术，切除 1/2 骶、主韧带和部分阴道（次广泛子宫切除术）。

Ⅲ型子宫切除即广泛子宫切除术，靠盆壁切除骶、主韧带和上 1/3 阴道。

（2）盆腔淋巴结清扫术：双侧髂总淋巴结，髂外、髂内淋巴结，深腹股沟淋巴结，闭孔淋巴结。盆腔淋巴结清扫手术不包括腹主动脉旁淋巴结，如果髂总淋巴结阳性，可以清扫到肠系膜下动脉水平的腹主动脉旁淋巴结。

（3）关于卵巢的保留：绝经前患者如双侧卵巢正常可保留卵巢；如有术后放疗的可能，可做卵巢移位。

（4）子宫颈广泛切除术＋盆腔淋巴结清扫术（Radical Trachelectomy ＋ Pelvic Lymphadenetomy）：年轻患者需保留生育功能者，可经腹或经阴道，手术切除子宫颈内口以下的子宫颈及部分主，骶韧带及阴道，并在子宫内口做一环扎手术，再将子宫残端与阴道吻合。宫颈广泛切除术的指征：适用于年轻有生育要求及有生育可能的患者，ⅠA～ⅠB1，肿瘤＜2cm，LVSI（－），组织类型为鳞癌，细胞分化为Ⅰ～Ⅱ级，排除颈管型和内生型。要求术中先行盆腔淋巴结清扫术，所有淋巴结冰冻病检阴性才进行下一步宫颈广泛切除手术。

（三）放射治疗

放射治疗是子宫颈癌的主要治疗手段之一，适合于各期宫颈癌的治疗。ⅡB 期以上患者首选放射治疗。对有手术禁忌证的患者可选择放疗为主的治疗，其疗效与手术治疗相当。目前标准的宫颈癌根治性放疗方案为盆腔体外照射加腔内近距离照射，同时应用以铂类为基础的化疗。

放疗前影像学检查要求常规行盆腔CT或MRI，了解盆腔及腹主动脉旁淋巴结状况。

1. 体外照射

（1）靶区：盆腔野一般应包括子宫、宫颈、宫旁和上1/3阴道（或距阴道受侵最低点2 cm），以及盆腔淋巴引流区如髂内、闭孔、髂外、髂总、骶前及腹股沟深淋巴结；ⅢA期病人包括全部阴道；扩大野主要为腹主动脉旁淋巴结区域。

（2）照射野设定：① 盆腔前后野（矩形野） 上界L4～L5间隙；下界闭孔下缘或肿瘤下界以下至少2cm；侧界真骨盆外1.5～2.0 cm；同时，可应用铅块遮挡正常组织。② 扩大野：照射髂总或主动脉旁淋巴结转移时，可从上述两种设野上缘向上延伸至所需照射的部位，野宽8 cm。

（3）方法与剂量：① 全盆照射剂量DT 45～50 Gy，DT 1.8～2.0 Gy/次，5次/周。完成DT 25～30 Gy后，照射野中间挡铅4×10 cm，照射DT 15～20 Gy/2周。腔内治疗当日不行外照射。② 扩大野：照射剂量在45 Gy左右，5周左右完成，DT 1.8～2.0 Gy/次，5次/周。③ 病灶区加量可采用适形、调强放疗。

2. 腔内近距离照射

（1）剂量率 后装腔内治疗机根据其对“A”点放射剂量率的高低分为三类：低剂量率（0.667～3.33 cGy/分）、中剂量率（3.33～20 cGy/分）、高剂量率（>20 cGt/分）。目前，国内多使用高剂量率腔内治疗。

（2）方法与剂量 高剂量率腔内治疗每周1次，每次A点剂量6～7 Cy，A点总剂量35～42 Gy。

宫腔内近距离照射前，常需盆腔大野体外照射30 Gy左右，可使肿瘤缩小、宫腔置管及剂量分布更理想。

对于宫颈局部肿瘤巨大、活跃出血的患者，可以先给予阴道球达到止血、消瘤目的；或采用组织间插植治疗，根据肿瘤情况决定插针数及布源，并据肿瘤消除情况决定插植次数。对于阴道肿瘤浸润者，采用不同直径的模具治疗，每次阴道黏膜下 0.5 cm 给予 6～8 Gy，对不需要照射的部分可行挡铅。

3. 术后辅助放疗

（1）术后病理证实盆腔淋巴结阳性、宫旁受侵或切缘阳性者应行辅助盆腔放疗联合包含顺铂的同步化疗；如果阴道切缘阳性还应进行阴道腔内放疗。

（2）深部间质浸润或淋巴血管间隙受侵者行盆腔放疗。

（3）髂总淋巴结转移或腹主动脉旁淋巴结转移，采用扩大野照射。

4. 并发症

常见的并发症有 ① 早期并发症：感染、胃肠反应、直肠反应、机械损伤等。② 晚期并发症：常见的有放射性直肠炎、放射性小肠炎，放射性膀胱炎、放射性皮炎等。

贫血、盆腔炎、泌尿系感染应积极纠正，以免影响治疗效果。

避免对照射野内皮肤的刺激，保持干燥；放射治疗中及结束后一段时间应予阴道冲洗。鼓励病人尽早恢复性生活，可减少阴道狭窄的发生。

（四）化学药物治疗

1. 新辅助化疗

术前化疗，又称新辅助化疗（NAC），是指对宫颈癌患者先行化疗后再行手术或放疗。目的是减少肿瘤体积，使手术易于施行，并控制亚临床转移。但也有资料未能证明 NAC 能改善无瘤生存率及长期生存率。因此对 NAC 确切疗效与作用尚需更多的临床验证。

NAC 适应证：巨块型（≥4cm）宫颈癌（ⅠB2 期）；ⅡA 期；ⅡB 期较年轻的患者。

NAC 化疗方案以顺铂（DDP）为基础的联合方案

PVB 方案：DDP 50 mg/m^2，第 1 天
VCR 1.5 mg/m^2 第 1 天
BLM 20 mg/m^2 第 1、2、3 天

PF 方案：DDP 60～80 mg/m^2 iv. gtt/ⅠA，第 1 天
5－Fu 500～750 mg/m^2 iv. gtt/ⅠA，第 1 天

一般 2～3 疗程后评估疗效，决定能否手术。关于给药途径，文献报道静脉全身化疗与动脉插管化疗或超选择介入治疗的效果相近。

2. 化疗与放射治疗相结合（同步放化疗）

采取化疗与放疗同时进行，药物种类及方案，以不影响放疗疗程为好，最新研究表明放疗同时应用以铂类为基础的化疗显著改善盆腔肿瘤控制率和生存率。推荐的同步化疗方案如下：

方案① DDP 60～70 mg/m^2，iv. gtt，放疗第 1 和 29 天；
5FU 3～4 g/m^2，96 小时持续 iv. gtt，放疗第 1 和 29 天。

方案② DDP 40 mg/m^2，iv. gtt，放疗第 1、8、15、22、29、35 天（共 6 周）

3. 术后辅助化疗

符合以下情况之一者术后化疗：腹膜后淋巴结转移；细胞分化差（G3），且肿瘤直径 ＞ 2 cm；脉管受累；组织学类型恶性度高者如透明细胞腺癌、小细胞癌、未分化癌等。一般为 3～4 疗程。

4. 复发宫颈癌的化疗

化疗对复发宫颈癌有一定的姑息性效果。应用最多的化疗药物为铂类药物。近年来也有报道紫杉醇类药物如紫杉醇、泰素等

对铂类耐药者可产生中等的疗效，泰素与顺铂联合用药可产生协同增效作用。目前对复发宫颈癌多采用含有铂剂的联合化疗。

（五）宫颈癌治疗后随访

随访时间　第1年，每1～2个月一次；第2～3年，每3个月一次；第3年以后，每6个月一次；第5年以后，每年一次。

随访内容　（1）盆腔检查，（2）阴道细胞学，（3）必要时B超、MRI、泌尿系统检查，（4）疑早期复发时，PET检查。

（李联崑　张　新）

第十章 卵巢恶性肿瘤

卵巢癌是引起妇女死亡的最常见的恶性肿瘤，虽然其发病率只占妇女癌症的 4%～6%，其死亡率却居妇科癌症之首。由于卵巢部位深在，病变不易早期发现，临床就诊的患者 2/3 为晚期，且治疗后 70%的病人出现复发。尽管化疗使卵巢生殖细胞肿瘤死亡率从 90%降至 10%，但卵巢上皮癌的 5 年生存率仍在 30%～40%。因此如何早期诊断并进行规范化治疗是提高生存率、降低死亡率的关键，也是妇科肿瘤医生面临的挑战。

第一节 诊 断

一、主要症状与体征

（一）症状

1. 病史 卵巢癌的发病与下列危险因素有关：未产或排卵增加，应用促排卵药物，卵巢癌家族史，患有乳腺癌、结肠癌或子宫内膜癌等。

2. 症状 卵巢恶性肿瘤的早期常无症状，常在妇科检查时发现。“卵巢癌三联征”即年龄在 40～60 岁的妇女，出现卵巢功能障碍、胃肠道症状时，要提高对卵巢癌的警惕。晚期主要临床表现为腹胀、腹部肿块及腹水。症状的轻重决定于：① 肿瘤的大小、位置、侵犯邻近器官的程度；② 肿瘤的组织学类型；③ 有无并发症。

（1）压迫症状：由于肿瘤生长较大压迫或浸润邻近组织所

致，如下腹坠痛、腰痛、尿频、尿急、便秘、大便困难等。

（2）播散及转移症状：由于腹膜种植引起的腹水，肠道转移引起的消化道症状，还可有胸水、呼吸困难等。

（3）内分泌症状：由于某些卵巢肿瘤所分泌的雌激素、睾丸素的刺激，可发生性早熟、男性化、闭经、月经紊乱及绝经后出血等。

（4）急腹症：由于肿瘤破裂、扭转等所致。

（5）其他：低蛋白及静脉受压所致的下肢水肿，尿少，消瘦及电解质紊乱等。

（二）体征

1．全身检查　晚期可扪及锁骨上、腹股沟肿大淋巴结。要特别注意检查乳房、腹部肿块、胸腹水、肝脾及直肠检查等。

2．盆腔检查　做双合诊及三合诊检查子宫及附件，注意附件肿块的位置、侧别、大小、形状、边界、质地、表面状况、活动度、触痛及子宫直肠窝结节等。

以下情况应提示恶性可能：实性，双侧，肿瘤不规则、表面有结节，粘连、固定不活动，腹水，特别是血性腹水，子宫直肠窝结节，肿瘤生长迅速，恶病质，晚期可有大网膜肿块、肝脾肿大及消化道梗阻等表现。

3．辅助检查

（1）细胞学：腹水或腹腔冲洗液细胞学可查到癌细胞。

（2）肿瘤标记物：① 约 80％的卵巢上皮癌患者 CA_{125} ＞35 kIU/L；约 90％以上患者 CA_{125} 水平的消长与病情缓解或恶化相一致，尤其对浆液性腺癌更有特异性。② AFP 对卵巢内胚窦瘤有特异性价值，对未成熟畸胎瘤、混合性无性细胞瘤中含卵黄囊成分者的诊断有参考意义。③ HCG 对于原发性卵巢绒癌有特异性。④ 性激素颗粒细胞瘤、卵泡膜细胞瘤可产生较高水平的雌激素，黄素化时，亦可有睾丸素分泌。浆液性、黏液性或纤维上皮瘤，也可分泌一定的雌激素。

（3）影像学检查：① 超声扫描可反映肿物大小、部位、质地、腹水等；彩色多普勒超声扫描，能显示卵巢及其新生组织血流变化，有助诊断。② 盆腔或/和腹部 CT 及 MRI 对判断转移及确定手术方式有参考价值。③ 胸部、腹部 X 线摄片对判断有无胸水、肺转移和肠梗阻有诊断意义。

（4）其他检查：① 胃镜检查、系统胃肠摄片（GI）或乙状结肠镜观察，可提供是否有卵巢癌转移或胃肠道原发性癌瘤的证据。② 肾图、静脉肾盂造影可观察肾脏的分泌及排泄功能、了解泌尿系压迫或梗阻情况。③ 肝脏扫描了解肝转移情况。④ PET检查有助于对卵巢肿瘤进行定性和定位诊断。⑤腹腔镜检查对盆腔肿块、腹水、腹胀等可疑卵巢恶性肿瘤的患者，可取得活体组织进行组织学诊断。

二、鉴别诊断

卵巢恶性肿瘤的鉴别诊断　① 子宫内膜异位症。② 结核性腹膜炎。③ 生殖道以外的肿瘤。④ 转移性卵巢肿瘤。⑤ 慢性盆腔炎。

三、病理诊断

明确卵巢癌诊断的依据是肿瘤的组织病理学，而腹水细胞学、影像学和肿瘤标记物结果均不能作为卵巢癌的确诊依据。卵巢肿瘤的组织学分类见表 10－1。

表 10－1　WTO 有关卵巢肿瘤的国际组织学分类

上皮性肿瘤
- 浆液性肿瘤
- 黏液性肿瘤
- 子宫内膜样肿瘤
- 透明细胞瘤
- 移行细胞瘤：勃勒纳瘤
- 恶性混合性间皮瘤
- 未分化及未分类肿瘤

生殖细胞肿瘤
- 无性细胞瘤
- 内胚窦瘤
- 胚胎癌
- 多胚瘤
- 绒毛膜癌
- 畸胎瘤
  - 未成熟型
  - 成熟型（皮样囊肿）
  - 单胚性（卵巢甲状腺肿，类癌）
- 混合型
- 性腺母细胞瘤

性索间质肿瘤
- 颗粒间质细胞瘤
- 颗粒细胞瘤
- 卵泡膜细胞瘤－纤维瘤

支持－间质细胞瘤
- 支持细胞瘤
- 支持－莱迪细胞瘤

续表

高分化
中分化
低分化
伴异源性成分
伴环状小管的性索瘤
莱迪（门）细胞瘤
脂质细胞瘤
两性母细胞瘤
转移性肿瘤
其他

第二节 TNM分期

一、分期原则

卵巢恶性肿瘤分期应行手术/病理分期，并通过组织学检查确诊。剖腹探查和卵巢肿块及子宫切除术为分期的基础。常见转移部位，如大网膜、肠系膜、腹膜、盆腔淋巴结和主动脉旁淋巴结的活检对确定早期疾病的分期是必要的。必须通过全面的体检及通过剖腹手术对盆腔、腹腔全面检查、腹腔液体或冲洗液的细胞学检查、对盆腔以外可疑部位多处活检病理检查后，才能做出全面的临床分期。最终分期应结合影像学检查以确定有无远处转移。

二、临床分期

1. TNM定义　T原发肿瘤，N区域淋巴结，M远处转移。

2. TNM 与 FIGO 分期

TNM 分期	FIGO 分期（2000）	
T_X		原发肿瘤无法评价
T_0		无原发肿瘤的证据
T_1	Ⅰ	肿瘤局限于卵巢（单侧或双侧）
T_1a	ⅠA	肿瘤局限于一侧卵巢，包膜完整，表面无肿瘤，腹水或腹腔冲洗液未查到恶性细胞
T_1b	ⅠB	肿瘤局限于双侧卵巢，包膜完整，表面无肿瘤，腹水或腹腔冲洗液未查到恶性细胞
T_1c	ⅠC	肿瘤局限于一侧或双侧卵巢，伴有以下任何一项者：表面有肿瘤，包膜破裂，腹水或腹腔冲洗液查到恶性细胞
T_2	Ⅱ	肿瘤侵及一侧或双侧卵巢，伴盆腔内转移
T_2a	ⅡA	肿瘤扩散和/或转移至子宫和/或输卵管，腹水或腹腔冲洗液无恶性细胞
T_2b	ⅡB	肿瘤扩散和/或转移至盆腔其他组织，腹水或腹腔冲洗液中无恶性细胞
T_2c	ⅡC	ⅡA 或ⅡB 病变，但腹水或腹腔冲洗中有恶性细胞
T_3	Ⅲ	一侧或双侧卵巢肿瘤，镜检证实盆腔外有腹膜转移和/或区域淋巴结转移
T_3a	ⅢA	淋巴结阴性，组织学证实盆腔外腹膜表面有镜下转移（无肉眼可见的肿瘤）
T_3b	ⅢB	一侧或双侧卵巢肿瘤，有组织学证实盆腔外腹膜表面转移，直径≤2cm，淋巴结阴性
T_3c	ⅢC	盆腔外腹膜表面转移直径＞2cm 和或腹膜后区域淋巴结阳性
	Ⅳ	远处转移（胸水有癌细胞，肝实质转移）

N_X		区域淋巴结无法评估
N_0		无区域淋巴结转移
N_1	ⅢC	有区域淋巴结转移
M_X		远处转移无法评估
M_0		无远处转移
M_1	Ⅳ	有远处转移

为了更准确地估计预后，对ⅠC和ⅡC期如细胞学阳性，应注明是腹水还是腹腔冲洗液；如肿瘤包膜破裂，应注明是自然破裂还是手术操作时破裂。

第三节　治　疗

一、治疗原则

卵巢恶性肿瘤的治疗是以手术为主、化疗为辅的综合治疗。发现卵巢肿瘤，有可切除性者即应行手术。手术可以明确诊断，术中最大限度地切除肿瘤，对恶性肿瘤进行手术/病理分期。术中肉眼不能确定诊断者，将肿瘤送快速冰冻组织病理学检查，明确诊断。目前，卵巢恶性肿瘤手术治疗多使用剖腹手术，腹腔镜多用来诊断。根据卵巢肿瘤的性质，组织学类型，手术病理分期和患者的年龄等因素来决定治疗的目的和是否进行手术后的辅助治疗。

治疗的目的和原则　① 卵巢上皮癌治疗目标是早期争取治愈；晚期控制复发，延长生存期及提高患者生活质量。主要的治疗方式为手术加紫杉醇和铂类药物的联合化疗。② 卵巢恶性生殖细胞肿瘤治疗的目标是治愈，主要的治疗方式为手术和以PEB/PVB为主要方案的化疗，保留生育功能是该类肿瘤治疗的原则。③ 性索间质性肿瘤的目标也是治愈，手术是主要的治疗手段，对年轻的早期患者可实施单侧卵巢切除术，保留生育功能。

二、手术治疗

1. 全面分期手术

指以下内容　腹部纵切口；取腹水或盆腹腔冲洗送细胞学检查；全面探查盆腹腔、横膈、双侧结肠沟、腹盆腔；沿横结肠切除大网膜；全子宫＋双附件切除（卵巢动静脉高位结扎）；切除和/或活检任何可疑病变、包块和粘连部位；选择性盆腔淋巴结切除和腹主动脉淋巴结切除；黏液腺癌加行阑尾切除术。

适应证　Ⅰ期、Ⅱ期卵巢恶性肿瘤。

2. 保留生育功能的全面分期手术

其内容除保留子宫和正常一侧附件外，其余同全面分期手术。

适应证　①对所有卵巢生殖细胞肿瘤，不论临床期别早晚、标准的手术方式是保守性手术，只要患者有生育要求，并且子宫和一侧卵巢正常，就可行保留生育功能的全面分期手术。②对上皮性卵巢癌，则要求严格满足下列条件：患者年轻，渴望生育，无不孕不育因素；IA 期（包括腹腔细胞学阴性；“高危区域”如子宫直肠陷凹、结肠侧沟、肠系膜、大网膜和腹膜后淋巴结探查及活检均阴性）；细胞分化好（G1）或交界性瘤；子宫和对侧卵巢外面观正常；有随诊条件。完成生育后视情况可能需再次手术切除子宫及对侧附件。

3. 肿瘤细胞减灭术

指如下内容　尽最大努力切除所有肉眼可见病灶，使残余癌灶直径 <2 cm；详细全面的探查；大网膜切除；全子宫和双附件（卵巢动静脉高位结扎）及腹、盆腔肿块切除；阑尾切除及肠道转移处理；以下情况应考虑行腹膜后淋巴结切除：①ⅢB 期

以下的病例，以准确分期；② 腹膜后淋巴结增大者，以减灭肿瘤；③ 能达到理想减灭的ⅢC期病例。

适应证　中晚期（部分Ⅱ期、Ⅲ期和Ⅳ期）卵巢癌患者。

手术满意度评价（必须在手术记录中说明）：① 满意的肿瘤细胞减灭术：单个残留肿瘤病灶最大径≤2 cm；② 不满意的肿瘤细胞减灭术：单个残留肿瘤病灶最大径>2 cm。

4. 中间性或间隔肿瘤细胞减灭术

有下列两种情况：① 首次手术时残留肿瘤数量多、体积大，经2～3个疗程化疗后再行肿瘤细胞减灭术；② 肿瘤较大、固定、有大量腹水者，或一般情况不能耐受手术者，先行化疗后再手术。

5. 再次肿瘤细胞减灭术

对可切除的复发病灶，行再次肿瘤细胞减灭术。

6. 二次探查术

指经过满意的肿瘤细胞减灭术1年内，又施行了至少6个疗程的化疗，通过临床及辅助检查（包括肿瘤标记物CA_{125}）均无肿瘤复发迹象，再行剖腹探查术，以确定癌灶有无复发，决定是否停止化疗，或改变化疗方案。

二次探查术的内容包括：全面细致的探查和活检；腹腔冲洗液细胞学检查；盆底、双侧盆壁、结肠侧沟、膀胱窝、直肠窝、大网膜及骨盆漏斗韧带根部、肠系膜、肠浆膜、大网膜的可疑结节及可疑腹膜后淋巴结等活检。

但近年的研究表明二次探查术并不能改善患者的生存时间和预后，现已很少应用。交界性肿瘤、Ⅰ期上皮性癌、恶性生殖细胞肿瘤、性索间质瘤不作二次探查术。

三、化学药物治疗

化疗是卵巢癌的重要治疗措施，一定要及时、足量、规范。

上皮癌的化疗以TP（紫杉醇、卡铂/顺铂）、PC（顺铂、环磷酰胺）和PAC（顺铂、阿霉素、环磷酰胺）方案作一线方案。二线化疗药有：异环磷酰胺、紫杉醇、楷莱、健择、多西紫杉醇、拓朴替康等。恶性生殖细胞肿瘤及性索间质肿瘤可用PEB（顺铂、足叶乙苷、平阳霉素）、PVB（顺铂、长春新碱、平阳霉素）、VAC（长春新碱、更生霉素、环磷酰胺）方案作一线方案。

化疗期限应根据肿瘤的类别和期别等而定。化疗的实施，应考虑"个体化"，重视评估化疗的效果和毒副反应，及时调整化疗药物的剂量和方案。

1. 腹腔化疗

多用于术前控制腹水。还用于　① 首次手术后较小的残留灶。② 具有高危因素的早期患者（Ⅰ期G2，G3，Ⅱ期）。③ 对具有高危险复发因素的患者（Ⅲ期，低分化G3），完全缓解后的巩固治疗。

2. 新辅助化疗

对有明确组织病理学诊断，临床检查和影像学检查或剖腹探查时，估计难以切除肿瘤的病例，选择相应有效的化疗方案化疗2～3个疗程后行肿瘤细胞减灭术。

3. 术后辅助化疗

（1）上皮性卵巢癌

ⅠA期和ⅠB期，肿瘤细胞分化Ⅰ级（除外透明细胞癌）：全面分期手术后，无需补充化疗。

其他Ⅰ期和Ⅱ期：全面分期手术后，化疗3～6个疗程。

Ⅲ-Ⅳ期：满意的细胞减灭术后化疗6～8疗程；首选PC、PAC、TP方案。

（2）性索间质恶性肿瘤

Ⅰ期成年型颗粒细胞瘤可不接受化疗，但IA期以上幼稚型颗粒细胞瘤要化疗。可行4～6疗程的PEB、VAC、PAC。

（3）恶性生殖细胞肿瘤

对IA期无性细胞瘤和IA期肿瘤细胞分化好的未成熟畸胎瘤，在全面分期的保留生育功能手术后，随访观察，不需化疗。所有其他临床期别，在满意的肿瘤细胞减灭术后都应接受化疗4疗程，或在血清学检测正常后再化疗2疗程。首选PEB方案。

（4）交界性肿瘤

所有期别的患者，在行理想的减灭术后，如果转移灶也是交界性肿瘤，术后不行化疗；腹盆腔转移病灶为浸润性种植时，术后应行化疗；术后短期腹腔内复发者行化疗。

四、放射治疗

放疗是卵巢恶性肿瘤手术和化疗的辅助治疗。目前常用于晚期或复发病人的姑息治疗。无性细胞瘤对放疗最敏感，但无性细胞瘤的患者多年轻，要求保留生育功能，目前放疗也较少应用。对复发的无性细胞瘤，放疗仍能取得较好疗效。卵巢上皮癌对放疗中度敏感，但多数情况下，放疗需包括整个腹腔，照射面积大，剂量受小肠及肾耐受量限制，无法控制较大病灶。照射方法有全腹固定野及全腹移动条野。要注意远期副损伤如严重的肠梗阻。对于残余瘤或淋巴结转移可行术中标记后放疗。

五、复发癌的治疗

（一）定义

复发是指经过满意的肿瘤细胞减灭术和正规足量的化疗达到临床完全缓解，停药半年后临床再次出现肿瘤。

未控是指虽然经过肿瘤减灭术和正规足量的化疗，但肿瘤仍进展或稳定，二次探查术发现残余灶，或停化疗半年之内出现复发。

卵巢癌复发的迹象和证据　① CA_{125} 升高。② 出现胸腹水。③ 体检发现肿块。④ 影像学检查发现肿块。⑤ 不明原因肠梗阻。只要存在上述中的 2 项就要考虑肿瘤复发。

（二）复发性卵巢癌的分型

1. 铂类敏感型　对初期以铂类药物为基础的治疗有明确反应。且已经达到临床缓解，停用化疗 6 个月以上，病灶复发。

2. 铂类耐药型　对初期化疗有反应，但在完成化疗后相对短的时间内复发。一般认为，完成化疗后 6 个月内的复发，应考虑为铂类药物耐药。

3. 顽固型　在初期化疗时对化疗有反应或明显反应的患者中发现有残余病灶，例如："二次探查术"阳性者。

4. 难治型　对化疗没有产生最小有效反应的病例，包括在初始化疗期间，肿瘤稳定或肿瘤进展者，大约发生于 20% 的患者。这类患者对二线化疗的有效反应率最低。

（三）复发性卵巢癌的治疗

1. 治疗前准备

① 详细复习病史包括手术分期、组织学类型和分级、手术的彻底性、残余瘤的大小及部位、术后化疗的方案、途径、疗程、疗效、停用化疗的时间、出现复发的时间等。② 对复发性卵巢癌进行分型，对复发灶定位。③ 对患者的生活状态进行评分，对患者重要器官的功能进行评估。

2. 治疗原则

对复发性卵巢癌的治疗是姑息性的，治疗应该个体化。除敏感型外，其他类型的复发癌对再次治疗的反应率都很低，仅为 10%～15%。多部位的复发灶和复发瘤 ＞ 5 cm 也对再次治疗反应差。根据患者的不同情况，选择适当的治疗时机，在制订治疗方案时要充分考虑到患者的生存质量和各种治疗方案的毒副作用。

复发性卵巢癌的手术治疗主要用于三个方面 ① 解除肠梗阻；② >12 个月复发灶的减灭；③ 切除孤立的复发灶。

下列情况可以进行再次肿瘤细胞减灭术 ① 完成一线化疗后，>12 月以上的复发；② 残余瘤或复发灶有完整切除的可能；③ 对先前的化疗有很好的反应；④ 患者年龄较轻，且一般状态良好。上述情况进行再次肿瘤细胞减灭术并发症少，可达到预期的治疗目的。根据再次细胞减灭术的满意度决定再次化疗的疗程数。

不能再次手术切除病灶者，根据复发类型选择二线化疗方案，经化疗后肿瘤缩小或局限，争取行再次细胞减灭术，或局部加放射治疗。

卵巢癌二线治疗没有首选的药物。选择药物主要考虑药物的毒性作用、患者既往用药情况和患者的生存质量。可用的药物有：泰素，脂质体阿霉索（楷莱），健择，多西紫杉醇，拓朴替康，异环磷酰胺和足叶乙甙等。各种药物的有效率基本相似，大约在 20%。

放射治疗用于盆腔局部复发且化疗效果不佳的病例，放疗方式及剂量个体化制定。

3. 化疗敏感型的治疗

停用化疗时间越长，再次治疗缓解的可能性越大。对这类患者的治疗采取积极的态度。对于>12 月复发的孤立可切除病灶，可考虑先行手术切除，然后再化疗；也可考虑先行化疗 2 个疗程再手术，然后化疗。化疗可采用目前较为明确有效的二线药物和方案，也可选择与一线相似的方案。化疗的疗程，一般不少于 2 个疗程，不超过 8 个疗程。

4. 顽固型的治疗

治疗方案的选择取决于二次探查术中发现残余病灶的大小，首次手术后残余瘤的大小，化疗的方案、给药的途径等。二次探查术中尽可能切除残余瘤（<0.5 cm），更换化疗方案（无交叉耐药。增加药物剂量强度）或采用腹腔化疗。

5. 耐药和难治型的治疗

这类患者治疗效果很不理想，除了为解除肠梗阻外，一般不考虑手术治疗。主要是选用目前较为明确有效的二线化疗方案。治疗是姑息性的，以缓解症状为主，充分考虑到患者的生存质量和药物的毒副作用。

6. 卵巢癌复发合并肠梗阻的治疗

肠梗阻是复发性卵巢癌最常见的合并症。应采用姑息性的保守治疗（胃肠减压和 TPN 等）。选择手术治疗应该谨慎，对孤立的复发灶，仅一个部位的梗阻和对化疗敏感的患者手术可能会有一定的疗效。

7. 开始治疗的时机和指征

临床上有下列情况可考虑开始治疗　①临床上有症状，临床或影像学检查有复发的证据，伴有或不伴有 CA_{125} 的升高。②临床上无症状，但 CA_{125} 升高，临床或影像学检查发现 > 2～3 cm的复发灶。③无临床和影像学检查的复发证据，但有症状和 CA_{125} 明显升高。④动态测定 CA_{125} 持续升高，除外其他 CA_{125} 升高的原因。

8. 复发标准：①盆腔或腹部检查，发现肿物。②腹水出现，或找到瘤细胞或肺部阴影。③淋巴结转移。④影像检查（X 线、CT、MRI、B 超）及核素显像有阳性发现。⑤二次探查术或腹腔镜检查发现复发灶，并经病理学检查证实；腹腔冲洗液瘤细胞阳性。⑥ CA_{125}、HCG、AFP 转阳性。

9. 评价标准：①手术时切净肿物，临床已无观察指标。缓解：临床上未发现上述复发指标准。复发：符合上述标准中任何 1 项。②手术时未切净肿块，临床仍有观察指标。缓解：肿瘤完全消失，标记物恢复正常达 3 个月以上。进展：残留肿瘤生长超过原来肿瘤体积的50％。

六、卵巢恶性肿瘤的随访

1. 随访间隔：第1年，每月一次；第2～3年，每2～3个月一次；第4～5年，每4～6个月一次；第5年以后，每年一次。

2. 随访内容：每次询问症状、进行全身及盆腔检查；每2～3个月检测肿瘤标记物；每3～6个月复查胸片、B超一次；每年复查盆腔和腹腔CT一次，至5年。

（李联崑　张　新）

第十一章 乳腺癌

乳腺癌是一类由于乳腺导管上皮细胞生长失去控制而形成的恶性肿瘤。根据世界卫生组织公布的统计资料，全球每年乳腺癌的新发病例约100万（包括男性和女性），标化发病率为35.66/10万，标化死亡率为12.51/10万。2000年乳腺癌占女性恶性肿瘤22%，仅次于肺癌。在我国乳腺癌占全身恶性肿瘤的7%～10%，仅次于子宫颈癌。近年来乳腺癌在我国的发病率呈逐年上升趋势，部分大城市报告乳腺癌发病率已经居女性恶性肿瘤之首位。在乳腺癌性别构成中，女性占乳腺癌绝大部分。乳腺癌在女性中的发病率大约是男性的100倍。本章节主要论及女性乳腺癌。

第一节 诊 断

一、症状与体征

1. 肿块 乳房无痛性（也可伴疼痛）肿块，常是患者就医的主要症状。肿块质硬，边界不清楚，表面不光滑。

2. 酒窝征 肿块表面皮肤凹陷，或用手轻轻挤压肿块则出现皮肤凹陷。

3. 乳头回缩、偏斜 肿瘤侵及乳管所致。

4. 皮肤水肿 皮肤呈“橘皮样”改变。炎性乳腺癌表现为皮肤增厚、皮肤温度升高以及乳房三分之一以上皮肤发红、水肿。

5. 皮肤糜烂　乳头有瘙痒、烧灼感，乳头和乳晕的皮肤粗糙、糜烂，进而形成溃疡。这常是乳头湿疹样癌的临床表现。

6. 转移淋巴结　多见于腋窝。肿大淋巴结质硬、无痛、可推动或固定。锁骨上淋巴结转移乃至对侧腋窝淋巴结转移者，也并非罕见。只有腋窝肿大淋巴结是大部分隐匿性乳腺癌主要临床表现。

7. 其他　皮肤卫星结节、皮肤溃疡、患侧上肢水肿等常是局部晚期或晚期乳腺癌的临床表现。

二、确定诊断的方法

（一）影像学诊断

1. 乳房 X 线检查

是目前最有效的发现早期乳腺癌的方法。近年来，钼铑双靶 X 线机和数字化显像技术使乳腺 X 线的图像更加清晰。乳腺癌在 X 线片中的直接征象包括肿块影和微小钙化。恶性肿块影的形状常不规则，边缘有毛刺，密度较高。乳腺癌的微小钙化点一般表现为泥沙样，成簇或沿导管分布。微小钙化常常是临床上未触及肿块早期乳腺癌的惟一临床表现。

2. 超声检查

检查时间以月经终了一周为宜。检查应在导管造影或针吸活检之前进行。乳腺癌声像图表现多为低弱内部回声，边缘不光滑，形状不规则，可见回声晕环，部分病例有后方回声衰减。无论是在肿瘤周围还是在肿瘤内，血供丰富、多高阻血流是乳腺癌彩色多普勒的特点。超声检查还应包括引流区域的淋巴结。

3. 核磁共振检查（MRI）

MRI 是乳腺钼靶检查最重要的非创伤性补充检查方法，它不仅可显示病变的形态学特征，还可非常准确地揭示病灶的血流动力学变化。MRI 检查临床适应证和应用如下

（1）乳腺 MRI 检查是其他乳腺影像学检查的辅助，不能替代标准的乳腺钼靶 X 线摄片和超声检查。

（2）对于活检证实为腋窝淋巴结转移癌、临床乳房体格检查正常且乳腺钼靶 X 线摄片阴性的患者，应进行 MRI 检查以发现乳腺原发病灶。

（3）活检证实为乳腺癌的患者，如果乳腺组织致密以致无法评估疾病的范围时，应考虑 MRI 检查。

（4）MRI 可用于确定乳腺癌的范围；乳腺钼靶 X 线摄片示乳腺组织致密时，需要明确是否存在多中心病灶；了解局部晚期乳腺癌患者的疾病范围。

（二）病理学诊断

1. 活检方法

（1）穿刺活检：分为细针穿刺活检和空心针穿刺活检两种。细针穿刺常应用于区域淋巴结的活检；而空心针穿刺可获得条状组织，对病灶进行组织学诊断及肿瘤相关因子分析。在影像学引导下（超声或乳腺 X 线机）穿刺，可进一步提高活检的准确性、降低假阴性率。穿刺活检不会增加肿瘤播散几率。

（2）印片细胞学检查：乳头、乳晕以及乳房其他部位有糜烂或溃疡时，可做印片或刮片细胞学检查。切除的乳腺组织或肿瘤，可用组织块做成印片以进行细胞学分析。

（3）切除或切取活检：完全切除病变组织或只切除部分病变组织后再进行细胞学和组织学检查的活检方法。

2. 细胞学诊断

将针吸的吸出物、乳头溢液、新鲜组织印片等制成涂片，镜下阅片，最后根据细胞形态学特征做出明确或倾向性诊断。

3. 组织学诊断

（1）冰冻切片病理检查：该项检查的主要目的是在较短时间内明确病变的良、恶性和区分恶性肿瘤中的癌或肉瘤，以及确定切除标本边缘是否有残留肿瘤组织等。该方法仍有少数假阴性、假阳性和难以确诊的病例。

（2）常规石蜡切片病理检查：检查内容包括原发肿瘤大小、组织学类型、组织学分级、有无血管侵犯、淋巴结转移数目、雌激素受体状况等。

（3）全乳房石蜡大切片病理学检查：将手术切除的全乳房及肿瘤标本做整体片状切开、取材，制成大切片进行镜下检查。该技术可对乳腺多原发灶、隐匿乳腺癌原发灶、癌旁组织等进行检查。

三、明确肿瘤分期的诊断方法

（一）体格检查

体检可测定原发灶的大小、评估区域淋巴结转移状况等。

（二）影像学诊断

1. 乳腺影像学诊断

X线、超声和MRI等检查可显示原发灶以及区域淋巴结状况，在术前对原发灶和区域状况做出初步评估。

2. 全身状况影像学诊断

（1）全身骨扫描：是骨转移重要的筛查手段。该项检查异常时，还应采用X线和CT等检查进一步证实。

（2）其他：应用X线、CT、MRI和超声检查胸部和腹部等部位，以明确是否存在远处转移。

（三）病理学诊断

是恶性肿瘤诊断的金标准。在无明确的组织学诊断的情况下，切忌行根治术、化疗、放疗等。

第二节 病理、分类及分期

在乳腺恶性肿瘤中，95%以上为恶性上皮性肿瘤即乳腺癌。乳腺癌的起源方式有单中心起源和多中心起源两种，一般以单中心起源较常见。乳腺肉瘤少见，乳腺转移性肿瘤更少见。

一、组织学分型

（一）分型的原则

全部原发癌切片观察后，综合判断分型。当几种形态并存时，以其中占优势的成分诊断命名。次要成分在其后注明。

（二）分型标准

1. 非浸润性癌

（1）导管内癌：癌细胞局限于导管内，基底膜完整。一般不再分亚型。本病具有多中心性、多灶性、双侧性等特点。多中心性指病灶位于乳房不同象限。多灶性指病灶范围 >5 mm，但位于同一象限内。

（2）小叶原位癌：发生于小叶内，癌细胞充满末梢乳管或腺泡，基底膜完整。本病仅见于女性，绝大部分发生于绝经前妇女，也具有多中心性和双侧性等特点。病程进展缓慢，不发生转移，预后良好。部分病例到绝经期后可自行消退。

（3）乳头派杰病：乳头表皮内有散在或成巢的胞浆淡染的派杰细胞。早期派杰细胞位于基底层，尔后可侵至表层，但不侵犯真皮。乳头派杰病皆继发于导管内癌。伴发浸润性癌者，不在此列。

2. 早期浸润性癌

（1）导管癌早期浸润：导管内癌局部少量癌细胞突破基底膜，开始向间质生芽浸润。

（2）小叶癌早期浸润：小叶原位癌的癌细胞突破末梢乳管或腺泡基底膜，开始向小叶间质浸润。

3. 浸润性特殊型癌

（1）乳头状癌：中老年患者所占比例较高。

（2）髓样癌伴大量淋巴细胞浸润：癌细胞较大，癌组织与正常组织分界清楚，癌巢周围有大量淋巴细胞浸润。

（3）小管癌：预后较浸润性导管癌或浸润性小叶癌好。

（4）腺样囊性癌：发生淋巴转移或远处转移几率较低，预后较好。

（5）黏液腺癌：癌实质中，上皮黏液成分占半量以上。预后较好。

（6）鳞状细胞癌：癌实质绝大部分为典型的鳞状细胞癌结构。其他型癌发生部分鳞状上皮化生，则不在此列。

4. 浸润性非特殊型癌

（1）浸润性小叶癌：约占乳腺癌 10%。具有不易为钼靶摄片检测到的特性。

（2）浸润性导管癌：约占乳腺癌 80%。以导管内癌成分为主，浸润性成分不超过癌实质半量。若超过半量，则以其浸润成分的主要形态命名。

（3）硬癌：癌细胞较少，纤维间质成分占 2/3 以上。

（4）髓样癌：癌细胞较多，纤维间质成分少于 1/3。

（5）单纯癌：介于硬癌与髓样癌之间，癌实质与纤维间质成分比例近似。

（6）腺癌：癌实质中，腺管结构占半量以上。

（7）大汗腺癌。

5. 其他罕见癌

（1）分泌性癌。

（2）富脂质癌。

(3) 印戒细胞癌。

(4) 富糖原透明细胞癌。

(5) 伴化生癌。

二、组织学分级

《中国常见恶性肿瘤诊治规范》的分级标准：

1. 腺管形成

(1) 有多数明显腺管形成为 1 分。

(2) 有部分腺管形成为 2 分。

(3) 细胞呈实性片状或条索状生长为 3 分。

2. 细胞核大小、形状及染色质不规则

(1) 细胞核大小、形状及染色质一致为 1 分。

(2) 细胞核中度不规则为 2 分。

(3) 细胞核明显多形性为 3 分。

3. 染色质增多及核分裂相（×400）

(1) 每高倍视野偶见染色质增多的核或核分裂相为 1 分。

(2) 多数高倍视野中有 2～3 个染色质增多的核或核分裂相为 2 分。

(3) 染色质增多的核或核分裂相数量更多为 3 分

上述 3 个指标所确定的分数相加，3～5 为Ⅰ级（低度恶性），6～7 为Ⅱ级（中度恶性），8～9 为Ⅲ级（高度恶性）。

三、TNM 分类、分期

(一) 分期规则

T（tumor）原发肿瘤累及范围。临床分期需经体格检查或影像学检查，测其最长径和与之垂直径。病理分期时，如肿瘤含原位癌和浸润性癌两种成分，则肿瘤体积按浸润成分大小计算。

N（node）区域淋巴结受侵犯与否。

M（metastases）远处转移的有或无。治疗前的临床分期以 cTNM 表示。手术后的病理分期则以 pTNM 表示。pT 需对整个原发瘤及其周围组织进行足够范围的组织学检查来确定。pN 需有足够数目的淋巴结被清除并经组织学检查确定。pM 则需较可靠的影像学诊断，甚至病理学证实。一侧乳腺含有多个肿瘤时，应以其中最大者定 T，双侧同时或先后发生的原发性乳腺癌，应分别单独分期。

（二）TNM 定义

2002 年第六版 AJCC 乳腺癌 TNM 分期

T	原发肿瘤
T_X	原发肿瘤无法确定（例如已切除）
T_0	未发现原发肿瘤
Tis	原位癌
Tis（DCIS）	导管原位癌
Tis（LCIS）	小叶原位癌
Tis（Paget）	不伴肿瘤的乳头派杰病注：伴有肿瘤的乳头派杰病根据肿瘤大小分期
T_1	肿瘤最大直径 ≤ 2 cm
T1mic	微小浸润癌，肿瘤最大直径 ≤ 0.1 cm
T_1a	0.1 cm < T ≤ 0.5 cm
T_1b	0.5 cm < T ≤ 1.0 cm
T_1c	1 cm < T ≤ 2 cm
T_2	2 cm < T ≤ 5 cm
T_3	T > 5 cm

T_4	无论肿瘤大小，直接侵犯胸壁和/或皮肤（胸壁包括肋骨、肋间肌、前锯肌，不包括胸肌）
T_4a	侵犯胸壁
T_4b	同侧乳房皮肤水肿、溃疡、卫星结节
T_4c	T_4a+T_4b
T_4d	炎性乳腺癌
N	区域淋巴结
N_X	区域淋巴结无法评估（如已切除）
N_0	无转移
N_1	同侧腋窝淋巴结转移，可活动
N_2	同侧腋窝转移淋巴结相互融合，或与其他组织固定；或同侧腋窝无转移淋巴结，但有临床明显的内乳淋巴结转移
N_2a	同侧腋窝转移淋巴结相融合或侵及其他组织
N_2b	存在临床明显同侧内乳淋巴结转移，但无同侧腋窝淋巴结转移
N_3	同侧锁骨下淋巴结转移；或有临床证据显示在腋窝淋巴结转移情况下，存在临床明显的内乳淋巴结转移；或同侧锁骨上淋巴结转移，伴或不伴腋窝淋巴结或内乳淋巴结转移
N_3a	同侧腋窝淋巴结转移+同侧锁骨下淋巴结转移

N_3b	同侧腋窝淋巴结转移＋同侧内乳淋巴结转移
N_3c	同侧锁骨上淋巴结转移
pN	区域淋巴结
pN_X	区域淋巴结无法评估（过去已切除或未行腋清扫手术）
pN_0	组织学无区域淋巴结转移，未对孤立肿瘤细胞另行检查
pN_0（i－）	组织学无区域淋巴结转移，免疫组化阴性
pN_0（i＋）	组织学无区域淋巴结转移，免疫组化阳性，肿瘤灶 $\leqslant$ 0.2 mm
pN_0(mol－)	组织学无区域淋巴结转移，逆转录 PCR（RT－PCR）检测阴性
pN_0(mol＋)	组织学无区域淋巴结转移，逆转录 PCR（RT－PCR）检测阳性
pN1mic	存在微转移灶，0.2 mm＜微转移灶 $\leqslant$ 2.0 mm
pN_1	同侧腋窝淋巴结转移数目 1～3，或内乳前哨淋巴结镜下转移，而临床不明显
pN_1a	同侧腋窝淋巴结转移数目 1～3
pN_{1b}	内乳前哨淋巴结镜下转移，但临床不明显
pN_1c	同侧腋窝淋巴结转移数目 1～3，同时内乳前哨淋巴结镜下转移，但临床不明显
pN_2	腋窝淋巴结转移数目 4～9，或临床明显的内乳淋巴结转移而腋窝淋巴结无转移

pN_2a	腋窝淋巴结转移数目4～9，至少1个肿瘤灶 > 2.0 mm
pN_{2b}	临床明显的内乳淋巴结转移，而腋窝淋巴结无转移
pN_3	腋窝淋巴结转移数目10个或10个以上，或锁骨下淋巴结转移，或腋窝淋巴结转移的情况下伴有临床明显的同侧内乳淋巴结转移，或3个以上腋窝淋巴结转移伴有临床阴性的镜下内乳淋巴结转移
pN_3a	腋淋巴结转移数目 ≥ 10（至少1个肿瘤灶 > 2.0 mm），或锁骨下淋巴结转移
pN_{3b}	腋淋巴结转移数目 ≥ 3，伴有临床阴性而内乳前哨淋巴结镜下阳性
pN_3c	同侧锁骨上淋巴结转移
M	远处转移
M_X	有无远处转移无法评估
M_0	无远处转移
M_1	有远处转移

注：

（1）临床明显：指临床检查或影像学检查（不包括淋巴核素显像）发现的情况。

（2）pN分类依据腋淋巴结清扫结果，此前可有或无前哨淋巴结活检，如果只进行前哨淋巴结活检而后未行腋淋巴结清扫，以（sn）表示。

（3）孤立肿瘤细胞指单个肿瘤细胞或小于0.2 mm的小细胞团，通常由免疫组化或分子技术发现，并经常规组织学鉴定，孤立肿瘤细胞不一定显示转移活性。

（4）临床不明显：指临床体检或影像学检查（不包括淋巴核素显像）不能发现的情况。

表 11－1 乳腺癌 TNM 临床分期

0 期	Tis	N0	M0
Ⅰ期	T_1	N_0	M_0
ⅡA 期	T_0	N_1	M_0
	T_1	N_1	M_0
	T_2	N_0	M_0
ⅡB 期	T_2	N_1	M_0
	T_3	N_0	M_0
ⅢA 期	T_0	N_2	M_0
	T_1	N_2	M_0
	T_2	N_2	M_0
	T_3	N_1	M_0
	T_3	N_2	M_0
ⅢB 期	T_4	N_0	M_0
	T_4	N_1	M_0
	T_4	N_2	M_0
ⅢC 期	任何 T	N_3	M_0
Ⅳ期	任何 T	任何 N	M_1

第三节 治 疗

一、治疗原则

1. 全身治疗为主兼顾局部控制。

2. 根据患者的病期、组织学分级、受体状况（ER、PR、C-rebB-2等)、年龄、全身状况、心理需求等制定个体化的综合治疗方案。

3. 对于晚期乳腺癌，如激素受体阳性且无威胁生命的体征时，应首选内分泌治疗。

二、外科治疗

（一）乳腺区域淋巴结分组

1. 腋窝（同侧） 包括胸肌间淋巴结（Rotter’s 淋巴结）和沿腋静脉及其分支分布的淋巴结，分为以下三组：

（1）Ⅰ组 胸小肌外侧缘以外的淋巴结。

（2）Ⅱ组 胸小肌内侧缘、外侧缘之间的淋巴结和胸肌间淋巴结。

（3）Ⅲ组 胸小肌内侧缘以内的淋巴结，包括腋窝顶部淋巴结。

2. 胸骨旁（同侧） 位于胸内筋膜的胸骨旁肋间隙的淋巴结。

3. 锁骨上 即锁骨上窝淋巴结。位于由肩胛舌骨肌及其肌腱构成侧缘和上缘、颈内静脉构成内缘、锁骨和锁骨下静脉构成下缘的三角区。该三角区以外的邻近淋巴结归入下颈部淋巴结。

（二）手术方式的选择

近几十年来，乳腺癌外科治疗模式和理念发生了巨大的改变。保乳手术在临床上得到更加广泛地运用。前哨淋巴结活检也逐渐为人们所接受。目前，在乳腺癌的外科治疗中，乳房治疗和腋窝淋巴结治疗分别予以考虑。

1. 乳房术式的选择

（1）全乳房切除术

是指切除包括覆盖肿瘤的表面皮肤、术前活检的皮肤疤痕、患侧全部乳腺组织、皮下组织等的手术方法。

（2）部分乳房切除术（保乳手术）

是指切除肿瘤及其周围部分乳腺腺体以及术前活检的皮肤疤痕的手术方法。

2. 腋窝淋巴结的外科处理

（1）腋窝淋巴结清扫术

是指切除全部或部分腋窝淋巴结的手术方法。腋窝淋巴结清扫的目的 ① 分期，获取预后信息；② 控制腋窝区域肿瘤进展；③ 可能延长生存。目前认为，在缺乏确切数据证实施行腋窝淋巴结清扫术能延长患者生存期的情况下，对于预后良好的患者、手术不影响全身辅助治疗选择的患者、老年患者或有严重合并症的患者，可有选择地实施腋窝淋巴结清扫，只有在Ⅱ组淋巴结显著肿大时才需扩大施行Ⅲ组淋巴结清扫。

（2）前哨淋巴结活检

前哨淋巴结是指原发肿瘤区域淋巴液回流所经过的第一组淋巴结群，这组淋巴结可以为一个或多个淋巴结。目前用前哨淋巴结活检方法预测腋淋巴结有无转移的准确性已经达到95％～98％。

适应证：临床体检和影像学检查均提示腋淋巴结阴性、原发肿瘤体积较小的患者。

禁忌证：多原发灶、患侧乳房和/或腋窝已接受过放疗、患侧腋窝淋巴结已行活检、妊娠或哺乳期乳腺癌、示踪剂过敏。

依据前哨淋巴结活检时所用示踪剂的不同，前哨淋巴结有核素法（放射性核素为示踪剂）、染料法（蓝色染料为示踪剂）和联合法（两种示踪剂同时应用）三种活检方法。

3. 不同病期乳腺癌治疗方案选择

（1）非浸润性癌的外科治疗

① 小叶原位癌：首选密切观察，绝经前妇女服用他莫西芬，绝经后妇女服用他莫西芬或雷洛西芬；在特殊情况下，考虑双侧全乳房切除术加或不加乳房重建。

② 导管原位癌：全乳房切除术（不行腋淋巴结清扫），或保乳手术（不行腋淋巴结清扫）加放疗。

③ 乳头派杰病：一般首选全乳房切除术（不行腋淋巴结清扫）。对于伴肿块且为浸润性癌的，按浸润性癌处理。

（2）临床Ⅰ期、ⅡA期（肿瘤 $\leqslant$ 3 cm）乳腺癌外科治疗

全乳房切除术（或保乳手术）加腋淋巴结清扫（或前哨淋巴结活检）。

（3）临床ⅡA期（肿瘤＞3cm）、ⅡB期或 T_3，N_1，M_0 乳腺癌外科治疗

全乳房切除术加腋淋巴结清扫。

（4）对于经过术前治疗（化疗、内分泌治疗、放疗）后降期的、临床分期为ⅡA、ⅡB期或 T_3，N_1，M_0 的乳腺癌患者，可考虑全乳房切除术（或保乳手术）加腋淋巴结清扫。

（5）局部晚期乳腺癌的外科治疗

局部晚期乳腺癌指TNM分期中的Ⅲ期。新辅助化疗是局部晚期乳腺癌首选治疗策略。经过新辅助化疗后，可考虑行全乳房切除术（或保乳手术）加腋淋巴结清扫。

三、化学药物治疗

化疗在乳腺癌治疗中占重要的地位，应用方式包括新辅助化

疗、辅助化疗和解救化疗。

（一）化疗的适应证

1. 新辅助化疗　主要用于Ⅱ、Ⅲ期和隐匿性乳腺癌患者。

2. 辅助化疗　术后辅助化疗可使乳腺癌的年复发危险下降约24%。辅助化疗适用于具有中度或高度复发风险的患者。

3. 解救化疗　适用于病变发展迅速、有症状的内脏转移、脑转移等患者。

（二）常用化疗方案

乳腺癌化疗有效的单药包括环磷酰胺、氟尿嘧啶、表柔比星、多西紫杉醇、长春瑞滨等。联合化疗的疗效优于单药化疗的疗效。

1. 新辅助化疗方案和辅助化疗方案

辅助化疗的方案也同样适用于新辅助化疗。对于具有中危复发风险的患者可采用CMF×6、AC×（4～6）或EC×（4～6）方案化疗等方案。对于具有高危复发风险的患者可采用CAF×6、AC×4 →（序贯）T×4、FEC×3 → T×3、TAC×6 等方案，也可采用密集化疗（每两周方案，同时 G-CSF 支持）如：AC×4 → T×4、A →T →C 等。

2. 解救化疗方案

首选联合用药方案，如：CMF、CAF、AC、AT、GT、XT；其他可选药物：DDP、CBP、VP-16（口服）、VLB、5-FU 持续静滴。对于晚期患者建议采用含紫杉类药物的联合化疗方案。

3. 常用化疗方案（表11-2）

表 11－2　常用化疗方案

化疗方案	剂量	用法	周期（天）
CMF	CTX 500 mg/m^2	iv. d1，8	28
	MTX 50 mg/m^2	iv. d1，8	
	5－FU 500 mg/m^2	iv. gtt.	
AC	ADM 60 mg/m^3	iv. d1	21
	CTX 600 mg/m^2	iv. d1	
CE	EPI 100 mg/m^2	iv. d1	21
	CTX 600 mg/m^2	iv. d1	
CAF	CTX 500 mg/m^2	iv. d1	21
	5－FU500 mg/m^2	iv. gtt. d1	
	ADM 50 mg/m^2	iv. d1	
FEC	CTX 500 mg/m^2	iv. d1	28
	EPI 60～100 mg/m^2	iv. d1	
	5－FU 500 mg/m^2	iv. gtt. d1	
TAC	Docetaxel 75 mg/m^2	iv. gtt.	21
	ADM 50 mg/m^2	iv. d1	G－CSF
	CTX 500 mg/m^2	iv. d1	支持
AT	ADM 50/EPI 75 mg/m^2	iv. d1	21
	Paclitaxel 175 mg/m^2	iv. gtt.	
	Docetaxel 75 mg/m^2		
XT	Docetaxel 75 mg/m^2	iv. gtt.	21
	Xeloda 950 mg/m^2	po，bid d1～14	

续表

化疗方案	剂量	用法	周期（天）
GT	Paclitaxel 175 mg/m^2	iv. gtt.	21
	GEM 1250 mg/m^2	iv. d1，8	
AC×4→P ×4	ADM 60 mg/m^2	iv. d1	21
	CTX 600 mg/m^2→Paclitaxel 175 mg/m^2	iv. d1	
		iv. gtt.	
FEC×3→ T×3	CTX 500 mg/m^2	iv. d1	21
	EPI 100 mg/m^2	iv. d1	
	5-FU500 mg/m^2→Docetaxel 75 mg/m^2	iv. gtt.	
		iv. gtt. d1	
AC×4→P ×4	ADM 60 mg/m^2	iv. d1	14
	CTX 600 mg/m^2→Paclitaxel 175 mg/m^2	iv. d1	G-CSF
		iv. gtt.	支持
A×4→T ×4→C×4	ADM60 mg/m^2→Paclitaxel	iv. d1	14
	175 mg/m^2→CTX 600 mg/m^2	iv. gtt.	G-CSF
		iv. d1	支持

（三）化疗周期

新辅助化疗，通常为3～4周期。辅助化疗，通常为4～6周期，增加化疗周期不能提高疗效。对于复发转移乳腺癌的解救化疗，最佳化疗周期尚不清楚。目前的一种治疗策略是在化疗取得CR或PR后，再化疗1～2个周期，或对于激素敏感的病人序贯内分泌治疗维持。

四、内分泌治疗

内分泌治疗主要针对雌激素受体（ER）和/或孕激素受体（PR）阳性患者，激素受体不明确的患者可试用内分泌治疗。雌激素和/或孕激素受体阳性的浸润性乳腺癌患者，不论其年龄、淋巴结状况以及是否应用辅助化疗，均应当考虑辅助内分泌治疗。

（一）绝经的定义

绝经一般是指月经永久性终止；也用于描述乳腺癌治疗过程中卵巢合成的雌激素持续性减少。其定义为：

1. 双侧卵巢切除术后。

2. 年龄≥60岁。

3. 年龄＜60岁，停经≥12个月，没有接受化疗、他莫昔芬、托瑞米芬或抑制卵巢功能治疗，且FSH及雌二醇水平在绝经后的范围内。

4. 年龄＜60岁，正在服他莫昔芬或托瑞米芬，卵泡雌激素及雌二醇水平应在绝经后范围内。

5. 正在接受黄体生成素释放激素（LH-RH）类似物或激动剂治疗的患者无法判定是否绝经。

6. 正在接受辅助化疗的绝经前妇女，停经不能作为判断绝经的依据。

（二）常用药物

1. 抗雌激素类

代表药物他莫昔芬（三苯氧胺） 可以用于预防术后复发转移的辅助治疗、复发转移的解救治疗。他莫昔芬可用于治疗绝经前和绝经后的患者。辅助他莫昔芬可使年复发率降低39%，年死亡率降低31%。他莫昔芬治疗的最佳持续时间是5年。他莫昔芬应在化疗后使用。

2. 芳香化酶抑制剂

主要用于绝经后激素受体阳性患者的治疗。目前应用于临床的第三代芳香化酶抑制剂有阿那曲唑、来曲唑和依西美坦。第三代芳香化酶抑制剂，在降低局部复发、对侧第二原发乳腺癌和远处转移风险方面的疗效均优于他莫昔芬。

3. 黄体生成素释放激素（LHRH）类似物

代表药物为戈舍瑞林，主要用于绝经前妇女，有可逆性卵巢切除的功效。绝经前受体阳性患者，术后单用戈舍瑞林效果与标准的CMF化疗效果相当。

（三）药物的选择

1. 辅助内分泌治疗

（1）绝经前激素受体阳性患者：① 先用他莫昔芬2～3年，如进入绝经后可以改用依西美坦或阿那曲唑共5年；② 如果服用他莫昔芬2～3年后依然未绝经，可继续应用他莫昔芬5年。如5年后进入绝经后，再用来曲唑5年作为后续治疗；③ 对部分不适合他莫昔芬治疗，或有高危复发风险的绝经前患者，可以考虑在卵巢去势（可采用药物去势或手术切除卵巢的方式）后，使用芳香化酶抑制剂作为辅助治疗。

（2）绝经后激素受体阳性患者：① 术后阿那曲唑或来曲唑5年；② 已使用他莫昔芬2～3年后，再序贯使用依西美坦或阿那曲唑3～2年；③ 已使用他莫昔芬5年的，可后续应用来曲唑5年；④ 对不能耐受芳香化酶抑制剂治疗的患者，仍然使用他莫昔芬5年。

2. 复发转移乳腺癌内分泌治疗

对于雌激素受体阳性、只有骨或软组织转移及无症状的局限性内脏转移患者，可首选予单用内分泌治疗。

对于在抗雌激素治疗过程中复发转移的以及抗雌激素治疗结束后1年以内复发转移的绝经后患者，首选第三代芳香化酶抑制剂。

对没有接受过抗雌激素治疗复发转移的或抗雌激素治疗结束1年以后复发转移的绝经后患者，可选择他莫昔芬或第三代芳香化酶抑制剂。

五、放射治疗

乳腺癌的放射治疗属于局部治疗措施，下面主要介绍浸润性乳腺癌的放射治疗。

（一）保乳术后的放射治疗

1. 适应证　除年龄≥70岁、激素受体阳性、腋淋巴结阴性、肿瘤为T1、切缘阴性的患者可以单纯使用辅助内分泌治疗外，所有接受保乳手术的患者都应行全乳放疗，其照射范围依据腋淋窝巴结转移情况而定。

2. 放疗靶区

（1）腋窝淋巴结无转移者，全乳放疗伴肿瘤床加强照射。

（2）腋窝淋巴结转移1～3个，全乳放疗伴肿瘤床加强照射，考虑锁骨上区域放疗。

（3）腋窝淋巴结转移≥4个，全乳放疗伴肿瘤床加强照射和锁骨上区域放疗。腋窝淋巴结清扫数目10枚以下时，参照腋窝淋巴结转移比例，建议在转移比例≥20%时照射锁骨上区域。

（4）如果内乳淋巴结为临床或病理阳性则应照射内乳淋巴结区域。

（5）部分乳腺照射的应用价值有待临床试验的进一步证实，目前尚不推荐其作为成熟技术推广。

3. 放射源及剂量

采用^{60}Co或4～6 MV的X线，锁骨区采用X线和电子线混合照射，全乳切线野和淋巴引流区剂量为50 Gy，1.8～2 Gy/次，每周照射5次。切缘阴性者肿瘤床追加至60 Gy，切缘阳性者需追加至65 Gy以上。瘤床加量技术采用电子线或^{192}Ir后装组织间插植照射，照射范围参照术中金属标记和/或术前钼靶片。

4. 放疗开始时间

术后24周内开始。需辅助化疗的患者，在完成化疗后2～4周内开始放疗。不建议放疗与含蒽环类和紫杉类的化疗方案同期使用。

如果病理是导管原位癌，保乳术后需行全乳放疗。

（二）根治术或改良根治术后放射治疗

1. 适应证　局部和区域淋巴结复发的高危患者。

2. 放疗靶区

（1）腋窝淋巴结转移1～3个，胸壁及锁骨上区域。

（2）腋窝淋巴结转移≥4个，胸壁及锁骨上区域。

（3）腋窝淋巴结阴性但肿瘤>5 cm，行胸壁放疗，考虑锁骨上区域放疗。

（4）腋窝淋巴结阴性且肿瘤≤5 cm，切缘距肿瘤<1 mm，考虑行胸壁放疗。

（5）腋窝淋巴结阴性且肿瘤≤5 cm，切缘距肿瘤>1 mm，不做放疗。

（6）内乳淋巴结放疗原则同保乳术。

3. 放射源及剂量

术后放射剂量50 Gy/25次/5周，胸壁野用电子线单前野，或4～6 MVX线切线野。应垫一定厚度的组织填充物至20～30 Gy，以提高胸壁皮肤表面剂量。必须将手术疤痕置于照射野内。如果疤痕过长，可另设独立电子线。锁骨上野用X线单前野，或电子线单前野，或X线和电子线混合照射。

腋窝淋巴结清扫数目小于10，且阳性率≥20%时，加设腋锁联合野，腋窝区补量（腋后野）50 Gy/25次/5周，其余原则同前。

（三）晚期乳腺癌的放疗

局部晚期乳腺癌治疗原则　多在新辅助化疗2～4周期后，再开始全乳腺及同侧锁骨上区的放疗，4～6 MVX线或^{60}Co切线野照射，剂量40～50 Gy/20～25次/4～5周。不能手术者，全乳腺剂量50～60 Gy，肿瘤区追加剂量10～25 Gy。加照腋窝区，内象限病变照射内乳区。

晚期乳腺癌放射治疗的目的是缓解症状、减轻痛苦、改善生活质量。如果有骨转移致难以耐受疼痛、脑转移及脊髓压迫等，首选放疗。

（四）局部或区域复发的放疗

包括胸壁或区域淋巴结复发。对未做过放疗的区域，正规野补充根治量放疗；对已做过放疗的区域，局部野高姑息量放疗；如再次手术切除复发灶后，可按预防量放疗。

（五）放射治疗并发症

1. 急性反应

（1）皮肤反应：为最常见的并发症，包括干性皮炎和湿性皮炎。可用比亚芬等药物预防和治疗。

（2）放射性肺炎：预防方法是照射锁骨区或内乳区时，应用X线和电子线混合照射。采用三维适形放疗技术做治疗计划可减少胸壁下肺组织照射体积，降低肺的受量。治疗上可使用抗生素、激素配合支气管扩张剂等。

（3）放射性咽喉炎：预防方法是咽喉区加小铅块。轻者可不予处理，重者可使用地塞米松加庆大霉素雾化吸入治疗。

（4）放射性食管炎：预防方法是减少内乳区照射，或内乳区照射时使用X线和电子线混合照射。可用抗生素加少量激素对症治疗。

2. 晚期并发症　上肢淋巴水肿、心血管并发症、臂丛神经损伤、肋骨骨折、第二原发肿瘤极少见。

六、生物靶向治疗

曲妥珠单抗是一种人源化的抗 HER-2 抗体，应用指征为HER-2 过度表达患者的辅助治疗及复发转移患者的解救治疗。该药可单独使用或与化疗药物联合应用。贝伐单抗（avastin）是抗血管内皮细胞生长因子受体（VEGF 受体）的人源化单克隆抗体。有报道贝伐单抗与紫杉醇联合应用的有效率优于紫杉醇单独应用。

七、随访与监测

应对所有乳腺癌患者进行终生随访。随访内容包括病史询问、体格检查和辅助检查。术后 3 年内每 4～6 个月复查一次，术后 4～5 年内每 6 个月复查一次，此后每年复查一次。如有不适随时复诊。辅助检查项目：胸片、腹部超声、乳房钼靶摄片（健侧乳房每 12 个月 1 次。保乳患者放疗后每 6～12 个月 1 次）、全身骨扫描（每年 1 次）、生化指标（CA15-3）等。接受他莫昔芬者，若子宫仍保留，每 12 个月进行 1 次盆腔检查。接受芳香化酶抑制剂者，在服药之前应检测骨密度，在服药过程中也应定期监测骨密度的变化。

表 11-3 乳腺癌术后复发风险的分组

危险度分级	
低度危险	腋淋巴结阴性并同时具备以下所有特性
	1. 病灶（pT）≤ 2cm
	2. 组织学分级为 1 级
	3. 瘤周脉管未见肿瘤侵犯[a]
	4. Her-2 基因没有过度表达或扩增[b]
	5. 年龄 ≥ 35 岁
中度危险	腋淋巴结阴性且具备下列至少一条
	1. 病灶（pT）≥ 2 cm
	2. 组织学分级 2～3 级
	3. 有瘤周脉管肿瘤侵犯
	4. Her-2 基因过度表达或扩增
	5. 年龄≤35 岁
	6. 腋淋巴结 1～3 个阳性者且未见 Her-2 过度表达和扩增
高度危险	1. 腋淋巴结 1～3 个阳性者且 Her-2 过度表达或扩增
	2. 腋淋巴结 4 个或以上转移者

a：瘤周脉管侵犯存在争议，它只影响腋淋巴结阴性患者的危险度分级，但并不影响淋巴结阳性者的分级。

b：Her-2 的测定必须是经由严格质量控制的免疫组化或 FISH 法。

表 11－4　乳腺癌术后全身辅助治疗的选择

危险级别	ER/PR 阳性	内分泌治疗反应不确定	ER 和 PR 阴性
低危	内分泌治疗或不用	内分泌治疗或不用	不适用
中危	单用内分泌治疗或化疗→内分泌治疗	化疗→内分泌治疗	化疗
高危	化疗→内分泌治疗	化疗→内分泌治疗	化疗

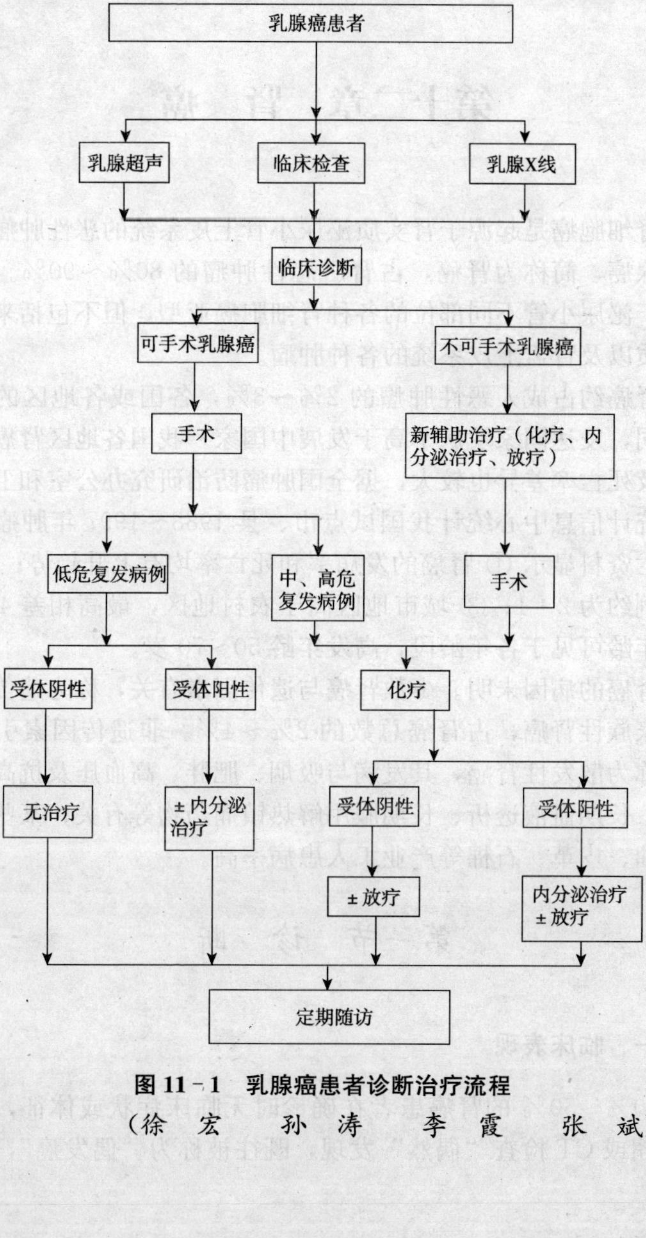

图 11－1 乳腺癌患者诊断治疗流程

（徐 宏 孙 涛 李 霞 张 斌）

第十二章　肾　癌

肾细胞癌是起源于肾实质泌尿小管上皮系统的恶性肿瘤，又称肾腺癌，简称为肾癌，占肾脏恶性肿瘤的 80%～90%。包括起源于泌尿小管不同部位的各种肾细胞癌亚型，但不包括来源于肾间质以及肾盂上皮系统的各种肿瘤。

肾癌约占成人恶性肿瘤的 2%～3%，各国或各地区的发病率不同，发达国家发病率高于发展中国家。我国各地区肾癌的发病率及死亡率差异也较大，据全国肿瘤防治研究办公室和卫生部卫生统计信息中心统计我国试点市、县 1988～1997 年肿瘤发病及死亡资料显示 ① 肾癌的发病率和死亡率均有上升趋势；② 男女比例约为 2∶1；③ 城市地区高于农村地区，最高相差 43 倍。发病年龄可见于各年龄段，高发年龄 50～70 岁。

肾癌的病因未明。少数肾癌与遗传因素有关，称为遗传性肾癌或家族性肾癌，占肾癌总数的 2%～4%。非遗传因素引起的肾癌称为散发性肾癌，其发病与吸烟、肥胖、高血压及抗高血压治疗、长期血液透析、长期服用解热镇痛药物等有关；某些职业如石油、皮革、石棉等产业工人患病率高。

第一节　诊　断

一、临床表现

30%～50% 的肾癌患者在确诊时无临床症状或体征，而是由 B 超或 CT 检查“偶然”发现，既往被称为“偶发癌”，现被称为无症状肾癌。有临床表现的肾癌主要有以下症状及体征：

1. 血尿 常为无痛性间歇发作的肉眼或镜下血尿，出血量大时可形成血块。

2. 腰痛 多为持续性钝痛，是因为肿瘤增长后肾包膜张力增加或肿瘤侵犯肾周围组织所引起的。

3. 肿块 肾脏位于腹膜后肾肿瘤可在体表背部触摸到时体积已经很大了，肿块质硬表面光滑或呈结节状。

4. 肾癌的三联症 血尿、腰痛和肿块称为肾癌三联症，肾癌患者中具有肾癌三联症表现的不到足15%，但具有三联症表现的患者几乎都是晚期。

5. 精索静脉曲张 部分病例阴囊处可发现精索静脉曲张，一般发生在左侧，因为左侧精索静脉回流到左肾静脉，当左肾癌压迫或瘤栓阻塞左肾静脉才会出现左侧精索静脉曲张而且平卧位时也不消失。

6. 全身症状 肾癌细胞可以产生多种内分泌激素，临床表现复杂，除了以上常见的症状外尚可出现一系列全身性症状，发生于肿瘤原发病灶和转移病灶以外由肿瘤引起的症候群被称为副瘤综合征。约20%的患者出现副瘤综合征，表现为高血压、贫血、体重减轻、恶病质、发热、红细胞增多症、肝功能异常、高钙血症、高血糖、血沉增快、神经肌肉病变、淀粉样变性、溢乳症、凝血机制异常等改变。30%为转移性肾癌，可由于肿瘤转移所致的骨痛、骨折、咳嗽、咯血等症状就诊。出现这些症状常提示预后不良。

二、辅助检查

1. 实验室检查项目 除血、尿、便常规检查外，还须包括尿素氮、肌酐、肝功能、全血细胞计数、血红蛋白、血钙、血糖、血沉、碱性磷酸酶和乳酸脱氢酶检查，尿素氮与肌酐水平用于评价肾功能，而后8项指标的异常变化可用于判断肾癌的预后。

2. 腹部B超或彩色多普勒超声　B超显像肾切面外形多显示局部隆起，肾内出现圆形或是椭圆形肿瘤图像，一般常为不均匀低回声。彩色多普勒显像肿瘤内部及周边可见丰富的彩色血流信号，肾静脉有瘤栓时肾静脉增宽，内有低回声肿块。

3. CT扫描　CT平扫显示为密度不均匀的软组织肿块，密度略高于或略低于正常肾实质，增强扫描后正常肾实质CT值明显增强，肿瘤CT值有所增强但明显低于正常肾实质。CT还可了解肾癌扩散至肾静脉和下腔静脉内时是否有瘤栓，淋巴结是否有转移。

4. MRI扫描　MRI能更清楚的显示肿瘤范围，判断是否有肾静脉或下腔静脉侵犯，区别淋巴和血管结构。

5. 肾盂静脉造影（IVU）　可以了解双侧肾脏的动能以及肾盂、输尿管和膀胱的情况。

6. 肾动脉造影　显示肾动脉增宽，出现肿瘤血管，动静脉瘘，造影剂池聚集。包膜血管增多等，肾动脉造影可以发现尚未引起肾盂肾盏变形的肿瘤。此外，对于较大肾癌在选择性肾动脉造影时可随之进行肾动脉栓塞以减少手术中出血及使肿瘤缩小提高切除率。

7. 放射线核素骨扫描　可以早期发现肾癌的骨转移。

三、鉴别诊断

主要与肾良性病变进行鉴别，如错构瘤、肾结核及肾囊肿等。

第二节 病理、分类及分期

一、大体

绝大多数肾癌发生于一侧肾脏，常为单个肿瘤，10%～20%为多发。肿瘤多位于肾脏上下两极，瘤体大小差异较大，直径平均7 cm，常有假包膜与周围肾组织相隔。双侧先后或同时发病者仅占散发性肾癌的2%～4%。遗传性肾癌则常表现为双侧、多发性肿瘤。

二、分类

肾癌有几种分类标准，以往我国最常采用的是1981年Mostofi分类标准。WHO 1997年根据肿瘤细胞起源以及基因改变等特点制定了肾实质上皮性肿瘤分类标准，此分类将肾癌分为透明细胞癌（60%～85%）、乳头状肾细胞癌或称嗜色细胞癌（7%～14%）、嫌色细胞癌（4%～10%）、集合管癌（1%～2%）和未分类肾细胞癌。根据形态学的改变乳头状肾细胞癌分为Ⅰ型和Ⅱ型2型。

2004年WHO对1997年的肾细胞癌病理组织学分类进行了修改，保留了原有肾透明细胞癌、乳头状肾细胞癌（Ⅰ型和Ⅱ型）、肾嫌色细胞癌及未分类肾细胞癌4个分型，将集合管癌进一步分为Bellini集合管癌和髓样癌，此外增加了多房囊性肾细胞癌、Xp11易位性肾癌、神经母细胞瘤伴发的癌、粘液性管状及梭形细胞癌分型。

三、组织学分级

以往最常用的是1982年Fuhrman四级分类。1997年WHO

推荐将 Fuhrman 分级中的Ⅰ、Ⅱ级合并为一级即高分化、Ⅲ级为中分化、Ⅳ级为低分化或未分化。

四、分期

2002 年 AJCC 的 TNM 分期和临床分期（clinical stage grouping，cTNM）（表 12－1、12－2）。2002 年 AJCC 病理分期中评价 N 分期时，要求所检测淋巴结数目至少应包括 8 个被切除的淋巴结，如果淋巴结病理检查结果均为阴性或仅有 1 个阳性时，被检测淋巴结数目 ＜ 8 个，则不能评价为 N_0 或 N_1。但如果病理确定淋巴结转移数目 ≥ 2 个，N 分期不受检测淋巴结数目的影响，确定为 N_2。

表 12－1　2002 年 AJCC 肾癌的 TNM 分期

分期	标准
原发肿瘤（T）	
T_X	原发肿瘤无法评估
T_0	未发现原发肿瘤
T_1	肿瘤局限于肾内，最大径 ≤ 7 cm
	T_{1a} 肿瘤局限于肾内，肿瘤最大径 ≤ 4 cm
	T_{1b} 肿瘤局限于肾内，4 cm ＜ 肿瘤最大径 ≤ 7 cm
T_2	肿瘤局限于肾内，最大径 ＞ 7 cm
T_3	肿瘤侵及主要静脉、肾上腺、肾周围组织，但未超过肾周筋膜
	T_{3a} 肿瘤侵及肾上腺或肾周脂肪组织和/或肾窦脂肪组织，但未超过肾周筋膜
	T_{3b} 肉眼见肿瘤侵入肾静脉或肾静脉段分支（含肌层）或膈下下腔静脉

续表

分期	标准
T_{3c}	肉眼见肿瘤侵入膈上下腔静脉或侵犯腔静脉壁
T_4	肿瘤浸润超过肾周筋膜
区域淋巴结（N）	
N_x	区域淋巴结转移无法评估
N_0	无区域淋巴结转移
N_1	单个区域淋巴结转移
N_2	一个以上区域淋巴结转移
远处转移（M）	
M_X	远处转移无法评估
M_0	无远处转移
M_1	有远处转移

表 12－2　2002 年 AJCC 肾癌临床分期

分期	肿瘤情况		
Ⅰ	T_1	N_0	M_0
Ⅱ	T_2	N_0	M_0
Ⅲ	T_1	N_1	M_0
	T_2	N_1	M_0
	T_3	N_1	M_0
	T_{3a}	N_0	M_0
	T_{3a}	N_1	M_0
	T_{3b}	N_0	M_0

续表

分期	肿瘤情况		
	T_{3b}	N_1	M_0
	T_{3c}	N_0	M_0
	T_{3c}	N_1	M_0
Ⅳ	T_4	N_0	M_0
	T_4	N_1	M_0
	任何 T	N_2	M_0
	任何 T	任何 N	M_1

第三节　治　疗

综合影像学检查结果评价 cTNM 分期，根据 cTNM 分期初步制定治疗原则。依据术后组织学确定的侵袭范围进行病理分期（pathological stage grouping，pTNM）评价，如 pTNM 与 cTNM 分期有偏差，按 pTNM 分期结果修订术后治疗方案。

一、手术治疗

1. 根治性肾切除术　经典的根治性肾切除范围包括：肾周筋膜、肾周脂肪、患肾、同侧肾上腺、肾门淋巴结及髂血管分叉以上输尿管。对经影像学诊断的肾癌，如果患者身体状况能够耐受手术，应尽可能行根治性肾切除术。早期肾癌可通过外科手术治愈。

2. 根治性肾切除加区域性淋巴结清扫术　根治性肾切除的同时加做区域淋巴结清扫术可以降低局部肿瘤复发率，提高生存率。但这一术式还尚有争议。

3. 保留肾单位手术（nephron sparing surgery，NSS） 包括肾部分切除术及肾肿瘤剜出术，对于非遗传性肾癌一般主张采用肾部分切除术，而对遗传性肾癌可采用肿瘤剜除术。NSS适应证：肾癌发生于解剖性或功能性的孤立肾，根治性肾切除术将会导致肾功能不全或尿毒症的患者，如先天性孤立肾、对侧肾功能不全或无功能者以及双侧肾癌等。

NSS相对适应证 肾癌对侧肾存在某些良性疾病，如肾结石、慢性肾盂肾炎或其他可能导致肾功能恶化的疾病（如高血压、糖尿病、肾动脉狭窄等）患者。

NSS适应证和相对适应证对肿瘤大小没有具体限定。

NSS可选择适应证 临床分期T_{1a}期（肿瘤≤4 cm），肿瘤位于肾脏周边，单发的无症状肾癌，对侧肾功能正常者可选择实施NSS。

4. 下腔静脉瘤栓的外科处理 对无淋巴结转移或远处转移的肾癌并腔静脉瘤栓患者仍可行根治性肾切除术并腔静脉瘤栓取出术，其预后仍然良好。

5. 腹腔镜手术 手术方式包括腹腔镜根治性肾切除术和腹腔镜肾部分切除术。手术途径分为经腹腔、腹膜后及手助腹腔镜。切除范围及标准同开放性手术。腹腔镜手术适用于肿瘤局限于肾包膜内，无周围组织侵犯以及无淋巴转移及静脉瘤栓的局限性肾癌患者，其疗效与开放性手术相当。但对≥T_3期的肾癌、曾有患肾手术史以及其他非手术适应证的患者应视为腹腔镜手术的禁忌证。腹腔镜手术也有一定的死亡率。

6. 手术并发症 无论是开放性手术或腹腔镜手术治疗肾癌均有可能发生出血、感染、肾周脏器损伤（肝、脾、胰腺、胃肠道）、胸膜损伤、肺栓塞、肾衰竭、肝功能衰竭、尿漏等并发症，应注意预防和适当处理。严重者可因手术导致患者死亡，术前应向患者及家属告知手术风险及可能发生的并发症。

二、介入治疗

肾动脉栓塞术主要用于晚期肾癌的姑息治疗，可缓解症状，延缓病情发展。

三、放射治疗

肾癌放射效果不佳，放疗的作用主要为辅助性或姑息性治疗。

Ⅰ术前放疗　适用于已向肾周侵犯的估计手术切除困难的肿瘤，提高手术切除率。

Ⅱ术后放疗　主要是减少局部复发提高长期生存率。

Ⅲ姑息性放疗　晚期肾癌可仅行放疗。

四、生物免疫治疗

1. IL－2

国外常用 IL－2 方案：

高剂量方案：IL－2 6.0～7.2×10^5 IU/［kg（体重）·8h］，15 min 内静脉注射，第 1 至 5 天，第 15～19 天。间隔 9 天后重复 1 次。大剂量应用 IL－2 有 4％ 的死亡率。

中低剂量方案Ⅰ：IL－2 2.5×10^5 IU/kg　H　5 d/W×1

IL－2 1.25×10^5 IU/kg　H　5 d/W×6

每 8 周为一周期

中低剂量方案Ⅱ：18　MIU/d　H　5 d/W×8 周

2. 干扰素－α　干扰素－α 通过对肿瘤细胞的细胞溶解作用，抑制肿瘤细胞内蛋白合成，从而抑制其分裂。还可增强 NK 活性是目前治疗转移性肾癌最有效的药物。

IFN－α　每次 9 MIU，im 或 IH，3 次/周，共 12 周。可从每次 3 MIU 开始逐渐增加，第 1 周每次 3 MIU，第 2 周每次 6

MIU，第3周以后每次9 MIU。治疗期间每周检查血常规1次，每月查肝功能1次，白细胞计数 $< 3\times10^9$/L或肝功能异常时应停药，待恢复后再继续进行治疗。如患者不能耐受每次9 MIU剂量，则应减量至每次6 MIU甚至每次3 MIU。有效率20%。

五、靶向药物治疗

几个随机对照的临床研究结果显示针对血管内皮生长因子（vascular endothelial growth factor，VEGF）及受体的多靶点激酶抑制剂治疗转移性肾癌有效率在10%～40%，治疗组中约80%的患者病灶稳定，可以延长患者无疾病进展时间，但长期疗效尚不能确定，需长期维持给药，患者对此类药物具有良好的耐受性，但治疗费用昂贵。抗VEGF的多靶点激酶抑制剂可以作为转移性肾癌治疗的一线用药或IFN-α或/和IL-2治疗失败后的二线用药。目前上市的靶向药物有甲苯磺酸索拉非尼（多吉美）。

六、化疗

肾癌化疗效果较差，各种化疗药物有效率多在10%以下，联合用药结果也较差。目前，吉西他滨与5-FU或卡培他滨联合治疗转移性肾癌可取得一定疗效。

七、疗效判定标准

以往最常用的疗效评价标准是1979年WHO推荐的实体瘤疗效评价标准，此标准根据计算治疗前后肿瘤面积的变化评定疗效。由于采用此标准评价化疗药物疗效时，可因为肿瘤测量的人为误差，而造成5%～10%的疗效评价结果偏差。

2000年美国国立癌症研究所及加拿大国立癌症研究所召开专题研讨会，确定了新的实体瘤疗效评定标准（Response

Evaluation Criteria In Solid Tumors，RECIST），RECIST 标准是根据治疗前后肿瘤最大径的变化评定疗效。

表 12－3　WHO 或 RECIST 的疗效评价标准

疗效	WHO	RECIST
CR	肿瘤完全消失，维持 4 周	肿瘤完全消失，维持 4 周
PR	肿瘤总面积缩小≥50%，维持 4 周	目标病灶最长径总和减少≥30%，维持 4 周
SD	变化介于 PR 和 PD 之间	变化介于 PR 和 PD 之间
PD	肿瘤总面积增加≥25%	目标病灶最长径总和增加≥20%

八、随访

1. 随访时间在手术后 4～6 个月，非手术者应每 3～4 个月一次。手术治疗如为姑息性者间隔与非手术相同，根治手术者一般每半年一次五年后每年一次。

2. 随访复查的项目包括体格检查，肝、肾功能，X 线，B 超，CT 等的检查。

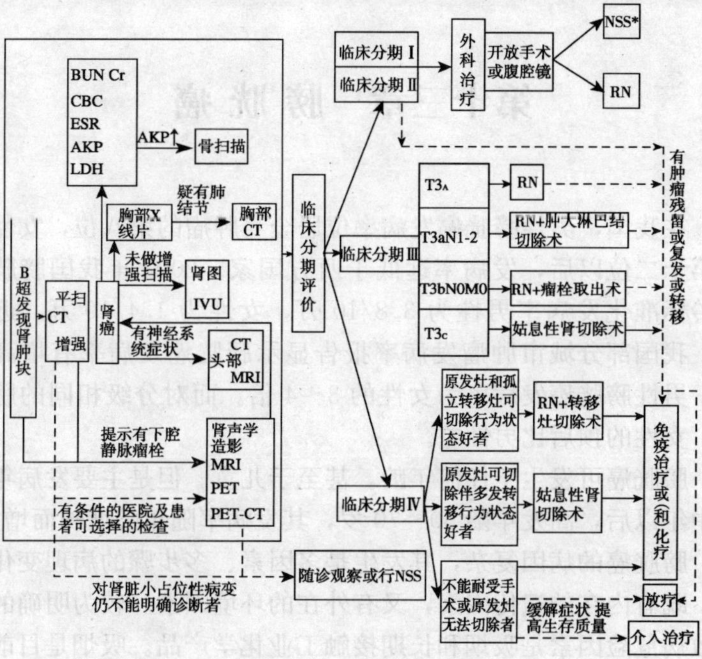

注1：NSS*需按各种适应证选择，CBC全血细胞计数RN根治性肾切除术，AKP碱性磷酸酶；LDH乳酸脱氢酶；ESR血沉。
注2：实线部分表示依次检查或治疗虚线部分表示可选或备送的检查或治疗。

图12－1　肾癌诊断治疗流程

（王　平）

第十三章 膀胱癌

在我国，男性膀胱癌发病率位居全身肿瘤的第八位，女性排在第十二位以后，发病率远低于西方国家。2002 年我国膀胱癌年龄标准化发病率男性为 3.8/10 万，女性为 1.4/10 万。近年来，我国部分城市肿瘤发病率报告显示膀胱癌发病率有增高趋势。男性膀胱癌发病率为女性的 3～4 倍。而对分级相同的膀胱癌，女性的预后比男性差。

膀胱癌可发生于任何年龄，甚至于儿童。但是主要发病年龄为中年以后，高发年龄 50～70 岁，其发病率随年龄增长而增加。

膀胱癌的病因复杂，其发生是多因素、多步骤的病理变化过程，既有内在的遗传因素，又有外在的环境因素。较为明确的两大致病危险因素是吸烟和长期接触工业化学产品。吸烟是目前最为肯定的膀胱癌致病危险因素，约 30％～50％ 的膀胱癌由吸烟引起，吸烟可使膀胱癌危险率增加 2～4 倍，其危险率与吸烟强度和时间成正比。另一重要的致病危险因素为长期接触工业化学产品，其中主要是生产染料和对二氨基苯及其衍生物产生的芳香胺。

第一节 诊 断

一、症状

80％～90％ 的膀胱癌患者以肉眼血尿为首发症状，肉眼血尿的特点是无痛性、间歇性、肉眼全程血尿，有些患者可由于短时间内出血量稍多，可形成不规则血块从尿液中排出，少数伴有上尿路肿瘤患者可出现“蚯蚓状血块”。部分患者则表现为初血尿或终末血尿，少数患者仅表现为镜下血尿，血尿持续和间隔时间不等，有些仅为1次血尿，有些可持续数天至数周；间隔数天或数月甚至1～2年后再次出现，处于血尿间歇期的患者尿常规检查可以表现为正常。有10％的膀胱癌患者伴有膀胱刺激症状，表现为尿频、尿急、尿痛和排尿困难。肿瘤广泛浸润盆腔或转移时，出现腰骶部疼痛；阻塞输尿管可致肾积水、肾功能不全；下肢浮肿、贫血、体重下降、衰弱等症状。

二、体征

膀胱癌患者通常不伴有任何体征。但肿瘤侵及尿道、膀胱颈部引起尿潴留时，可在下腹部触及涨满的膀胱，表现为下腹部球形肿物，表面光滑，排尿或导尿后可缩小或消失。肿瘤侵及双侧输尿管可致肾积水，甚至肾功能不全引起下肢或全身浮肿。膀胱后壁肿瘤可经直肠（或阴道）及下腹壁双合诊判断肿瘤侵及范围。

三、辅助检查

1. 尿常规检查

膀胱癌患者85％以上的首发症状为血尿，可表现为肉眼血尿或镜下血尿，尿常规检查是简单易行的实验室检查，可以证实血尿的有无。但血尿原因较为复杂，泌尿系结石、炎症、结核、肿瘤、畸形、外伤、前列腺增生症等均可发生血尿，在泌尿男生殖系统疾病中，血尿是普遍存在的一个症状。在有镜下血尿患者中仅有4％～10％的患者最后被确诊为膀胱癌。尿常规检查虽然简单、经济，但特异性低，是诊断膀胱癌的一个辅助手段。

2. 尿脱落细胞学检查

尿脱落细胞学检查是诊断膀胱癌的传统方法，尿细胞学诊断膀胱尿路上皮癌的特异性可高达 90%，低级别的膀胱尿路上皮癌中其特异性仅有 20%～40%，其阳性率随癌细胞分级的升高而增高。尿脱落细胞学也有 1%～12% 的假阳性率。尿脱落细胞学检查通常作为诊断膀胱癌的一个辅助诊断手段。

3. 膀胱镜检查

膀胱镜检查是诊断膀胱癌及膀胱癌术后监测复发的主要手段。膀胱镜检查通常在尿道表面麻醉下进行，可观察到肿瘤的部位、大小、数目、形态（地毯状、乳头状或珊瑚状、菜花状）和生长方式（有蒂或浸润性生长），通过对膀胱病变活体组织病理检查可以明确病理类型以及癌细胞的分化程度。膀胱镜检查具有一定的创伤性，可造成膀胱感染、膀胱出血、尿道狭窄等并发症。

4. 胸部 X 线检查

术前应常规拍胸部 X 线片，了解有无肺部转移。对胸部 X 线检查发现肺部有可疑结节的患者，应行胸部 CT 检查。

5. 静脉尿路造影

低分级非浸润性膀胱尿路上皮癌伴发上尿路上皮癌的发生率为 0.3%，而 T1G3 的膀胱尿路上皮癌伴发上泌尿系统尿路上皮癌的发生率达 7%，因此对非浸润性膀胱尿路上皮癌 T1G3 和浸润性尿路上皮癌患者应将静脉尿路造影（Intravenous urography，IVU）作为常规检查项目。IVU 除可了解双肾的功能情况外，最重要的是能够显示上尿路有无积水及占位性病变，检出上尿路小病灶及同时检出多发肿瘤是其他方法不可比拟的，当 IVU 检查不能清楚显示上尿路情况时，应行逆行肾盂造影检查。

6. B 超

B 超是最常用的检查方法，可检出、诊断膀胱肿瘤，并能对膀胱癌进行分期，尤其是腔内B超对肿瘤诊断正确率达92%～95%，对＜T3b期肿瘤分期更准确。

7. CT检查

CT检查能够检出、诊断膀胱肿瘤，能够对膀胱癌进行临床分期。横断面扫描对膀胱顶部、底壁肿瘤易丢失遗漏，螺旋CT多平面重组图像可减少遗漏。CT扫描能显示1.0 cm左右膀胱内肿瘤，可分辨出肌层、膀胱周围的浸润，也能检查出盆腔内增大的淋巴结。

8. MRI检查

与CT扫描相比磁共振成像具有优良的软组织对比度以及多轴位的扫描方式的优势，但磁共振成像设备价格昂贵，检查费用高，国内应用并不普及。磁共振成像能够检出、诊断肿瘤，能够进行肿瘤分期，对＜T3a肿瘤分期准确率优于CT，但可能不及腔内B超。对淋巴结的显示与CT相仿。磁共振成像分期正确率72%～96%。

9. 肿瘤标志物检查

常用的膀胱肿瘤瘤标有：尿液中查NMP-22（核基质蛋白），血清中查MMP-9（金属硫蛋白）。

四、鉴别诊断

主要与肾输尿管肿瘤泌尿系结核、尿石症、非特异性膀胱炎，腺性膀胱炎，放射性膀胱炎，前列腺癌等进行鉴别。

第二节 病理、分类及分期

目前，膀胱癌的分级广泛采用WHO的国际肿瘤组织学分类（WHO 1973，1998，2004）分级标准，而浸润深度则主要以国际抗癌联盟（Union International Contre le Cancer/

International Union Against Cancer，UICC，2002）TNM 分期法为标准。

一、膀胱癌的组织学类型

尿路被覆的上皮统称为尿路上皮（urothelium）。传统上将尿路上皮称为移行上皮（transitional epithelium），1998 年 WHO 与国际泌尿病理学会联合建议用尿路上皮（urothelial epithelium）一词代替移行上皮一词，以区别于鼻腔以及卵巢内的移行上皮。

膀胱癌包括尿路上皮细胞癌、鳞状细胞癌和腺细胞癌，其次还有较少见的转移性癌、小细胞癌和癌肉瘤等。其中，膀胱尿路上皮癌最为常见，占膀胱癌的 90% 以上。膀胱鳞状细胞癌比较少见，占膀胱癌的 3%～7%。膀胱腺癌更为少见，占膀胱癌的比例 ＜ 2%，膀胱腺癌是膀胱外翻患者最常见的癌。

二、膀胱癌的组织学分级

膀胱癌的分级与膀胱癌的复发和侵袭行为密切相关。膀胱肿瘤的恶性程度以分级（grade）表示。关于膀胱癌的分级，目前普遍采用 WHO 分级法（WHO 1973，WHO/ISUP 1998，WHO2004）。

1. 1973 年 WHO 分级法

1973 年的膀胱癌组织学分级法根据癌细胞的分化程度分为高分化、中分化和低分化 3 级，分别用 grade 1、2、3 或 grade Ⅰ、Ⅱ、Ⅲ表示（表 13－1）。

2. 1998 年 WHO/ISUP 分级法

1998 年 WHO 和国际泌尿病理协会（International Society of Urological Pathology，ISUP）提出了非浸润性尿路上皮癌新分类法，2004 年 WHO 正式公布了这一新的分级法。新分类法中肿瘤的分类主要基于光镜下的显微组织特征，相关形态特征的细胞类型和组织构型。此分级法将尿路上皮肿瘤分为低度恶性倾向尿路上皮乳头状肿瘤（papillary urothelial neoplasms of low malignant potential，PUNLMP）、低分级和高分级尿路上皮癌（表 13-1）。

低度恶性倾向尿路上皮乳头状瘤指乳头状尿路上皮损害，乳头状肿瘤细胞排列有序、结构轻度异常、细胞核轻度间变，可不考虑细胞层次的数目。低度恶性倾向尿路上皮乳头状瘤细胞层次明显多于乳头状瘤，和（或）细胞核轻微增大、染色质增多，有丝分裂相偶见，通常限于基底层。此种尿路上皮肿瘤虽然进展的风险很小，但不完全属于良性病变，仍有复发的可能。

三、膀胱癌的分期

膀胱癌的分期指肿瘤浸润深度及转移情况，是判断膀胱肿瘤预后的最有价值的参数。目前主要有两种分期方法，一种是美国的 Jewett-Strong-Marshall 分期法，另一种为国际抗癌联盟（UICC）的 TNM 分期法。目前普遍采用国际抗癌联盟的 2002 年第 6 版 TNM 分期法（表 13-2）。

膀胱癌可分为非肌层浸润性膀胱癌（T_{is}，T_a，T_1）和肌层浸润性膀胱癌（T_2以上）。局限于黏膜（T_a-T_{is}）和黏膜下（T_1）的非肌层浸润性膀胱癌（以往称为表浅性膀胱癌）占 75%～85%，肌层浸润性膀胱癌占 15%～25%。而非肌层浸润性膀胱癌中，大约 70% 为T_a期病变，20% 为T_1期病变，10% 为膀胱原位癌。原位癌虽然也属于非肌层浸润性膀胱癌，但一般分化差，属于高度恶性的肿瘤，向肌层浸润性进展的概率要高得多。因此，应将原位癌与T_a、T_1期膀胱癌加以区别。

表 13-1 膀胱尿路上皮癌恶性程度分级系统：1973 年与 2004 年系统比较*

WHO 1973 分级
乳头状瘤
尿路上皮癌 1 级，分化良好
尿路上皮癌 2 级，中度分化
尿路上皮癌 3 级，分化不良
WHO/ISUP 1998，WHO 2004 分级
乳头状瘤
低度恶性倾向尿路上皮乳头状瘤
乳头状尿路上皮癌，低分级
乳头状尿路上皮癌，高分级

* WHO 1973、WHO 2004 分级法是两个不同的分类系统，两者之间不能逐一对应。

表 13-2 膀胱癌 2002 TNM 分期

T（原发肿瘤）	
T_x	原发肿瘤无法评估
T_0	无原发肿瘤证据
T_a	非浸润性乳头状癌
T_{is}	原位癌（“扁平癌”）
T_1	肿瘤侵入上皮下结缔组织
T_2	肿瘤侵犯肌层
T_{2a}	肿瘤侵犯浅肌层（内侧半）
T_{2b}	肿瘤侵犯深肌层（外侧半）
T_3	肿瘤侵犯膀胱周围组织
T_{3a}	显微镜下发现肿瘤侵犯膀胱周围组织
T_{3b}	肉眼可见肿瘤侵犯膀胱周围组织（膀胱外肿块）
T_4	肿瘤侵犯以下任一器官或组织，如前列腺、子宫、阴道、盆壁和腹壁
T_{4a}	肿瘤侵犯前列腺、子宫或阴道
T_{4b}	肿瘤侵犯盆壁或腹壁

续表

N（淋巴结）
N_x　区域淋巴结无法评估
N_0　无区域淋巴结转移
N_1　单个淋巴结转移，最大径 ≤ 2 cm
N_2　单个淋巴结转移，最大径 >2 cm 但 < 5 cm，或多个淋巴结转移，最大径 <5 cm
N_3　淋巴结转移，最大径 ≥ 5 cm
M（远处转移）
M_x　远处转移无法评估
M_0　无远处转移
M_1　远处转移

第三节　治　疗

一、手术治疗

1. 膀胱镜电灼或经尿道电切术

经尿道膀胱肿瘤切除术（TUR - BT）即是非肌层浸润性膀胱癌的重要诊断方法。

适应证　表浅的带蒂乳头状瘤、浸润黏膜或黏膜下层（T1）呈单个散在而数目少的肿瘤。

2. 膀胱部分切除术

适应证　浸润性乳头状癌、但范围较局限，肿瘤体积不大，部分膀胱切除后膀胱容量不过小，距三角区及膀胱颈部较远者，部分切后不影响排尿。

操作要点　切除肿瘤时应将距肿瘤周边 2 cm 以上的正常膀胱壁一并切除。如切除的范围影响到输尿管口，应将输尿管末段切除，并将输尿管移植到膀胱上。

3. 膀胱全切术

适应证　肿瘤呈多灶性分布于膀胱内；部分切除不能完全切除肿瘤者；肿瘤体积大浸润较深，恶性程度较高的肿瘤；膀胱三角区及颈部广泛浸润者，均应考虑膀胱全切术。

操作要点　切除膀胱同时，应将精囊前列腺一并切除。

膀胱全切术后尿路改道及重建手术有以下几种：

(1) 输尿管皮肤造口

(2) 输尿管乙状结肠吻合术

(3) 直肠膀胱、结肠腹壁造口术

(4) 直肠膀胱乙状结肠肛门括约肌内造口术

(5) 回肠膀胱术

(6) 可控回肠膀胱术

(7) 膀胱替代术

4. 根治性全膀胱切除术

包括盆性淋巴结清除术，此手术对患者打击较大，预后与膀胱全切差异不大。

二、介入治疗

一般应用介入插管选择性双侧髂内动脉灌注化疗，应用较多的药物为顺铂、丝裂霉素、阿霉素及5-氟尿嘧啶。术前行介入治疗可提高浸润性膀胱癌手术切除率；手术无法切除的膀胱肿瘤及术后复发的膀胱癌，膀胱癌合并难以控制的血尿可行介入治疗；介入治疗也可以联合膀胱灌注化疗预防浅表性膀胱癌术后复发。

三、放射治疗

膀胱肿瘤对放射治疗敏感度较差，一般作为综合治疗的一部分，即辅助治疗，对提高5年生存率有意义。在晚期膀胱肿瘤患者可作为一种姑息性治疗手段，放射治疗途径有组织内、腔内、体外照射三种。其中临床应用比较多的是体外照射。

四、化学治疗原则

膀胱肿瘤的化疗常以局部化疗为主，多采用膀胱内灌注治疗。使用于肿瘤经尿道电切术后，肿瘤局部复发及膀胱部分切除术后。晚期膀胱癌多伴远处转移，宜用全身化疗。

1. 局部化疗

非浸润性膀胱尿路上皮癌手术后通常采用腔内化疗，其目的是减少肿瘤复发的数目及降低手术切除过程中瘤细胞种植的机会。常用的局部治疗药物有噻替哌、丝裂霉素、喜树碱、阿霉素、表阿霉素、卡介苗、干扰素。这些药物主要用于非浸润性膀胱尿路上皮手术后的预防灌注，卡介苗可用于治疗膀胱原位癌。

2. 全身化疗　主要适用于浸润性膀胱癌，晚期膀胱肿瘤常以全身化疗为主，因为此时多由远处转移，常用的膀胱灌注药物有PDD、MTX、5-FU、VCR等，化疗常采用联合用药，以提高疗效。对晚期膀胱癌有效的药物有：DDP、MTX、ADM、MMC、CTX、VLB、5-Fu、PTX、GEM等。

常用的联合化疗方案

1. GC方案

GEM　800～1000 mg/m^2　iv. gtt　第1、8、15天　q4w

DDP　70 mg/m^2　iv. gtt　第2天　q4w

4周为1周期，3周期为1疗程。

2. MVP方案

MTX　30 mg/m^2　iv. gtt，第1、8天

PDD　100 mg/m^2　iv. gtt，第2天

VLB　4 mg/m^2　iv. gtt，第1、8天

3 周为 1 周期，3 周期为 1 疗程。

3. TC 方案

PTX　150 mg/m^2　iv. gtt　第 1 天　q3w

CBP　300 mg/m^2　iv. gtt　第 2 天　q3w

3 周为 1 周期，3 周期为 1 疗程。

五、随访原则

患者在术后 3 年内每 3 个月来门诊复查膀胱镜，3 年后每半年来院复查。终生随访。

（王　平　白维君）

第十四章　骨的恶性肿瘤

骨的恶性肿瘤发病率低，多发生在青少年，男性多于女性。本章以成骨肉瘤、骨巨细胞瘤为代表，予以介绍。

第一节　成骨肉瘤

典型的成骨肉瘤多发生在儿童和青少年，40 岁以上的患者往往合并先期存在的疾病，如 Paget 病或放射性骨病等。80%～90%的成骨肉瘤发生在长骨的干骺端，最常见部位是股骨下段、胫骨上段和肱骨上段，最常见的主诉是局部疼痛和软组织肿胀，早期多为夜间痛。

一、症状及体征

1. 疼痛　疼痛是恶性骨肿瘤的重要症状，初期为间歇性、夜间痛明显，逐渐发展为持续性疼痛，呈进行性加重。该症状非常容易与青少年发育期生长痛相混淆，尤其是发生在膝关节周围的肿瘤初期经常被误认为是生长痛，要给予高度重视。对于青少年的无明确诱因持续加重的骨痛，应当给予定期的 X 线平片检查，以防漏诊耽误了最佳治疗时间。

2. 局部肿块　恶性骨肿瘤多数生长较迅速，肿块逐周、逐月增大是重要指标。肿块质地很硬、不活动，大多数可以通过触诊就可以判断出肿物与骨骼有关。尤文氏瘤可出现局部的红肿热痛。

首诊医生要对体表肿块增大速度特殊注意；一般良性肿瘤增

长速度通常是以年为计量单位，今年较去年体积增大；恶性肿瘤的增长速度通常是以周、月计算。而炎性肿物、血肿或脓肿的增大速度通常是以天计算。这是一般的规律，也可以出现特殊情况：如果恶性骨肿瘤合并内出血或骨折，肿块也可以迅速增大，皮质旁骨肉瘤的增长速度也比较慢。

3. 病理性骨折　因为轻微外伤就导致骨折，也是恶性骨肿瘤的症状之一，常见于骨肉瘤和转移癌。

4. 晚期恶性骨肿瘤多发生转移　最常见的是肺转移，还可合并贫血、消瘦、发热等消耗症状。

二、实验室检查

碱性磷酸酶（ALP）和乳酸脱氢酶（LDH）是评估病人预后和治疗效果的指标，通常在术后 ALP 和 LDH 增高提示可能有肿瘤复发和（或）转移，由于一部分病人的 ALP 和 LDH 术前就可能没有改变，所以这两项检查不是诊断的依据。

三、诊断方法

影像学和病理学诊断是主要方法。

（一）影像学检查

影像学检查包括 X 线平片、CT、MRI、ECT、DSA、PET，超声等。

X 线平片检查是诊断良、恶性骨肿瘤的基础。优点是整体性强，可以显示病变区的整体图像，检查简便、价格低廉，缺点是只有当骨破坏到一定程度在 X 线平片上才能显示，敏感度较差。CT 敏感度优于 X 线平片，在显示肿瘤对皮质骨、松质骨、髓腔的破坏程度以及软组织受侵犯程度上优于 X 线平片。大多数骨肿瘤的病例在获得 X 线平片和 CT 的影像学资料后，均可以对局部病灶改变有清楚的了解，可以得出初步诊断和分期，并且可以确定初步的治疗方案。

MRI 没有放射性损害，是无创性检查，在显示软组织受侵犯和髓腔内病变方面有 CT 和 X 线平片无法比拟的优势，但是目前 MRI 诊断对骨和软组织肿瘤的特异性方面尚有争议。ECT 骨扫描是应用放射性核素的诊查方法，是目前对骨破坏灵敏度最高的检查方法，有资料显示 ECT 可以早于 X 线、CT 3～6 个月发现骨破坏。行全身的骨 ECT 检查可以提示多发灶，是筛选骨转移癌的好办法，其缺点是特异性较差，有假阳性，所以不能仅根据 ECT 阳性就判定患者有多发骨转移，仍需结合 X 线平片、CT 检查作出综合判断。DSA 是通过数字减影计算机成像技术显示骨肿瘤和其他软组织肉瘤血供状态，对鉴别良、恶性肿瘤，估计手术治疗方案有一定作用。超声检查是一种无创检查，价格低廉、方便，尤其在辅助诊断骨肿瘤软组织受侵方面有一定优势。

成骨肉瘤的基本病理学改变是在病灶内形成肿瘤新生骨，在 X 线平片上显示为骨内斑片状、云雾状并边缘模糊的密度增高影，内无骨小梁存在。由于成骨肉瘤在出现肿瘤骨的同时，破骨细胞活动增加，所以在 X 线平片上可以显示出骨组织的虫蚀样破坏，甚至出现大段的溶骨样改变。由于骨破坏和新生肿瘤骨刺激骨膜反应，骨皮质增厚和骨膜增生，当恶性肿瘤侵犯和突破骨膜时，X 线片上可见骨膜反应和骨膜的破坏，这时可以出现所谓"Codman 三角"，"太阳针现象"，尤文氏瘤可以出现"葱皮征"，如果穿破骨膜突入软组织可出现软组织肿块。CT 和 MRI 的检查可以对肿瘤的形态有更深入的了解。主要的鉴别诊断是骨巨细胞瘤、动脉瘤样骨囊肿、慢性骨髓炎等。鉴别要点是恶性骨肿瘤在病史上多无炎性感染过程，影像学上有肿瘤骨和骨膜破坏的改变。

（二）病理学检查

在手术前获得病理学诊断的方法有三种

1. 细针抽吸细胞学诊断　比较方便易行，但由于可获得的实体细胞较少，骨恶性肿瘤大多数异质性明显，诊断有较高的假阴性率。所以，除了在为了确诊转移癌时应用外，很少用来诊断原发的骨肿瘤。

2. 粗针穿刺活检诊断　是目前临床开展较多的方法，优点是操作简单，如果能够确诊，可使患者免遭一次手术活检的痛苦和减少医疗费用。缺点是穿刺得到的组织块较小，定性可以，但是分类困难，由于骨肿瘤的异质性明显，有一定的假阴性率。临床上通常认为粗针穿刺活检病理阳性的可以作为诊断依据，如果是阴性，不能完全排除恶性疾患可能性，如果临床症状和影像学仍然怀疑是恶性肿瘤，应当考虑行切开活检。

3. 切开活检　是最可靠的病理诊断办法，切取的组织块必须足够大，有条件的医院应当在活检术中行冰冻病理检查，在冰冻病理学检查确认切取的组织内确实是肿瘤组织而不是坏死组织后再缝合切口，避免出现经过一次活检手术仍然不能定性的尴尬局面。切开活检是术前明确病理的最后手段，不应当作为首选手段。

（三）活检术　活检术往往是为了明确骨及软组织恶性肿瘤诊断的最后手段，活检术的手术入路和手术方式和患者的治疗效果有直接关系，必须引起足够的重视。尤其是有行保肢手术可能的病例，由于活检入路选择错误导致无法保肢或保肢效果差的病例时有发生，据 Mankin 对 597 名美国患者进行的分析，因为活检入路和活检术手术方式问题，合并症发生率 15.9%，不必要截肢率为 3%，中国虽然没有这方面的统计资料，但是，提高这方面的认识是必要的。

活检术和针吸病理检查要注意以下几点

1. 明确骨及软组织肉瘤是一种异质性恶性肿瘤，并不是瘤体所有部位都能反应肿瘤组织的全貌，所以活检或粗针穿刺活检前要选择好正确的部位。

2. 活检术和粗针穿刺活检病理检查应当在完成影像学检查之后进行，防止因为活检或穿刺后的血肿及组织反应导致影像学分期的改变。

3. 临床上至今为止尚未发现客观证据证明肿瘤快速生长和全身转移与活检术或粗针穿刺病理检查有关，但有证据表明切开活检或穿刺病理学检查可以造成肿瘤细胞的局部扩散，甚至促使肿瘤局部复发。

4. 不论是活检术还是穿刺病理学检查，手术入路必须位于下次手术切除范围内，确保下次手术能够完整切除活检或穿刺病理学检查涉及的区域。

5. 活检的手术切口应选择与人体长轴平行的纵行切口，尽量不要采用横切口。

6. 活检术取样要充分，有条件的医院应当术中进行冰冻病理学检查，在确认活检组织是肿瘤组织后再缝合切口。

7. 活检术中必须彻底止血，防止出现血肿，因为肿瘤组织破损造成的血肿视为肿瘤组织污染，大的血肿可以沿着软组织间隙蔓延，甚至污染整个肢体，使保肢手术无法施行。

四、鉴别诊断

成骨肉瘤要和良性骨肿瘤及各种骨病进行鉴别，如：骨软骨瘤；骨囊肿；动脉瘤样骨囊肿；急、慢性骨髓炎；骨样骨瘤；骨纤维异常增殖症；各种骨转移癌等。尤其要注意要与骨纤维异常增殖症类骨病进行鉴别诊断，因为这类骨病在患者青少年时期行外科手术治疗的复发率很高。当患者成年后，部分患者病情会停止进展，即使必须行外科治疗，效果也比较好。鉴别要点是骨纤维异常增殖症的X线片上呈现均匀一致的磨砂玻璃样密度区，病灶区骨膨胀，骨干出现畸形，很少出现明显的骨膜反应。

五、骨肉瘤临床及病理分期（G）

（AJCC 分期，2002 年第六版）

（一）TNM 定义

T 原发肿瘤

Tx 原发肿瘤体积无法评估

T_0 无原发肿瘤

T_1 肿瘤最大径 ≤ 8 cm

T_2 肿瘤最大径 >8 cm

T_3 原发部位有不连续的肿瘤

N 区域淋巴结

N_0 无区域淋巴结转移

N_1 有区域淋巴结转移

M 远处转移

M_x 远处转移无法评估

M_0 无远处转移

M_1 有远处转移

M_1a 肺转移

M_1b 其他部位远处转移

（二）组织学分级（G）

Gx 分级无法评估

G_1 高分化 （低度）

G_2 中分化 （低度）

G_3 低分化 （高度）

G_4 未分化 （高度）

尤文氏瘤为 G_4

分期：

期别	T	N	M	G
ⅠA	T_1	N_0	M_0	G_1 或 G_2
ⅠB	T_2	N_0	M_0	G_1 或 G_2
ⅡA	T_1	N_0	M_0	G_3 或 G_4
ⅡB	T_2	N_0	M_0	G_3 或 G_4
Ⅲ	T_3	N_0	M_0	任何 G
ⅣA	任何 T	N_0	M_1a	任何 G
ⅣB	任何 T	N_1	M_0	任何 G
ⅣB	任何 T	N_0	M_1b	任何 G

六、外科治疗

成骨肉瘤的治疗原则是以外科治疗以主的综合治疗，值得注意的是：近年来由于新辅助化疗技术的开展和应用，骨肉瘤的五年生存率已经由以前的不足 20%提高到 50%（一些专业治疗中心报道可以达到 70%）。通过多年大宗病例样本的统计学研究，已经得出结论，行截肢术与保肢术的患者五年生存率没有区别。但是，保肢术后的肿瘤局部复发率高于截肢术。肢体成骨肉瘤的外科治疗主要分为两大类，截肢术和保肢术，截肢术是传统治疗术式，保肢术是现代主流方法。

（一）截肢术

截肢术首先要注意的是手术切缘，一般来说，肢体骨恶性肿瘤切除边界应当是超出一个关节，如：足部恶性肿瘤，应选择在小腿中下 1/3 截肢，而小腿的恶性肿瘤应当在股骨中下 1/3 截肢，股骨的恶性肿瘤截骨平面应当在肿瘤上方 5 cm 以上处。截肢术仅仅是获得一个比较满意的切缘，而不能延长患者生存期，是患者放弃了一部分肢体功能来追求局部复发率下降的术式，所以，既然临床考虑行截肢术，首先就应当考虑手术切缘是否干净，如果保肢的局部扩大切除术就能够满足无瘤切缘要求，即不应当首先考虑截肢。

截肢术适应证

（1）肿瘤组织侵犯软组织严重，保肢手术无法获得无瘤切缘。

（2）保肢手术术后局部反复复发。

（3）Ⅲ期患者（骨内有跳跃性多发病灶）。

（4）肿瘤组织侵犯重要血管神经，无法保存肢体。

（二）保肢术

保肢术是应用外科手术方法切除肿瘤组织后进行肢体功能重建的术式，应用保肢术治疗恶性骨肿瘤的基本要求有两点①保肢术首先要考虑切除肿瘤组织边缘要干净，至少要术中肉眼净，不能有术中肉眼残留；②保肢术后的肢体功能必须优于至少是等于假肢。骨肉瘤的患者如果不能坚持化疗，不建议行保肢手术。保肢术的肢体功能重建方式很多，人工假体，灭活再植，异体骨置换，刮除术加骨水泥填充（多应用于低度恶性肿瘤），瘤段切除关节融合等。人工假体是目前比较常见的重建肢体连续性的方式。

保肢手术适应证

（1）软组织无侵犯或受侵不严重，可以同时切除。

（2）主要神经、血管未受侵。

（3）无远处转移病灶或转移灶可以得到控制。

（4）无感染病灶，无其他手术禁忌证。

七、骨肉瘤的新辅助化疗

骨肉瘤的5年存活率从不足20%提高到50%以上，主要归功于是化疗技术的进步，新辅助化疗使很多病人能够保全肢体，并且可以获得长期的存活，骨肉瘤的新辅助化疗方案很多，常见的有 Rosen、Jaff、COSS 方案等，近年 COSS 方案比较受到重视。

COSS－86 方案：

ADM　45 mg/m^2　iv. gtt.（30 min）　第 1，2 日　第 1，11，20，29 周

MTX　12 g/m^2　iv. gtt.（4 h）　第 1 日　第 3，4，13，14，18，19，22，23，27，28，31，32 周

IFO　3 g/m^2　iv. gtt.（1 h）　第 1，2 日　第 5，8，15，24，33 周

DDP　120 mg/m^2　iv. gtt.（5 h）　第 3 日　第 5，8，15，24 周

注意：COSS 方案是欧洲抗癌联盟制定的用药标准，由于人体差异，应酌情调整用药剂量及用药周期。

大剂量 MTX 和 IFO 临床应用注意事项：

（1）大剂量 MTX 的应用相当于常规剂量的数十倍以上，治疗前应进行全面检查，包括心、肺、肝、肾和血液方面。不能应用大剂量 MTX 的情况有：诊断不清者，体质虚弱者，严重心、肺、肝肾功能障碍者，血 WBC 在 $4\times10^9/L$ 以下、Hb 80g/L 以下、血小板 $100\times10^9/L$ 以下者。治疗中需密切观察病情的变化，定期复查血常规和有关的生化检验，及时发现毒性反应并给予积极的处理。

（2）在输入 MTX 的前后、注射 CF 解毒时间、次数和安排等每一环节，都必须作好记录和交班，以免延误注射 CF 或漏注射，使 MTX 的毒性作用因解救不及时引起严重后果。

（3）记录每天尿量，用药当日和次日应保持尿量在 1600 ml 以上。尿量如果过多，疗效也随之下降，最好将尿量控制在 1600～3000 ml 之内。

（4）应用大剂量 MTX 需要用 CF 解毒，应用大剂量 IFO 需要用 mesna 解毒。

（5）很多应用大剂量 MTX 和 IFO 患者，是在化疗后 7～14 天时发生明显的白细胞降低，这个时段很多患者已经离院，容易出现危险，应当给予高度重视。

临床要求在每一个化疗疗程后都进行效果评估，并且根据评估结果调整化疗方案和剂量，最直接的是病理学的肿瘤坏死率评估，坏死率在 90% 以上才能被认定有效，由于多数病人在术前化疗期间无法获得病理学评估，仅靠临床症状来估计，对于基层医生来说应当注意只有满足以下 4 点者才能说明化疗有效：① 肿瘤体积明显缩小；② 病灶区疼痛明显减轻；③ 关节活动明显改善；④ 碱性磷酸酶值明显降低。

骨的恶性肿瘤除尤文氏瘤和部分晚期为缓解疼痛外，不主张行放射治疗。

第二节 骨巨细胞瘤

骨巨细胞瘤多发于青少年，常发部位在膝部的胫骨上端和股骨下端，是一种易局部复发，很少远处转移的恶性肿瘤，病理学上依据肿瘤组织内的基质细胞和巨细胞比例分为Ⅰ、Ⅱ、Ⅲ级，临床通常将Ⅰ级视为低度恶性，Ⅲ级视为高度恶性，但是这种肿瘤的远处转移发生率与分级关系不密切，Ⅰ级也可以发生肺转移，Ⅲ级未必一定发生远处转移。治疗以外科手术治疗为主，放、化疗均不敏感。

一、症状与体征

1. 局部的轻微不适，隐痛，多发生于膝关节上下，可与青少年生长痛混淆，逐渐加重，如果发生骨皮质的破坏，疼痛会很明显。

2. 病理性骨折，可以因为轻微外伤导致局部的骨折，出现疼痛、功能障碍、局部红肿热痛等症状。

3. 如果发生骨折，肿瘤组织侵入软组织，也可发生软组织肿块。

二、诊断方法

术前主要靠影像学诊断，表现为近干骺端溶骨性偏心低密度影，质地不均，可呈多房性，骨皮质变薄，膨胀性发展，一般不侵犯关节面。

三、鉴别诊断

主要是与骨囊肿、溶骨性的骨肉瘤进行鉴别，骨囊肿在未发生病理性骨折前，X线平片和CT上显示的肿瘤质地比较均匀一致，很少发生骨皮质的虫蚀样破坏，肿物的边界很清楚，CT值和MRI的加权信号对鉴别诊断有很大帮助。骨囊肿一旦发生病理性骨折，在影像学上很难与骨巨细胞瘤导致的病理性骨折进行鉴别。溶骨性骨肉瘤有骨膜反应及虫蚀样的骨破坏，可以鉴别。

四、治疗

骨巨细胞瘤以保肢手术为主，常用的术式有：刮除植骨或骨水泥填充、人工假体置换、同种异体骨置换等术式，部分多次术后复发或因病理性骨折导致局部无法修复者也可以考虑截肢。一般的局部刮除植骨或骨水泥填充复发率很高，有报道称可达57％，采用局部刮除瘤组织后，用圆头磨钻打磨骨腔，然后用液氮冷冻的方法可以大幅度降低局部复发率，有报道称复发率可降低到3％。

骨巨细胞瘤对放、化疗均不敏感。

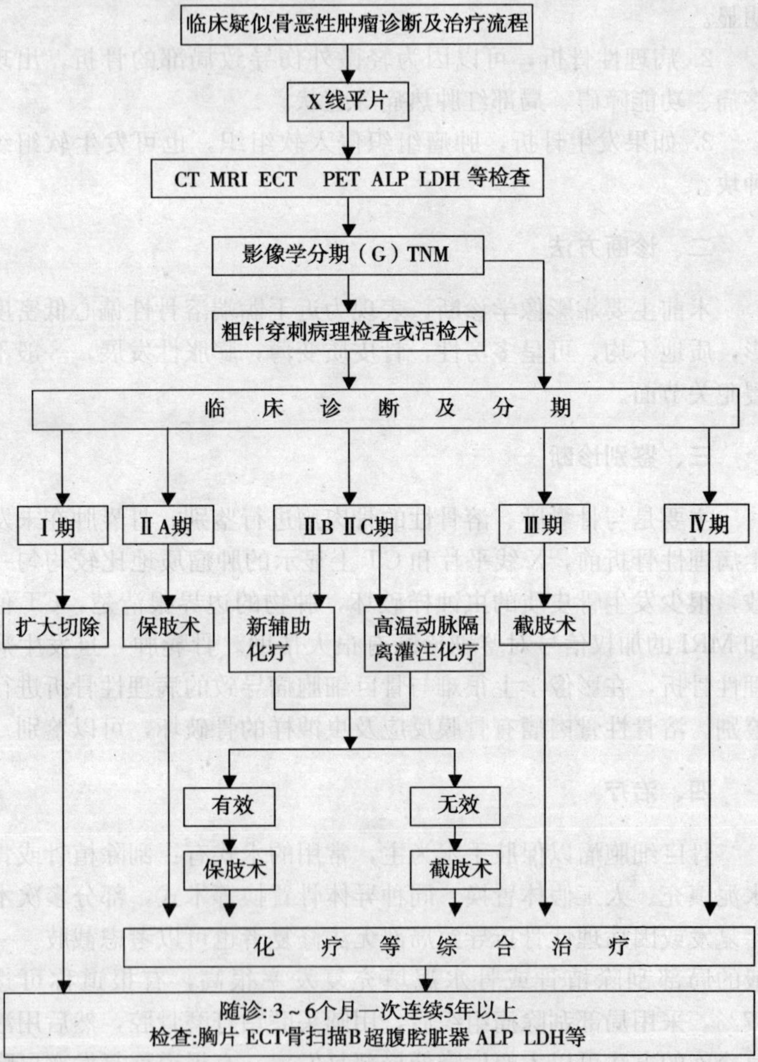

图 14－1　临床疑似骨恶性肿瘤诊断及治疗流程

第十五章　软组织恶性肿瘤

软组织恶性肿瘤来自于肌肉、筋膜、神经、结缔组织、纤维组织和脂肪组织等支持组织，肿瘤的种类很多，但是其生物学特点和治疗方法类似。发生部位多位于四肢、躯干、腹膜后，常见的有恶性纤维组织细胞瘤、脂肪肉瘤、纤维肉瘤、滑膜肉瘤、横纹肌肉瘤、血管内皮肉瘤等。主要症状是持续性生长的无痛性肿块，血行转移为主，淋巴转移少见，一旦出现淋巴转移即标志着肿瘤已经有远处转移。值得注意的是这类肿瘤都有明显的异质性，表现在肿瘤实体内不同部位的肿瘤组织可以表现出不同程度的细胞学类型，如果肿瘤反复术后复发，恶性度可以增加。这种异质性给病理学诊断带来困难。

一、症状和体征

1. 无痛性包块，生长速度较快。尤其是生长在腹膜后脂肪肉瘤，可以生长到数十公分而未被发现。

2. 局部压迫症状，可以导致肢体静脉回流障碍，发生肿胀，如果是神经纤维肉瘤，可以出现神经的瘫痪。

二、诊断方法

（一）影像学诊断

1. 彩色 B 型超声是筛查软组织恶性肿瘤的首选手段，如果 B 超发现浅脂肪层深面有血流的实体性肿块，提示必须进一步检查。

2. CT、MRI 和 PET 是进一步检查的手段，DSA 血管造影可以为手术范围提供参考。

（二）病理学诊断

对于软组织肿瘤体积较大，涉及截肢等破坏性手术的病例，要求得到术前的病理学诊断，首选的是粗针穿刺活检病理学诊断，通常不采用细针抽吸细胞学诊断，特殊病例可以应用切取活检。对于肿瘤体积较小，局部手术可以完整切除而且不影响肢体功能的，鼓励采用肿瘤包膜外的完整切除病理检查，如果术后报告为恶性肿瘤，可在14天内行补充扩大切除。

三、鉴别诊断

1. 炎性包块　一般炎性肿物有感染史、有红肿热痛的体征，不难区别。

2. 寒性脓肿　结核导致的寒性脓肿和病灶可以通过B超、CT加以鉴别。

3. 体表脂肪瘤和深部良性肿瘤　一般良性肿瘤生长速度缓慢，彩色B超多为无血流或少血流的肿物，有明确的包膜，一般可以鉴别。

四、软组织肉瘤的分期（G）

软组织包括的范围：纤维结缔组织、脂肪、平滑肌、横纹肌、血管、外周神经等。硬（包括脑）膜内肉瘤、实质器官和空腔脏器起源的肉瘤不适用本分期系统。病理分期决定了辅助治疗，应用新辅助治疗后病人应当重新分期。软组织肉瘤出现区域淋巴结转移对预后的影响视为远处转移。

临床分期（AJCC分期2002年　第六版）

TNM定义

T　原发肿瘤

T_X　原发肿瘤无法评估

T_0　无原发肿瘤证据

T_1　肿瘤最大径　≤5 cm

T_1a　浅表肿瘤

T_1b　深部肿瘤

T_2　肿瘤最大径 >5 cm

T_2a　浅表肿瘤

T_2b　深部肿瘤

浅表肿瘤指肿瘤位于浅筋膜表面没有侵犯筋膜，深部肿瘤指位于浅筋膜及其深面的组织内，腹膜后、纵隔、骨盆的肉瘤被认为是深部肿瘤。

N　区域淋巴结

N_X　区域淋巴结无法评估

N_0　无区域淋巴结转移

N_1　有区域淋巴结转移

软组织肉瘤发生区域淋巴结转移（N_1）被认为是 IV 期肿瘤。

M　远处转移

M_X　远处转移无法评估

M_0　无远处转移

M_1　有远处转移

G 组织学分级

G_X　分级无法评估

G_1　高分化　（低度）

G_2　中分化　（高度）

G_3　低分化或未分化　（高度）

分期：

期别	T	N	M	G
I	T_1a、T_1b	N_0	M_0	G_1
II	T_1a、T_1b	N_0	M_0	G_2、G_3
III	T_2b	N_0	M_0	G_2、G_3
IV	任何 T	N_1	M_0	任何 G
	任何 T	N_0	M_1	任何 G

经治疗后肢体软组织肉瘤 5 年生存率：Ⅰ期 90.00%，Ⅱ期 80.89%，Ⅲ期 56.29%

五、外科治疗

绝大多数软组织肉瘤都是以外科治疗为主，扩大切除是治疗这类肿瘤的主要方法，由于很多种类的肉瘤对放疗和化疗都不敏感，所以原则上放疗、化疗、免疫治疗、中医中药治疗只能作为辅助手段。软组织肉瘤外科治疗的术式有：病灶内切除（包膜内切除），边缘切除（伪包膜外切除），扩大切除（广泛切除或腔室切除），根治性切除（多为截肢术）四种。

1. 病灶内切除（包膜内切除）　不适用于任何恶性肿瘤的治疗，术后局部复发可能性在 90%以上，只有在切取病理或被迫行减瘤手术时才采用。

2. 边缘切除（伪包膜外切除）　伪包膜是指肿瘤组织快速生长，挤压周围正常组织，形成的非肿瘤本身的包裹组织，这种包膜内仍然可以有肿瘤细胞存在，在这个区域行肿瘤切除，局部复发几率很高，有资料报道在 60%以上，经常是为了保肢或保留重要的血管神经，被迫施行的手术，术后必须进行局部放疗和适当的化疗来降低复发率。

3. 扩大切除（广泛切除或腔室切除）是治疗软组织肉瘤的主要术式，它的手术范围要通过术前的详细影像学检查，有条件的医院应当行血管造影，手术范围应当包括肿瘤瘤体在内的全部组织腔室。术中判断切缘是否达到满意，最简单的办法是注意全部手术过程是否都是在正常组织间隙中进行，手术中的所有操作都不应当接触到肿瘤的瘤体组织，术后的大体标本表面应当看不到肿瘤组织和伪包膜。

4. 根治性切除（多为截肢术）是以牺牲患者肢体功能为代价的手术，必须高度重视手术切缘，应当选择避免局部复发的截肢平面，防止肿瘤组织残留。

（1）肢体软组织肉瘤截肢术适应证：① 高度恶性肉瘤局部多次复发；② 重要血管和重要神经受到肉瘤的浸润；③ 软组织肉瘤浸润骨骼无法局部切除；④ 多个腔室的软组织广泛受侵，⑤扩大切除的保肢术后肢体功能低于假肢。

（2）软组织肉瘤保肢手术适应证：① 扩大切除及功能重建后，肢体功能等于或优于假肢；② 重要血管、神经未受侵犯；③ 无其他手术禁忌证。

关于骨及软组织肉瘤的切除范围判定可参考图示：（图 15－1，图 15－2）

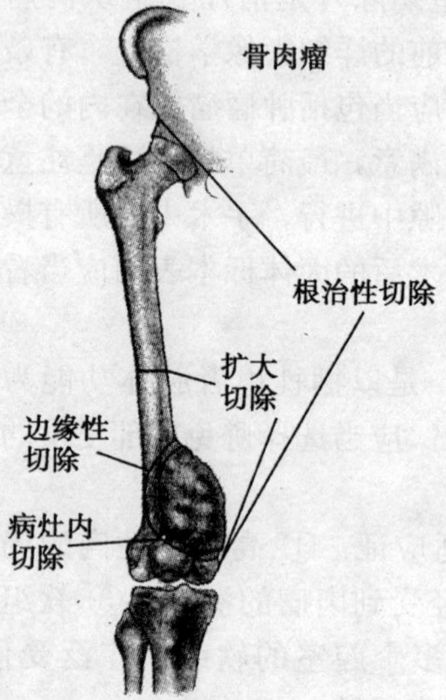

图 15-1 骨肉瘤的切除类型

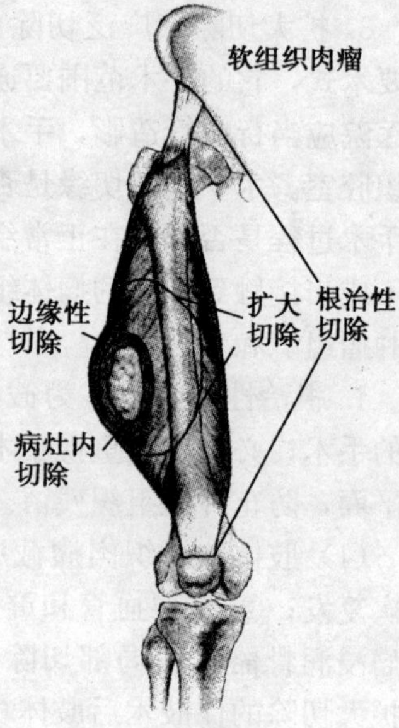

图 15-2 软组织肉瘤的切除类型

六、化疗

软组织肉瘤在成功的手术后，仍然有 40%～50% 死于最初的转移。所以，化疗原则上可以应用于所有患有高度恶性软组织肉瘤的患者，少数种类的肉瘤对化疗的反应率很高。低度恶性肉瘤因为其转移率低，预后很好，不用给化疗。位置表浅，直径小于 5 cm 的高度恶性肉瘤，外科手术估计可以保证切缘干净的也可以考虑不化疗。

由于单一化疗肿瘤反应率一般不高于 20%，所以提倡联合化疗方案。常用药物为阿霉素（ADM）、异环磷酰胺（IFO），氮烯咪胺（DTIC）、顺铂、长春新碱、氮芥等。

ADM 的剂量和反应为正相关关系，每个疗程剂量至少为 70 mg/m^2，提倡静脉持续连续给药。

IFO的疗效与ADM相当，单药应用反应率约25%，IFO给药途径，剂量十分重要，对小剂量无效的对大剂量可能仍然有效。应用大剂量IFO时，要用Mesna（巯乙磺酸钠）可以防止IFO的尿道毒性。使用时必须输入大量含电解质的碱性液体。中枢神经系统反应为代谢性脑病。IFO使用的相对禁忌证：患者全身状态差，血清白蛋白小于30 g/L，肾功能不全、患者年龄超过65岁应当慎用。神经毒性往往是自限性的，用美兰50 mg静脉注射和安定5 mg静脉注射能迅速纠正脑病。

DTIC也广泛用于软组织肉瘤的化疗，单一用药反应率低于20%，主要副作用是呕吐，有人报道说对DTIC对非消化道的平滑肌肉瘤有特别好的效果。

长春新碱对儿童软组织肉瘤有效。

新辅助化疗主要用于巨大的原发性或复发性肉瘤，目的是使有截肢指征的患者转变为适合保肢术的患者，或者是仅适合行边缘切除的患者转变为适合做扩大切除的患者。

常用的新辅助化疗及手术治疗流程：

1. 术前化疗1～3疗程，一个疗程开始到下个疗程开始之间为21天

第1疗程：IFO 2.25 g/m^2　iv. gtt qd 2 h以上，第1～4天。

ADM 75 mg/m^2，CIV 72 h以上，第1天。

第2，3疗程：ADM 75 mg/m^2　CIV 72 h以上，第1天。

DDP 120 mg/m^2　iv. gtt　4 h以上，第1天。

2. 手术—保肢或截肢术

3. 术后化疗1～3个疗程，每21天一个疗程

IFO 2.25 mg/m^2，iv. gtt qd，2 h以上，第1～4天

ADM 75 g/m^2，CIV 72 h以上。

应用IFO需用Mesna解毒

每个疗程中可用G－CSF 5 μg/kg，皮下注射，支持化疗。支持治疗在每次化疗完成后24小时后开始。化疗剂量必须根据患者个体差异进行调整。

对紧邻骨骼、神经和血管的肢体巨大软组织肉瘤或有截肢指征的软组织肉瘤，用苯丙氨酸氮芥和肿瘤坏死因子进行高温隔离肢体灌注治疗，保肢率相当高，大于80%，但是，这只是局部治疗方法，对于远处转移病灶没有疗效。

七、放射治疗

过去曾认为软组织肉瘤对放射线不敏感，但近十年的实验研究提示，软组织肉瘤本身较头颈部鳞癌、卵巢癌和脑胶质瘤等对放射线更敏感。这成为保存肢体的局部广泛切除术联合放射治疗的治疗策略基本取代截肢术的放射生物学基础。放疗亦成为软组织肉瘤的标准治疗方法之一。现有的临床研究结果证实，经大剂量照射后，大部分软组织肉瘤患者可获得不同程度的疗效，如上皮型滑膜肉瘤、胚胎型横纹肌肉瘤、黏液样脂肪肉瘤、纤维肉瘤都对放射线较敏感。另一方面，在软组织肉瘤中，不同组织类型其放射敏感性不同，即使在同一组织类型中不同患者的放射敏感性的差别也很大。骨肉瘤对放射线不敏感，但对于未能手术切除或术后复发者，放疗可作为姑息治疗以达到减轻症状的目的。

（一）放射治疗原则

1. 单纯放疗

（1）适应证：软组织肉瘤一般不推荐单纯放疗。

单纯放疗适应于：① 肿瘤较小，有手术禁忌证或患者拒绝手术；② 多次手术后复发不能再手术但肿瘤不大者；③ 肿瘤组织巨大又与重要器官无法分离切除时，④ 行姑息性放疗。

（2）设野原则及剂量：肢体软组织肉瘤倾向于沿长轴方向扩

散，低分级肿瘤：照射野包括肿瘤边缘 5 cm；高分级肿瘤照射野包括肿瘤边缘 8～10 cm。剂量 45～50 Gy/4.5～5 周后逐步缩野（两次缩野）最后集中照射原发灶。总剂量 60～70 Gy，每次剂量 1.8～2.0 Gy。在肢体应保留至少 1 cm 的条形皮肤区不受照射。软组织肉瘤区域淋巴结转移率低，不常规作淋巴结区预防照射。对胚胎型横纹肌肉瘤，分化差和未分化的肉瘤照射范围应适当扩大，最好包括肌肉的起止点，同时考虑临近淋巴结区预防照射。如联合化疗时，放射剂量应降低 10%。常用 4～6MVX 线或 ^{60}CO 照射；也可联合应用电子束；应用三维治疗计划系统使治疗体积内剂量分布合理，更好地保护正常组织。

2. 术前放疗

优点　可能使不能切除的肿瘤转化为可予手术，提高手术切除率；为保留肢体的手术方式提供可能；减少手术过程中种植的危险及不受伤口愈合的影响可采用较大的放射治疗野。主要缺点是不利于切口愈合。

（1）适应证：① 高分级、生长快的软组织肉瘤；② 切除有困难的体积较大的软组织肉瘤；③ 复发的分化差的软组织肉瘤

（2）设野原则及剂量：设野原则及放射源同单纯放疗。剂量 45～50 Gy/4.5～5 周。对于大肿瘤、高分级的肢体软组织肉瘤，保肢手术困难者，常采用术前放化疗或术前热灌注治疗以期提高肿瘤的手术完全切除率。

3. 术后放疗

术后放疗应于外科手术后 10～20 天内伤口愈合后就开始。

（1）适应证：① 局部切除术后，不准备再行彻底手术治疗者；② 手术中切除范围所包括的正常组织太少，估计手术切除不彻底者；③ 广泛性切除术后仍有病变残留者；④ 广泛性切除术后联合放疗来代替截肢术或半盆切除术者；⑤ 多次手术后复发，再次手术后有复发倾向者；⑥ 低分级、肿瘤小于 5 cm、手

术切缘阴性者，第一次术后可不做放疗。

（2）设野原则及剂量：术后放疗射野范围应根据不同的临床情况控制在肿瘤边缘外放 5～10 cm 范围，剂量应达到 50 Gy；一级靶体积（原肿瘤外放 2 cm 边缘区）的照射剂量不应低于 60 Gy，如果需要提高照射剂量，必须采用缩野技术，高复发危险区域剂量可达 65～70 Gy。应用放射源同单纯放疗，手术疤痕表面要使用补偿膜。

4. 组织间近距离放疗

（1）适应证　团块状和结节状巨大软组织肉瘤，特别是肿瘤靠近或侵犯重要神经、血管、涉及骨间膜和重要筋膜，外科无法实施广泛切除术，导致术后复发的危险患者，组织间近距离放疗可作为术后辅助治疗的一个手段。组织间近距离放疗的另一应用是与常规外照射配合，作为外照射后重点部位的推量照射。

（2）放射源、剂量　包括永久性植入放射源（^{198}Au、^{131}I）或通过手术植管于肿瘤床两种方法，后一种方法多采用 Ir－192 低剂量率的后装治疗，总剂量 20～60 Gy，驻留照射时间 4～6 天。

5. 快中子治疗

快中子治疗主要用于晚期软组织肉瘤，目前尚处于小规模试验阶段，确切疗效有待进一步研究。

放疗并发症：① 急性并发症：皮肤及皮下组织的放射性红斑、水肿、干性或湿性放射性皮炎、伤口的不愈、感染和坏死、局部感觉异常或疼痛。② 晚期损伤：不同程度的皮肤及软组织的纤维化或溃疡、血管狭窄、纤维化和闭锁、外周神经损伤及部分功能的丧失、放射性骨髓炎和骨折、关节功能障碍和肢体的淋巴水肿。并发症的发生率在 10%～30%，下肢发生比例为高。

出现晚期损伤处理很困难，关键在于预防，保留一个条带区的正常组织和未受侵的肌肉不被照射，采用缩野技术，应用治疗计划系统设计和优化照射野，将有助于降低并发症的发生。

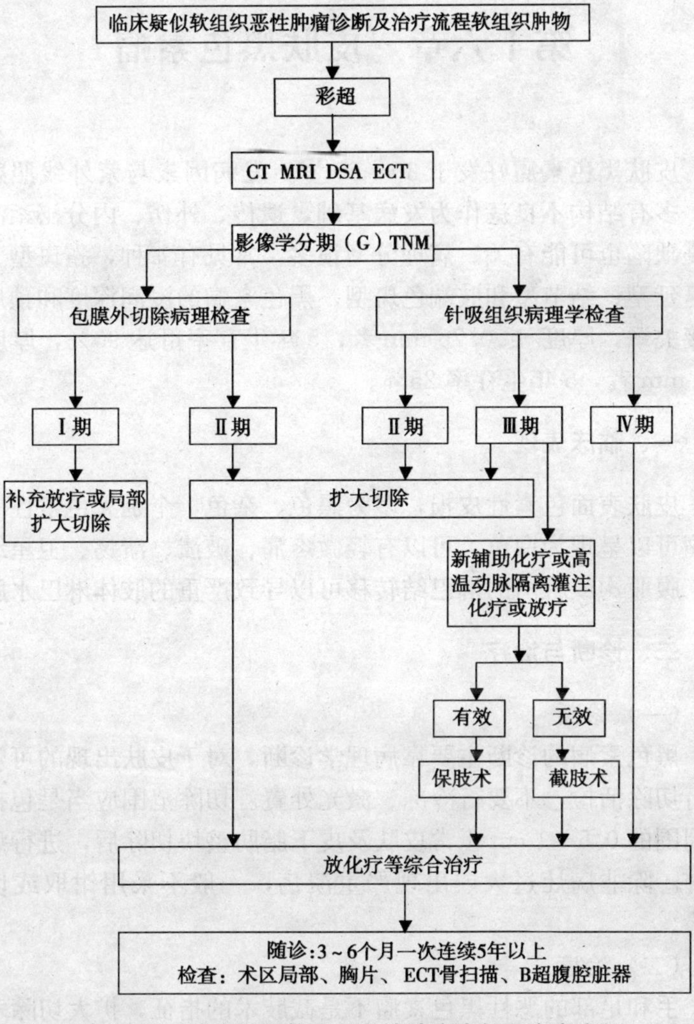

图 15－3　临床疑似软组织恶性肿瘤诊断及治疗流程

第十六章　皮肤黑色素瘤

皮肤黑色素瘤好发于 30～60 岁，发病因素与紫外线照射有关，多有结构不良痣作为发病基础，遗传、外伤、内分泌紊乱和免疫缺陷也可能有关。病理分型很多，常见有 4 种，雀斑型、表浅蔓延型、结节型和肢端色斑型。黑色素瘤的浸润深度和预后有直接关系，厚度 ≤ 0.75 mm 者，5 年生存率可达 90%，厚度≥ 4.0 mm 者，5 年生存率 25%。

一、临床表现

皮肤表面色素性皮损，多为黑色、杂色，个别无色素性黑色素瘤可以呈现为白色。可以有轻微疼痛、破溃、溃疡、卫星结节等。腹股沟或腋窝的淋巴结转移可以导致严重的肢体淋巴水肿。

二、诊断与治疗

（一）诊断

黑色素瘤的诊断主要靠病理学诊断，对于皮肤出现的可疑病灶行切除活检，不要行冷冻、激光处置。切除范围应当是包括肿物周围的 0.5～1 cm 正常皮肤及皮下脂肪整块切除后，进行病理检查。除非病灶过大或出现严重溃疡，一般不采用钳取或切取活检。

（二）治疗

手和足部的恶性黑色素瘤不是截肢术的指征，扩大切除术是处理黑色素瘤的最佳术式，一般要求切缘应距离病灶 3～5 cm，深度要包括深筋膜。手指、脚趾区的黑色素瘤，应行截指

(趾）术。

区域淋巴结清扫对于已经发现区域淋巴结转移的病例是必要的，术前行淋巴造影检查有助于明确手术范围。对于临床未发现有区域淋巴结肿大的病例，是否行常规区域淋巴结清扫，尚未有定论，通常主张密切观察，一旦发现淋巴结肿大，再补充区域淋巴结清扫术。

化疗和免疫治疗是延长黑色素瘤患者生存期的主要办法，应用以DTIC为主的免疫化疗是目前国内常用的化疗方案，同时应用肿瘤坏死因子治疗是国内一些肿瘤专业医院的方法。

1. 化疗

目前常用的黑色素瘤化疗方案是DTIC（氮烯咪胺）+BCNU（卡氮芥）+VCR（长春新碱）

DTIC 200 mg/m^2 iv. gtt 第1～5天

BCNU 125 mg/m^2 iv. gtt 第1天

VCR 1.5 mg/m^2 iv 第1天，第5天

休息3周后重复上述方案，连用6次。

2. 免疫治疗 可以考虑应用肿瘤自体瘤苗、干扰素、白细胞介素等。

3. 放射治疗 恶性黑色素瘤对放射治疗相对不敏感，通常非第一选择手段。

(1) 放射治疗适应证

① 60岁以上、病变厚度大于1 mm者，放射治疗与手术疗效相近；

② 病变位于面部且病变厚或年龄小，大手术可极大影响面容而拒绝手术的病人；

③ 不能手术局部晚期、转移或复发的恶性黑色素瘤病变也可进行姑息放疗。

（2）放射源、剂量　采用深部X线或低能量电子线照射，射线能量依据病变厚度而定，2.5～5 Gy/次、每周3～5次、总剂量70～80 Gy。加约0.5 cm厚的填充物改善表面剂量。

三、临床分期（AJCC分期2002年第六版）

TNM定义

Tx　原发肿瘤无法评价

T_0　无原发肿瘤证据

Tis　原位黑色素瘤

T_1　厚度≤1.0 mm伴或不伴溃疡

　T_1a　厚度≤1.0 mm程度Ⅱ度或Ⅲ度，无溃疡

　T_{1b}　厚度≤1.0 mm程度Ⅳ度或Ⅴ度，有溃疡

T_2　厚度1.01～2.0 mm伴或不伴溃疡

　T_2a　厚度1.01～2.0 mm无溃疡

　T_{2b}　厚度1.01～2.0 mm有溃疡

T_3　厚度2.01～4.0 mm伴或不伴溃疡

　T_3a　厚度2.01～4.0 mm无溃疡

　T_{3b}　厚度2.01～4.0 mm有溃疡

T_4　厚度＞4.0 mm伴或不伴溃疡

　T_4a 厚度＞4.0 mm无溃疡

　T_4b 厚度＞4.0 mm　有溃疡

N_X　区域淋巴结无法评估

N_0　无区域淋巴结转移

N_1　一个淋巴结转移

　N_1a　临床隐性转移（镜下转移）

　N_{1b}　临床显性转移（肉眼转移）

N_2 2～3个局部淋巴结有转移或虽无局部淋巴结转移但有淋巴内转移。

N_2a　临床隐性转移

N_{2b}　临床显性转移

N_2c　无局部淋巴转移但有卫星灶，或有原发肿瘤与淋巴结之间的途中转移

N_3 4个或更多淋巴结出现转移，或融合淋巴结转移，或者局部淋巴结转移伴有卫星灶或伴有肿瘤与淋巴结间途中转移。

M　远处转移

M_X　远处转移无法评估

M_0　无远处转移

M_1　有远处转移

M_1a　远处转移到皮肤、皮下组织或远处淋巴结

M_{1b}　远处转移到肺

M_1c　远处转移至其他内脏，或者远处转移至任何部位同时伴血清LDH升高。

临床分期（TNM）

期别	T	N	M
0	Tis	N_0	M_0
ⅠA	T_1a	N_0	M_0
ⅠB	T_{1b}、T_2a	N_0	M_0
ⅡA	T_{2b}、T_3a	N_0	M_0
ⅡB	T_{3b}、T_4a	N_0	M_0
ⅡC	T_{4b}	N_0	M_0
Ⅲ	任何T	N_1、N_2、N_3	M_0
Ⅳ	任何T	任何N	M_1

第十七章 恶性肿瘤骨转移

骨转移癌，其肿瘤的实体与原发灶有关。比较容易发生骨转移的恶性肿瘤有乳腺癌、肺癌、前列腺癌、肾癌、卵巢癌及甲状腺癌等，在X线平片上显示溶骨性骨破坏的多见，ECT全身骨扫描是检查多发骨转移的常用办法。但是，ECT骨扫描阳性不能作为诊断骨多发转移惟一依据，需要X线平片、CT、MRI进一步检查证实。

骨转移癌的外科治疗首先要注意的是患者的生存期，一般要求，只有在预期患者存活3个月以上者，才考虑应用外科手术方式治疗骨转移病灶或相关骨事件（如病理性骨折），主张用最简单、最直接的内、外固定方法，一般不考虑截肢。脊柱的转移癌可以导致患者疼痛难忍，甚至截瘫，这样的患者生存质量极差，如果经过评估患者存活期较长，并且能够安全渡过手术期和恢复期，应当积极考虑手术处理。手术的基本要求是减压要彻底，固定要坚强，一般不考虑骨是否能愈合问题。

一、症状及体征

骨痛、病理性骨折、脊髓或脊神经根压迫痛、截瘫是常见的恶性肿瘤脊柱骨转移的症状。

二、诊断要点

1. 骨病灶组织的病理证实为恶性肿瘤骨转移。

2. 如果不具备上述条件，则要必须同时具备下列两点

（1）有病理学证实患者曾患有某种恶性肿瘤。

(2) X 线平片或 CT、MRI 证实有不明原因的多发骨破坏。

三、检查方法

1. ECT　是敏感度最高的检查方法。有假阳性，是初步筛选手段，不作为诊断依据。

2. X 线平片　敏感度 40%～55%。当骨小梁破坏达 50%，病灶直径达 1.0 cm 以上才能发现。

3. CT、MRI、PET 的敏感度明显优于 X 线平片。

4. 骨活检或骨穿刺定性。

5. 骨的生化指标　如碱性磷酸酶仅供参考，不能作为诊断依据。

四、治疗原则

1. 缓解疼痛。

2. 恢复功能。

3. 预防或延缓骨折、截瘫等骨相关事件的发生。

五、治疗方法

1. 对症止痛　应用抗癌协会颁布的三阶梯止痛法。

2. 应用双磷酸盐类药物治疗

用药指征：一旦确诊为恶性肿瘤骨转移，患者无严重肾功能障碍，可开始用双磷酸盐类药物治疗，应持续 6 个月以上。

3. 放射治疗

放疗指征　① 有疼痛症状的骨转移；② 可选择性应用于负重部位骨转移病灶，预防病理骨折；③ 有严重骨痛的广泛骨转移患者可选择放射性核素治疗。

4. 手术治疗

手术指征　① X 平片显示负重骨有可见的骨破坏；② 保守

治疗无效者；③ 已经出现病理性骨折者；④ 有神经压迫症状者；⑤ 脊柱溶骨性破坏严重，截瘫危险性大者；⑥ 化疗不敏感的骨转移者。

5. 原发病灶的治疗　可选择化疗

6. 负重长管状骨恶性肿瘤骨转移的内固定手术适应证① 病变直径大于2.5 cm，病灶破坏大于50％骨皮质；② 完全性溶骨样破坏；③ 已经发生病理性骨折；④ 骨痛明显，放疗无效。

7. 恶性肿瘤脊柱转移的手术适应证　① 神经功能受损，有运动障碍；② 脊柱不稳定；③ 即将发生骨折，并且有可能因骨折导致截瘫；④ 疼痛严重，保守治疗不能缓解。

8. 恶性肿瘤骨转移的手术禁忌证　① 预计患者生存期不超过3个月；② 全身多发骨破坏；③ 涉及多器官转移；④ 身体条件差，有其他手术禁忌证。

（孙　平　李　霞）

第十八章　恶性淋巴瘤

恶性淋巴瘤（Malignant Lymphoma，ML）是原发于淋巴结或淋巴结外组织或器官的一种恶性肿瘤，根据临床病理特点分为霍奇金病（Hodgkin’s disease）或霍奇金淋巴瘤（Hodgkin’s Lymphoma，HL）和非霍奇金淋巴瘤（non - Hodgkin’s Lymphoma，NHL）。2000年世界卫生组织（WHO）年报中恶性淋巴瘤在发达国家占癌症死亡的第6位，在发展中国家占第8位。我国1990～1992年全国22个省市恶性肿瘤死亡回顾性调查，ML死亡率为1.46/10万，占全部恶性肿瘤的1.36%，居第11位。我国ML的发病年龄曲线高峰在40岁左右。

第一节　病　理

一、霍奇金淋巴瘤

霍奇金淋巴瘤病理组织学特征性表现为正常淋巴组织结构破坏，多种反应性细胞浸润的背景中散在特征性Reed - Sternberg细胞（RS细胞）及其变异型。

二、非霍奇金淋巴瘤

非霍奇金淋巴瘤实际上是由正常淋巴细胞中止在分化成熟过程中的某一阶段，并恶性转化所形成。WHO根据组织病理形态学，细胞遗传学，基因和免疫表型及临床特征将非霍奇金淋巴瘤分类分为B细胞淋巴瘤和T/NK细胞淋巴瘤二大类，并进一步分成二十多种亚型（表 18－1）。这一分类方案认为每一种非霍奇金淋巴瘤为一个单一疾病，均具有各自的病理形态学，细胞遗传学，基因和免疫表型及临床特征。

表 18－1　2001 年 WHO 淋巴系统恶性肿瘤分类

非霍奇金淋巴瘤（NHL）：
B 细胞来源淋巴瘤
1. 前 B 细胞来源淋巴瘤
前 B 淋巴母细胞白血病/淋巴瘤（ALL/LBL）
2. 成熟（外周）B 细胞来源淋巴瘤
※ 慢性 B 淋巴细胞白血病/小淋巴细胞淋巴瘤（CLL/SLL）
前 B 淋巴细胞白血病（B－PLL）
※ 淋巴浆细胞淋巴瘤（LPL）
※ 脾边缘区 B 细胞淋巴瘤（＋/－绒毛淋巴细胞）（SMZL）
※ 毛细胞白血病（HCL）
※ 浆细胞骨髓瘤/浆细胞瘤（PCM/PCL）
※ MALT 型结外边缘区 B 细胞淋巴瘤（MALT－MZL）
※ 淋巴结边缘区 B 细胞淋巴瘤（＋/－单核样 B 细胞）（MZL）
※ 滤泡性淋巴瘤（FL）
套细胞淋巴瘤（MCL）
弥漫性大细胞淋巴瘤（DLBCL）
伯基特淋巴瘤（BL）
T/NK 细胞淋巴瘤
1. 前 T 细胞来源淋巴瘤
前 T 淋巴母细胞白血病/淋巴瘤（急性前 T 淋巴母细胞白血病）（T－ALL/T－LBL）
母细胞性 NK 细胞淋巴瘤/CD4＋/CD56＋皮肤血液肿瘤

续表

非霍奇金淋巴瘤（NHL）：
2. 成熟（外周）T细胞来源淋巴瘤
前T淋巴细胞白血病（T-CLL）
※ T颗粒淋巴细胞白血病（T-LGL）
侵袭性NK细胞白血病（ANKCL）
※ 成人T细胞淋巴瘤/白血病（ATCL/L）
结外NK/T细胞淋巴瘤，鼻型（NK/TCL）
肠病型T细胞淋巴瘤（ITCL）
肝脾T细胞淋巴瘤
皮下脂膜炎样T细胞淋巴瘤
※ 蕈样霉菌病/赛塞里（Sezary）综合征（MF/SS）
间变大细胞淋巴瘤（ALCL），T/裸细胞，原发皮肤型
外周T细胞淋巴瘤（PTL），非特异型
血管免疫母细胞性T细胞淋巴瘤（AITCL）
间变大细胞性淋巴瘤（ALCL），T/裸细胞，原发全身型
霍奇金淋巴瘤（HL）：
结节性淋巴细胞为主HL
经典型霍奇金淋巴瘤
淋巴细胞为主型（LP）
结节硬化型（NS）
混合细胞型（MC）
淋巴细胞消减型（LD）

注：标记※符号的淋巴瘤为惰性淋巴瘤。

第二节　分　期

ML的临床分期目前采用Ann /Arbor分期系统Cotswolds修订版（表18-2）

表 18－2 Ann /Arbor 分期系统 Cotswolds 修订版

分期	累及区域
Ⅰ	累及单一淋巴结区或淋巴样组织（如脾脏、韦氏环、胸腺）或一个结外部位（ⅠE）
Ⅲ	累及横膈同侧多个淋巴结区
Ⅲ	累及横膈两侧多个淋巴结区
Ⅳ	多个结外病变，或淋巴结病变合并结外病变
Ⅹ	肿块 ＞ 10 cm 或纵隔病变＞胸腔横径的 1/3
E	淋巴结病变扩散至结外，或孤立结外病变
A/B	B 症状为体重减低 ＞ 10％、发热、盗汗

第三节 诊 断

一、临床表现

1. 局部表现

（1）淋巴结肿大：较多患者早期表现为无痛性淋巴结肿大，大多数先发生在颈部或锁骨上淋巴结。HL 90％ 以上侵犯淋巴结，9％ 可为结外受侵；NHL 为 50％～70％ 侵犯淋巴结，25％～40％为结外受侵。肿大淋巴结中等硬度，坚韧如橡皮。

（2）咽淋巴环：指口咽部、软腭、扁桃体、舌根在内的环状淋巴组织，又称韦氏环。扁桃体淋巴瘤常伴颈部淋巴结增大，咽淋巴环淋巴瘤常伴有腹腔恶性淋巴瘤（特别是胃）。

（3）鼻腔：原发鼻腔的淋巴瘤多为 NHL，常表现为鼻炎症状而被误诊，病情发展，可有鼻出血、鼻腔肿块，影响呼吸。

（4）胸部：纵隔是好发部位之一，HL 发生率为 50％，NHL 纵隔受侵低于 20％。有的患者可有压迫气管、肺、食管和上腔静脉症状。ML可原发于肺，亦可侵犯胸膜、胸壁、心包和心肌，但发生率较低。

（5）腹部：在消化道中，最常见的部位是小肠，然后是胃。随病情进展可表现出腹痛、腹泻、腹部包块、消化不良、贫血和消瘦等症状，严重可导致梗阻和穿孔。肝脾原发ML少见，多为继发。腹膜后、肠系膜及盆腔淋巴结亦常受累。

（6）皮肤：ML可原发或继发的侵犯皮肤，可表现出皮疹或皮肤损害。

（7）其他：ML骨髓侵犯并不罕见，骨髓受侵后可引起骨髓硬化、严重贫血或全血细胞减少，还可以合并白血病。ML还可原发于胸腺、乳腺、甲状腺，侵犯中枢神经系统、颅神经及周围神经，还可侵犯泌尿生殖系统，表现出相应的症状。

2. 全身表现

可有发热、盗汗、体重减轻、皮肤瘙痒等表现。可有神经系统表现，如多发性肌病、亚急性坏死性脊髓病、感觉或运动性周围神经病变以及进行性多灶性脑白质病等。约10%～20%患者在就诊时就有贫血，贫血和LDH升高是ML预后不良因素。

二、诊断方法

1. 详询病史（包括B症状）与查体（包括韦氏环）。

2. 影像诊断　X线（包括胃肠道造影）、CT、超声、内镜、PET-CT。

3. 实验室检查　血常规、血生化（包括LDH）、血沉，骨髓穿刺和/或活检、必要时行腰穿。

4. 病理检查　　要求取完整淋巴结送检，避免取部分淋巴结或针吸淋巴结活检。取材尽量避免取易受炎症影响的颌下及腹股沟淋巴结。怀疑胃淋巴瘤的患者，要做胃镜检查，同时取活检，查幽门螺杆菌（HP）。

三、鉴别诊断

注意与慢性淋巴结炎、巨大淋巴结增生、淋巴结核及结节病相鉴别，以免误诊。

第四节 治 疗

随着放疗技术的提高，化疗新药及靶向治疗药物的出现，自体造血干细胞支持下的高剂量化疗的应用，ML 的疗效不断提高，HL 已成为可治愈性疾病，治愈率达 60%～80%，而 NHL 亦可获得半数以上的长期缓解。因此首次治疗对 ML 的预后至关重要，力争达到完全缓解。这需要在制订治疗计划前充分了解患者的机能状态、病理分类、临床分期、病情进展速度及有无巨块，准确评价预后，制定出合理的综合治疗计划，以获最佳疗效。

一、霍奇金淋巴瘤的治疗

1. 影响 HL 的预后因素

（1）局限期患者的预后不良因素　① 巨大肿块（胸部 X 线片肿块最大横径 > 最大胸廓内径的 1/3，或者在 $T_{5\sim6}$ 水平纵隔肿块 > 胸廓内径的 35%，或者 CT 上任何 > 10 cm 的肿块）；② 不伴有 B 症状的血沉 ≥ 50 mm/h；③ 受侵部位>3 个；④ 伴有 B 症状。

（2）晚期患者的预后影响因素　目前采用国际预后评分（International Prognostic Score，IPS）。① 白蛋白 < 40 g/L；② 血红蛋白 < 105 g/L；③ 男性；④ 年龄 ≥ 45 岁；⑤ Ⅳ期病变；⑥ 白细胞增多（WBC ≥ 15.0×10^6/L）；⑦ 淋巴细胞减少（淋巴细胞总数少于白细胞总数的 8%和/或淋巴细胞总数 < 0.6

$\times 10^6$/L)。每项1分，无进展生存率随分值的增加而下降。

2. HL的治疗原则

HL最常用的一线化疗方案是ABVD（ADM，BLM，VLB，DTIC）和Stanford V（HN2，ADM，VLB，VCR，BLM，VP-16，PDN）；增加剂量的BEACOPP（BLM，VP-16，ADM，CTX，VCR，PCB，PDN）方案可作为IPS ≥ 4的晚期高危患者治疗的选择。MOPP方案对长期生存者有生殖毒性，目前已很少用。

（1）ⅠA期结节性淋巴细胞为主型HL可给予受累野或区域放疗，若不能耐受放疗，可严密观察随访。

（2）不伴有巨块的ⅠA/ⅡA期患者通常给予2～4周期ABVD方案化疗，达CR者，受累野20～30 Gy放疗。

（3）伴有巨块的ⅠA/ⅡA期患者通常给予4～6周期ABVD方案化疗，后续巩固放疗（受累野或区域放疗20～36 Gy)。

（4）不伴有巨块的ⅠB/ⅡB期和Ⅲ、Ⅳ期患者通常给予6～8周期ABVD方案化疗（达CR者，后续2周期ABVD方案巩固化疗)。伴有巨块者再予巩固放疗（受累野或区域放疗30～36 Gy)。

（5）初治联合化疗方案如ABVD不能达到CR的难治病例或CR后12月内短期复发病例应选用与原化疗方案无明显交叉耐药的新方案，如ICE，DHAP，ESHAP，mini-BEAM等，亦可选用大剂量化疗联合自体造血干细胞移植治疗。

二、非霍奇金淋巴瘤的治疗

（一）惰性NHL的治疗

惰性淋巴瘤一般包括滤泡淋巴瘤1、2级，小淋巴细胞淋巴瘤/慢性淋巴细胞白血病，结外黏膜相关淋巴瘤等，主要见于成人，平均年龄59岁，男∶女为1∶1.7，20岁以下的人罕见。在中国内地：占 NHL 的 5.5%～11%，主要类型是滤泡型，可高达 70%，滤泡淋巴瘤分为 1、2、3 级，1、2 级滤泡淋巴瘤按惰性淋巴瘤处理，3 级滤泡淋巴瘤治疗原则与弥漫大 B 细胞淋巴瘤相同。

1. 惰性淋巴瘤Ⅰ、Ⅱ期的治疗　放射治疗是首选治疗（受累淋巴结区 24～36 Gy），可能达到治愈疗效；加用化疗可提高无病生存率，但对总生存期无影响。但以下情况需加注意。

（1）胃原发黏膜相关组织淋巴瘤（Mucosa - Associated Lymphoid Tissue lymphoma，MALT - lymphoma）　胃 MALT 淋巴瘤与幽门螺杆菌感染有关，抗 HP 治疗可使 2/3 局限期患者达到完全缓解。抗 HP 治疗失败或复发患者可选择胃及周围淋巴结放疗（30～33 Gy），放疗 CR 率可达 96%。

（2）脾原发边缘区淋巴瘤　如果患者伴有丙型肝炎病毒感染，若有肝炎治疗指征，给予相应治疗；若无治疗指征，观察；若伴有血细胞减少、腹部胀满、上腹疼痛、体重减轻，行脾切除，如果存在脾切除禁忌证，按晚期滤泡淋巴瘤治疗原则处理。

2. Ⅱ、Ⅲ、Ⅳ期的治疗　对于有血细胞减少、反复感染、有临床症状、巨块型病变、病情持续进展、病理类型发生改变或患者有意愿的情况下，可考虑化疗。

（1）NCCN 推荐 CLL/SLL 治疗方案：① 一线方案包括瘤可宁、环磷酰胺，或瘤可宁、环磷酰胺联合强的松、CVP、氟达拉滨（福达华，FLU），FC。B 细胞淋巴瘤（CD20＋）应选择利妥昔单抗（美罗华）或与化疗联合。② 二线方案阿伦单抗（Alemtuzumab）、PC（Pentostatin＋CTX）和/或利妥昔单抗。

（2）NCCN 推荐滤泡淋巴瘤治疗方案　一线方案包括化疗（CHOP、CVP、FLU、FMD）联合利妥昔单抗或单用利妥昔单抗；老年或体弱患者首选利妥昔单抗或瘤可宁、环磷酰胺单药。二线或后续治疗可采取自身移植、异基因移植、化疗-免疫治疗、放射免疫治疗。

（3）Ⅲ、Ⅳ期和局部放疗失败后胃 MALT 淋巴瘤可考虑化疗和/或利妥昔单抗，化疗方案同滤泡淋巴瘤治疗方案。

（二）侵袭性 NHL 的治疗

侵袭性淋巴瘤主要包括弥漫大B细胞淋巴瘤，大多数外周T细胞淋巴瘤等。国际预后指数（International Prognostic Index，IPI）可以用来评价侵袭性 NHL 的预后，并指导治疗方案的选择。以弥漫大B细胞淋巴瘤为例，随着 IPI 分值升高，治疗后五年生存率下降。具体见表 18－3。

表 18－3　NHL 的 IPI 评分及 DLBCL 5 年生存率

项目	1分	危险程度	分值	DLBCL 5 年生存率
年龄（岁）	年龄＞60			
LDH	LDH＞正常值	低危	0或1	73%
ECOG 评分	PS 2～4	低/中危	2	51%
临床分期	Ⅲ或Ⅳ期	高/中危	3	43%
结外受侵部位数目	结外病变＞1处	高危	4或5	26%

1. 弥漫大B细胞淋巴瘤（Diffuse Large B－Cell Lymphoma，DLBCL）是成人最常见的恶性淋巴瘤，50%的 DLBCL 通过常规治疗可以治愈。

（1）Ⅰ、Ⅱ期非巨块型的患者若存在以下不良危险因素 LDH 升高、Ⅱ期、年龄＞60岁、体力状态评分≥2，予 RCHOP 6～8 周期±局部放疗或 RCHOP 3 周期＋局部放疗；不存在上述不良危险因素的患者，予 RCHOP 3 周期＋局部放疗，以上情况局部放疗剂量为受累淋巴区 30～36 Gy；或如有放疗禁忌，则予 RCHOP 6～8 周期。Ⅰ、Ⅱ期巨块型的患者予 RCHOP 6～8 周期＋局部放疗（受累淋巴区 30～40 Gy）。

（2）Ⅲ、Ⅳ期进展期患者予 RCHOP 6～8 周期。如治疗后仅获 PR 疗效，建议选择解救化疗，或参加合适的临床试验；CR 者可行自体造血干细胞移植。

（3）复发或耐药者，二线选择 DHAP、ESHAP、GDP、ICE、miniBEAM、MINE 方案，达 CR 者可行高剂量化疗联合自体造血干细胞移植，巨块处的放疗可在自体造血干细胞移植前或后进行。

2. 侵袭性 T 细胞淋巴瘤　目前缺乏特异性治疗方案，治疗遵循 DLBCL 治疗原则，但不应用利妥昔单抗。NK/T 细胞淋巴瘤具有以下特点：亚洲和南美成人多发，以侵犯鼻腔、鼻咽、皮肤、胃肠道为主，淋巴结很少受累，即使是复发病例，常常扩散到其他结外部位，可有血管侵犯，容易出现嗜血细胞综合征。局限期鼻型 NK/T 细胞淋巴瘤患者应首选放疗，照射剂量为 50～55 Gy，残存病灶补充放疗 20～25 Gy，以期达到最好疗效。

（三）高度侵袭性 NHL 的治疗　伯基特淋巴瘤（Burkitt Lymphoma）和淋巴母细胞淋巴瘤常以指数方式生长，易于侵犯结外器官，特别是骨髓和中枢神经系统，所以即使Ⅰ期的患者也应以全身治疗为主。

1. 伯基特淋巴瘤　分为低危组和高危组，低危组为 LDH 正常、腹部病灶完全切除或者单个腹外病灶，推荐采用 CODOX－M 和 HyperCVAD 方案，其中甲氨蝶呤鞘内注射；高危组推荐采用 CODOX－M/IVAC 和 HyperCVAD 方案，在 CR 后还应考虑巩固化疗。两组中可以加入利妥昔单抗或达 CR 后可选择异基因或自体造血干细胞移植。

2. 淋巴母细胞淋巴瘤　推荐参加临床试验或化疗。化疗方案包括癌症和白血病协作 B 组（CALGB）急性淋巴细胞白血病（ALL）方案、Hyper CVAD 或 VCR/PDN 诱导后给予强化治疗、大剂量 Ara-C 或 MTX 联合利妥昔单抗，包括鞘内注射甲氨蝶呤、Ara-C 联合大剂量米托蒽醌，包括鞘内注射甲氨蝶呤降低中枢神经系统复发的风险。亦可考虑 24 Gy 全脑照射进行中枢神经系统预防性治疗。二线可选用去甲氧柔红霉素、氟达拉滨和砷剂等。化疗后建议维持治疗。

三、ML 常用化疗方案

表 18-4　ML 常用化疗方案

化疗方案		剂量	用法		周期（天）
ABVD	ADM	25 mg/m^2	iv	d1，d15	28
	BLM	10 mg/m^2	iv. gtt	d1，d15	
	VLB	6 mg/m^2	iv	d1，d15	
	DTIC	375 mg/m^2	iv. gtt	d1，d15	
CVP	CTX	750 mg/m^2	iv	d1	21
	VCR	1.4 mg/m^2（总量 ≤ 2 mg）	iv	d1	
	PDN	40 mg/（m^2 · d）	po	d1～5	
FC	FLU	25 mg/（m^2 · d）	iv	d1～3	28
	CTX	300 mg/（m^2 · d）	iv	d1～3	
FMD	FLU	25 mg/（m^2 · d）	iv	d1～3	28
	MIT	10 mg/m^2	iv	d1	
	DXM	20 mg/d	iv 或 po	d1～5	
CHOP	CTX	750 mg/m^2	iv	d1	21

续表

化疗方案		剂量	用法		周期（天）
	ADM	50 mg/m²	iv	d1	
	VCR	1.4 mg/m²（总量 ≤ 2 mg）	iv	d1	
	PDN	100 mg/d	po	d1～5	
CHOEP	CTX	750 mg/m²	iv	d1	21
	ADM	50 mg/m²	iv	d1	
	VCR	1.4 mg/m²（总量 ≤ 2 mg）	iv	d1	
	VP-16	100 mg/（m²·d）	iv. gtt	d1～3	
	PDN	100 mg/d	po	d1～5	
R-CHOP	Rituximab	375 mg/m²	iv. gtt	d1	21
	CTX	750 mg/m²	iv	d1	
	ADM	50 mg/m²	iv	d1	
	VCR	1.4 mg/m²（总量 ≤ 2 mg）	iv	d1	
	PDN	100 mg/d	po	d1～5	

四、ML 的随访与监测

HL 获得完全缓解的患者　第 1、2 年每 2～4 个月随访 1 次；之后 3～5 年，每 3～6 个月随访 1 次。

NHL，惰性淋巴瘤达到完全缓解或部分缓解后　第 1 年每 3 个月随访 1 次；之后每 3～6 个月一次。

侵袭性 NHL 淋巴瘤　如 DLBCL，达到完全缓解后，每 3 个月随访 1 次；直至 24 个月，之后每 6 个月 1 次，连续 36

个月。

伯基特淋巴瘤达到完全缓解后　第 1 年每 2 个月 1 次，第 2 年每 3 个月 1 次，之后每 6 个月 1 次。

（孙　涛）

第十九章 白血病

第一节 概 述

白血病是因造血干/祖细胞于分化过程的不同阶段发生分化阻滞、凋亡障碍和恶性增殖而引起的一组异质性的造血系统恶性肿瘤。其特点是血液和骨髓中白细胞数量和质量发生异常，异常的白血病细胞浸润全身组织和器官。临床上主要表现有贫血、出血、感染和浸润等征象。根据白血病细胞成熟程度和自然病程，将白血病分为急性和慢性两大类。急性白血病（AL）的分化细胞停滞在较早阶段，多为原始细胞及早期幼稚细胞，病情发展迅速，自然病程仅几个月。慢性白血病（CL）的分化细胞停滞在较晚阶段，多为较成熟的幼稚细胞和成熟细胞，病情发展缓慢，自然病程为数年。其次，根据白血病细胞的系列又将 AL 分为急性淋巴细胞白血病（ALL）和急性髓系白血病（AML），又称为急性非淋巴细胞白血病（ANLL）。CL 则分为慢性粒细胞白血病（CML），慢性淋巴细胞白血病（CLL）以及少见类型的白血病等。

白血病是我国 10 种高发恶性肿瘤之一，占恶性肿瘤总发病率的 5%左右。我国白血病发病率约为 2.76/10 万。在恶性肿瘤所致的死亡率中，白血病居第 6 位（男性）和第 8 位（女性），但在儿童及 35 岁以下成人中则居首位。

白血病的确切病因和发病机制至今未明，许多因素被认为和白血病的发病有关。病毒可能是主要的因素，此外，尚有遗传因素、放射、化学毒物或药物等因素。

第二节　急性白血病

AL 是造血干细胞的恶性克隆性疾病，发病时骨髓中异常的原始细胞及早幼粒细胞大量增殖并广泛浸润肝、脾、淋巴结等各脏器，抑制正常造血。主要表现为贫血、出血、感染和浸润等征象。

一、临床表现

起病急缓不一。急者可以是突然高热，类似“感冒”，也可以是严重出血。缓慢者常为面色苍白、皮肤瘀点、瘀斑，月经过多或拔牙后出血难止而就医时被发现。

（一）正常骨髓造血功能受抑制表现

1. 贫血　绝大多数患者有不同程度的贫血。部分患者因病程短，可无贫血。主要表现为面色苍白，头晕乏力，心悸气短等。

2. 出血　以出血为早期表现者近 40%。出血可发生在周身任何部位，以皮肤瘀点、瘀斑、鼻出血、齿龈出血、月经过多为多见。严重者可出现内脏大出血，甚至发生致命性颅内出血。

3. 发热　是本病常见症状。低热多为本病发热，高热常为感染所致。感染可发生在任何部位，以口腔、呼吸道、泌尿道、肛周及皮肤最为常见。最常见的致病菌为革兰氏阴性杆菌，长期应用抗生素者可出现真菌感染。

（二）白血病细胞增殖浸润的表现

1. 肝、脾、淋巴结肿大　肝脾肿大是本病较常见的体征，约占 50%；淋巴结肿大可高达 90%，以急淋（ALL）为多见，其次为急单，再次为急粒。

2. 骨及关节疼痛　胸骨压痛是本病有诊断意义的体征。疼痛的部位多发生在四肢骨及关节，呈游走性，局部无红、肿、热现象。此外，少数年轻急粒患者之扁骨可出现绿色瘤，其特点为质硬并与骨膜相连，肿块呈青色，皮薄处可呈绿色。

3. 皮肤及五官表现　皮肤可见斑丘疹、结节、肿块、皮炎等；齿龈肿胀出血，口腔溃疡和咽痛，以急单为显著。眼眶为绿色瘤多发部位，以突眼症为主要表现，重者可出现眼肌瘫痪失明。

4. 其他　中枢神经系统由于浸润及出血等可出现颅内压增高及颅神经损害，外周神经也可受累。心包膜、心肌及心内膜皆可被浸润，但有临床表现者较少见，可表现为心包积液、心律失常及心衰等。支气管及肺亦可受到白血病细胞的浸润。

二、实验室检查

（一）血象　大多数患者白细胞增多，少数白细胞计数正常或减少。血涂片检查可见数量不等的原始和/或幼稚细胞，患者常有不同程度的正常细胞性贫血，可见幼红细胞。约50%的患者血小板低于$60\times10^9/L$，晚期血小板极度减少。

（二）骨髓象　是诊断的主要依据和必做检查。FAB协作组提出原始细胞占全部骨髓有核细胞$\geqslant 30\%$为急性白血病的诊断标准。多数病例骨髓象有核细胞显著增生，以原始细胞为主，而较成熟中间阶段的细胞缺如。可见Auer小体，对AML有独立诊断意义。

（三）细胞化学　主要用于协助形态学鉴别各类白血病。常见各型白血病的细胞化学反应见表19-1。中性粒细胞碱性磷酸酶积分（NAP）：ALL增加，AML减少或0分，急性单核细胞白血病正常或增加。

表 19-1　AL 组织化学染色与 FAB 分型的关系

组化染色	FAB 分型							
	ALL	M_1	M_2	M_3	M_4	M_5	M_6	M_7
糖原	+	−	−	−	−	−	+	+/−
苏丹黑	−	+	+	+	+/−	−	−	−
过氧化物酶	−	+	+	+	+/−	−	−	−
氯醋酸酯酶	−	+	+	+	+/−	−	−	+/−
非特异性脂酶	−	+	+	+	+/−	+	+	+/−
氟化钠抑制	−	−	−	−	+/−	+	−	+/−

（四）免疫学检查

根据白血病细胞表达的系列相关抗原，确定其系列来源，如淋巴系 T/B、粒-单系、红系、巨核系，后三者统称为髓系。AML 的免疫学分型与 FAB 分型无明显相关，主要用于 AML 与 ALL 的区别。

免疫学分型有助于 ALL 诊断和预后。欧洲白血病免疫学分类组（EGIL）提出了白血病免疫学积分系统，见表 19-2。规定髓系积分 2 分，淋系积分 2 分才能确立诊断。并将 AL 分为四型：① 急性未分化型白血病（AUL）：髓系和 T 或 B 系抗原积分均 ≤ 2；② 急性混合细胞白血病或急性双表型或双克隆或双系列白血病，髓系和 B 或 T 淋巴系积分均 > 2；③ 伴有髓系抗原表达的 ALL（My+ALL），T 或 B 淋巴系积分 > 2 同时粒-单系抗原表达，但积分 ≤ 2，和伴有淋巴系抗原表达的 AML（Ly+AML）髓系积分 > 2 同时淋巴系抗原表达，但积分 ≤ 2；④ 单表型 AML，表达淋巴系（T 或 B）者髓系积分为 0，表达髓系淋巴系积分为 0。

表 19-2 欧洲组白血病免疫分类的标志积分系统（EGIL）

积分	B 淋巴细胞系	T-淋巴细胞系	髓系
2	cCD_{79a} *	c/m CD_3	MPO
	cIg M	抗 TCR	
	cCD_{22}		
1	CD_{19}	CD_2	CD_{117}
	CD_{20}	CD_5	CD_{13}
	CD_{10}	CD_8	CD_{33}
		CD_{10}	CD_{65}
0.5	TdT	TdT	CD_{14}
	CD_{24}	CD_7	CD_{15}
		CD_{1a}	CD_{64}

注：Cy 胞浆内，TCR T 细胞受体，* CD_{79a} 在某些前体 T 细胞白血病/淋巴瘤也有表达。

（五）染色体和基因改变 白血病常伴有特异的染色体和基因异常改变。白血病常见的染色体异常和受累基因（见表 19-3）。

（六）血液生化改变 血清尿酸浓度增高，特别在化疗期间。患者发生 DIC 时可出现凝血异常。M_4 和 M_5 血清和尿溶菌酶活力增高。

三、急性白血病诊断标准与鉴别诊断

典型白血病一般不难诊断，但因白血病细胞类型、染色体改变、免疫表型和融合基因的不同，治疗方案及预后亦随之改变。因此初诊时应对患者做 MICM 检查分析，以获得宝贵的原始资料。并应注意和下述疾病鉴别。如骨髓增生异常综合征，某些感染引起的白细胞异常，巨幼细胞贫血，急性粒细胞缺乏症恢复期等。AL 诊断标准如下：

（一）法美英协作组诊断标准（FAB 标准）

除临床症状、体征与血象外，骨髓形态学分类是诊断急性白血病的主要依据，尤其是原始细胞的百分比。急性髓系白血病的诊断步骤如下（图 19－1）。当骨髓有核细胞中原、幼淋巴细胞 ≥ 30%，即可诊断为急性淋巴细胞白血病。

表 19－3　白血病常见的染色体异常和受累基因

染色体异常	受累基因	常见白血病类型
t（8；21）（q22；q22）	AML1－ETO	M_2
t（15；17）（q22；q21）	PML－RARα	M_3
t（11；17）（q23；q21）	PLZF－RARα	变异型 M_3
Inv（16）（p13；q22）	CBF_β－MYH11	M_4Eo
t（16；16）（p13；q22）	CBF_β－MYH11	M_4Eo
t（variable；11q23）	MLL	M_4/M_5 或其他型
t（8；14）（q24；q32）	MYC－IgH	L_3
t（9；22）（q34；q11）	BCR－ABL	CML，ALL，AML

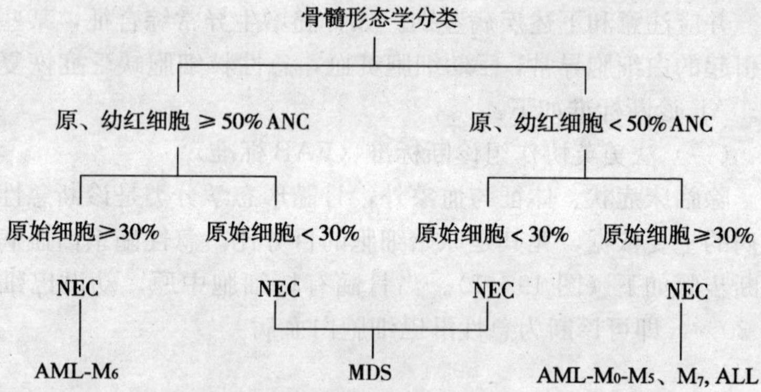

图 19-1　急性髓系白血病诊断步骤

注：ANC 全部骨髓有核细胞，NEC 非红系骨髓有核细胞

（二）世界卫生组织诊断标准（WHO 标准）

1. 血或骨髓原始细胞粒（或单核）细胞 ≥ 20%，可诊断为 AML。

2. 当患者被证实有克隆性重现性细胞遗传学异常 t（8；21）（q22；q22）、inv（16）（p13；q22）或 t（16；16）（p13；q22）以及 t（15；17）（q22；q12）时，即使原始细胞＜20%，也应诊断为 AML。

3. 伴有多细胞系病态造血的 AML 及治疗相关 AML 和 MDS，分别单独划分为独立亚类。

4. 骨髓中幼稚淋巴细胞 ＞25% 时诊断急性淋巴细胞白血病（表 19-4）。

表 19-4　世界卫生组织（WHO）AML 分类

伴有重现性遗传学异常 AML
AML 伴有 t（8；21）（q22；q22），（AML1/ETO）
AML 伴有骨髓异常嗜酸粒细胞，inv（16）（p13；q22）或 t（16；16）（p13；q22），（CBFβ/MYH11）
APL「AML 伴有 t（15；17）（q22；q12），（PML/RARα）及变异型」
AML 伴有 11q23（MLL）异常
伴有多系病态造血 AML
继发于 MDS 或 MDS/MPD
无先期 MDS 或 MDS/MPD
治疗相关性 AML 和 MDS
烷化剂相关型
拓扑异构酶Ⅱ抑制剂相关型（某些可为淋巴细胞型）
其他型
不另做分类的 AML
AML 微分化型
AML 无成熟型
AML 有成熟型
急性粒单核细胞白血病
急性原始单核细胞/急性单核细胞白血病
急性红白血病（红系/粒单核系和纯红系白血病）
急性巨核细胞白血病
急性嗜碱粒细胞白血病
急性全髓增殖症伴骨髓纤维化
髓系肉瘤

注：AML 急性髓系白血病，APL 急性早幼粒细胞白血病，MDS 骨髓增生异常综合征，MPD 骨髓增殖性疾病。

四、治疗

白血病的治疗分为支持治疗和抗白血病治疗两大部分。

（一）支持治疗及并发症治疗

白血病，尤其是AL是一种全身型、进行性恶性血液病，由于白血病细胞的广泛浸润，导致骨髓功能，出、凝血机制障碍，重要脏器功能不良，加之白血病的化、放疗引起的骨髓抑制，继发性免疫功能受损，胃肠功能紊乱、营养吸收障碍等多种因素，常常使患者出现多种并发症，如贫血、出血、感染以及重要脏器功能不全等，及时预防和处理这些并发症是白血病治疗获得成功的重要保证。

1. 注意休息　高热、严重贫血或有明显出血时，应卧床休息。进食高热量、高蛋白食物，维持水、电解质平衡。

2. 防治感染　严重的感染是主要的死亡原因，因此防治感染甚为重要。注意口腔、鼻咽部、肛门周围皮肤卫生，防止黏膜溃疡、糜烂、出血，一旦出现要及时地对症处理。食物和食具应先灭菌。对已存在感染的患者，尤其是化疗后白细胞减少期间发生的粒细胞缺乏性发热，只要体温达37.2℃应立即行经验性抗生素治疗，治疗前应做细菌培养及药敏试验，以便选择有效抗生素治疗。

3. 纠正贫血　贫血的治疗可应用促红细胞生成素（EPO）、丙酸睾丸酮等刺激骨髓造血，显著贫血者可酌情输注红细胞悬液，化疗后导致的贫血可应用促红细胞生成素（Epo）治疗。保持患者血红蛋白＞60 g/L。

4. 控制出血　对白血病采取化疗，使该病得到缓解是纠正出血的最有效方法。但化疗缓解前易发生血小板减少而出血，可输血小板，一般应保持血小板计数＞30×109/L。AL易并发DIC，一经确诊要补充血小板、凝血因子、纤维蛋白原和使用肝素等措施治疗，当DIC合并纤维蛋白溶解时，加用抗纤维蛋白溶解药物。

5. 促进造血功能恢复　化疗引起的骨髓抑制所致的白细胞减少、血小板减少和贫血可应用粒细胞集落刺激因子促进白细胞生长，应用促血小板生成素促进血小板恢复，应用EPO促进红细胞生长，必要时输注红细胞和/或血小板悬液。

6. 高尿酸血症的防治　对白细胞计数很高的病人在进行化疗时，可因大量白细胞被破坏、分解，使血尿酸增高，有时引起尿路被尿酸结石梗阻，所以要特别注意尿量，并查尿沉渣和测定尿酸浓度，在治疗上除鼓励病人多饮水外，要给予别嘌呤醇，每次100 mg，每天3次，同时需要大量输液和碱化尿液。

（二）抗白血病治疗

详见各型白血病的治疗。

第三节　急性髓系白血病

一、急性髓系白血病分型诊断标准

（一）FAB分型诊断标准

法美英（FAB）协作组将AML分为8型，标准如下：

1. 原粒细胞按形态分为两型

Ⅰ型　典型原粒细胞，胞浆中无颗粒。

Ⅱ型　有原粒细胞特征，胞浆量较少，有少量细小颗粒。

原单核细胞和原淋巴细胞也分Ⅰ、Ⅱ型，分型标准与原粒细胞类似。

2. AML分类

（1）急性髓系白血病微分化型（M_0）　骨髓中原始细胞＞30%（NEC），无嗜天青颗粒及Auer小体，核仁明显，髓过氧化酶（MPO）及苏丹黑 B 染色阳性细胞＜3%，电镜髓过氧化酶（MPO）阳性；免疫表型髓系标志 CD_{33} 及（或）CD_{13} 可阳性。淋系抗原阴性，但可有 CD_7＋、末端脱氧核苷酸转移酶（TdT）阳性。

（2）急性粒细胞白血病未分化型（M_1） 骨髓中原粒细胞≥90%（NEC），早幼粒细胞很少，中幼粒细胞以下阶段不见或罕见。

（3）急性粒细胞白血病部分分化型（M_2） 分为以下两种亚型。

① M_{2a} 骨髓中原粒细胞为30%～＜90%（NEC），单核细胞＜20%，早幼粒细胞以下阶段＞10%。

② M_{2b} 骨髓中原粒细胞及早幼粒细胞明显增多，以异常的中性中幼粒细胞增生为主，其胞核常有核仁，有明显的核浆发育不平衡，此类细胞＞30%。

（4）急性早幼粒细胞白血病（M_3） 骨髓中以颗粒增多的异常早幼粒细胞增生为主，＞30%（NEC），其胞核大小不一，胞浆中有大小不等的颗粒。分为两种亚型。

① M_{3a}（粗颗粒型） 嗜苯胺蓝颗粒粗大，密集甚或融合。

② M_{3b}（细颗粒型） 嗜苯胺蓝颗粒密集而细小。

（5）急性粒单核细胞白血病（M_4） 按粒细胞和单核细胞系形态不同，分为下列四种亚型。

① M_{4a} 原粒细胞及早幼粒细胞增生为主，原、幼单核和单核细胞≥20%（NEC）。

② M_{4b} 原、幼单核细胞增生为主，原粒和早幼粒细胞＞20%（NEC）。

③ M_{4c} 原始细胞既具粒细胞系，又具单核细胞系形态特征者＞30%（NEC）。

④ M_4E0 除上述特点外。还有粗大而圆的嗜酸颗粒及着色

较深的嗜碱颗粒，占 5%～<30%（NCE）。

（6）急性单核细胞白血病（M_5）：分为以下两种亚型。

① M_{5a}（未分化型）　骨髓中原单核细胞Ⅰ＋Ⅱ型（NEC）≥80%。

② M_{5b}（部分分化型）　骨髓中原始细胞＋幼稚单核细胞（NEC）>30%，原单核细胞Ⅰ＋Ⅱ型<80%。

（7）红白血病（M_6）　骨髓中幼红细胞系>50%，且有形态学异常，骨髓原粒细胞（NEC）或原始＋幼稚单核细胞（NEC）Ⅰ＋Ⅱ型>30%；若血片中原粒细胞或原单核细胞>5%，骨髓中原粒细胞或原始＋幼稚单核细胞>20%（NEC）。

（8）急性巨核细胞白血病（M_7）　外周血中有巨核（小巨核）细胞；骨髓中原巨核细胞≥30%，该原巨核细胞应有电镜或单克隆抗体证实；骨髓细胞减少，往往干抽，活检有原始和巨核细胞增多，网状纤维增加。血小板抗原阳性，血小板过氧化物酶阳性。

（二）WHO 分型诊断标准

WHO 将 AML 分为四类共 19 个亚型。前三类即 ① 伴有重现性遗传学异常 AML。② 伴有多系病态造血 AML。③治疗相关性 AML 和 MDS 被确认为独特的 AML 亚群。不符合上述三个亚群中任一诊断标准的，或无法获得遗传学结果的 AML 划入第四类，即不另做分类的 AML（详见表 19－4）。

二、急性髓系白血病的治疗

近 30 年来，AML 的治疗已有较大的提高，除了完全缓解（CR）率提高外，已有相当部分的患者可以长期存活甚至治愈，这主要归功于化疗，造血干细胞移植（HSCT）及支持治疗的改善和进步。

AL 治疗是一项系统工程，要提高 AML 患者的长期生存率，需要我们为每一位患者制定适合每一个患者的治疗方案。AML治疗程序如下（见图 19－2）。

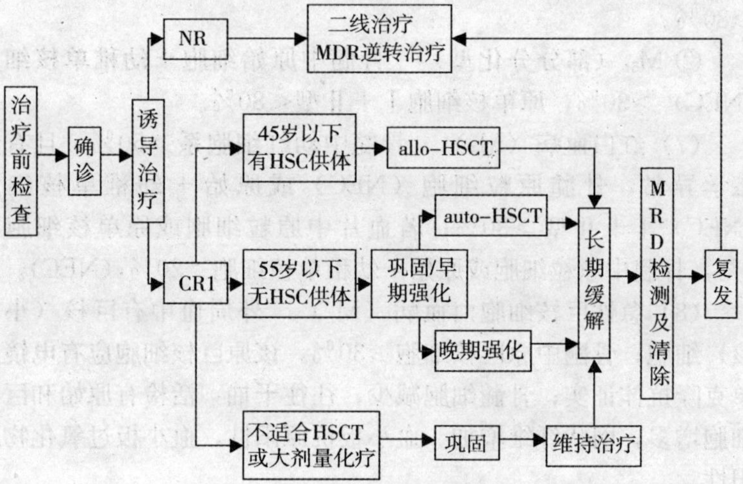

图 19－2　急性白血病治疗程序

（每项治疗有禁忌证者则不能进行或推迟进行）

注：CR1 第 1 次完全缓解，NR 未缓解，allo 异基因，auto 自体，MRD 微小残留病

三、初治急性髓系白血病的治疗

由于难治及复发性 AML 的缓解期很短，要提高 AML 患者的长期无病生存率（DFS），应从初治患者着手。化疗是治疗 AML 的最重要手段，亦是各种治疗的基础，HSCT 也有赖于化疗获得 CR 及大量清除白血病细胞负荷后进行。由于 HSCT 需要一定的设备和技术，患者自身的条件亦有较高的要求，而且费用较大，国内外都不可能普及开展，因此，目前大部分患者仍主要采用和依靠化疗。整个白血病的化疗过程分为诱导治疗，巩固/强化治疗和维持治疗三个阶段。

（一）诱导缓解治疗

诱导缓解治疗简称诱导治疗，即采用 2～3 种药物组成联合化疗方案，使患者在最短时间内获得 CR。诱导治疗的原则是早期、足量、联合及个体化。诱导治疗的目的主要是尽早、尽快获得 CR。在诱导治疗期间最大限度地降低白血病细胞负荷，防止耐药细胞群的发生以防止复发。初治 AML 的诱导化疗方案主要有以下几类：

1. 以蒽环（醌）类药物联合阿糖胞苷（Ara－C）为主的化疗方案　此类是目前国际上最常用的诱导化疗方案，常用的方案有 DA、IA、MA 方案等，具体用法详见表 19－5。

2. 三尖杉（Har）或高三尖杉酯碱（HHar）在治疗 AML 中的应用　我国常用 Har 或 HHar 代替 DNR 与 Ara－C 组成 HA 方案治疗 AML。HA 方案 CR 率约 60%，近似于 DA 方案。具体剂量见表 19－5。

3. 中剂量/大剂量 Ara－c（ID/HD Ara－C）ID Ara－C 指 Ara－C 的剂量为 0.5～1 g/（m^2·次）q12h，HD Ara－C 指 Ara－C 的剂量为 1～3 g/（m^2·次）q12h；其用法均为静滴 1～3 小时。ID/HD Ara－C 常用于缓解后早期强化和复治及复发性 AML 的治疗。

表 19－5　AML 的常用诱导化疗方案

方案名	药物组成	剂量	用法	时间
DA	DNR	45～60 mg/（m^2·d）	iv	d1～3
	Ara－C	100～200 mg/（m^2·d）	iv. gtt	d1～7
DAT	DNR	45～60 mg/（m^2·d）	iv	d1～3
	Ara－C	100～200 mg/（m^2·d）	iv. gtt	d1～7
	6TG	80～100 mg/（m^2·d）	po	d1～7 或 d1～10
IA	IDA	8～12 mg/（m^2·d）	iv	d1～3
	Ara－C	100～200 mg/（m^2·d）	iv. gtt	d1～7
MA	MIT	8～10 mg/（m^2·d）	iv. gtt	d1～3
	Ara－C	100～200 mg/（m^2·d）	iv. gtt	d1～7
HA	Har (HHar)	2～4 mg/（m^2·d）	iv. gtt	d1～7
	Ara－C	100～200 mg/（m^2·d）	iv. gtt	d1～7

注：DNR 柔红霉素，IDA 6TG 6 硫代鸟嘌呤，VP16 足叶乙苷，MIT 米托蒽醌。

（二）缓解后治疗

缓解后主要采取以下途径治疗：① 用原诱导方案巩固 4～6 疗程；② 以 ID/HD Ara－C 为主的方案早期强化治疗［ID/HD Ara－C 可单用，也可与 DNR、IDA、MIT、AMSA（安吖啶）、VP16 等联合使用］。③ allo－HSCT；④ auto－HSCT。巩固强化治疗至少 4 个疗程，长期维持治疗已无必要。

目前建议按患者危险情况分组实施缓解后治疗　① 对 t（8；21）、inv（16）、del（16）、t（16；16）者首选 HD Ara－C 为主的联合化疗，复发后再行 HSCT；② 对有－5/5q、－7/7q－、＋8、(11q23）异常或复杂染色体异常者，首选 HSCT；③ 对正常核型和其他核型者，HSCT 和高剂量化疗均可。

四、复发和难治性 AML 的治疗

① ID/HD Ara－C 为主的联合化疗，对年龄 55 岁以下，支持条件较好者，可选用；② 新的高效、低毒化疗药物的应用，如 FLAG 方案±I（氟达拉滨、Ara－C 和 G－CSF±IDA）、MIT、VP16 等；③ 多药耐药逆转剂加化疗，国内常用的多药耐药逆转剂为环孢素 A；④ HSCT；⑤ 抗 CD_{33} 单抗与加利东霉素交联物（Gemtuzumab Ozogamicin，GO）；⑥ 对于年龄偏大或继发性 AML，可采用预激化疗，具体方案为 G－CSF 300 ug/d 皮下注射，第 1～14 天；阿克拉霉素 20 mg/d 静脉注射，第 1～14 天，Ara－C 10－15 mg/（m^2·12h），皮下注射，第 1～14 天。

第四节　急性早幼粒细胞白血病

APL 是一种特殊类型的 AML，约占成人 AML 的 10％～15％，中年成人多见。APL 病情凶险，出血倾向严重，易伴发弥漫性血管内出血（DIC），可在诱导治疗阶段发生致命性出血而死亡，如不及时、正确治疗早期死亡率极高。颅内出血是早期死亡的主要原因。一旦出血得到良好控制，其 CR 率及长期生存率均高于其他类型的 AML，治愈率高达 70％～85％。

一、APL 的诊断要点

（一）临床表现　APL 除具有 AL 的共同临床表现外，出血十分常见，发生率高达 72％～94％，明显多于其他类型 AL，往往是 DIC 的表现。

（二）实验室检查　APL 除有 AL 共同的实验室表现外，还

具有自身特点：

1. 血象及骨髓象　典型的APL白细胞常不增高或减少，骨髓中以异常的多颗粒早幼粒细胞为主，占有核细胞的30%～90%以上，Auer小体常见，过氧化物酶、苏丹黑、酸性磷酸酶、非特异性酯酶染色呈阳性反应。

2. 细胞遗传学及分子生物学　细胞遗传学有特异性t（15；17）（q22；q21），分子生物学可以检测到早幼粒细胞白血病-维甲酸受体（PML/RARα）融合基因及其转录本和融合蛋白。

3. 合并DIC者可有　① 血浆凝血时间及部分活化的凝血酶原时间延长；② 纤维蛋白原减少；③ 凝血酶时间延长；④ 3P实验阳性；⑤ D-二聚体阳性。

二、APL诊断标准

APL诊断的关键是骨髓中异常的早幼粒细胞的数量和形态，并须有特异性t（15；17）（q22；q21），和/或PML/RARα融合基因。FAB工作组将APL分为粗颗粒型APL（M3）和变异性细颗粒型APL（M3v）两型。WHO将这类疾病都归为AML伴有特征性染色体改变t（15；17）（q22；q21）、（PML/RARα）及变异型，变异型常有t（11；17）（q23；q21）PLZF/RARα融合基因等。

三、APL的治疗

（一）初治APL的治疗

1. APL的诱导及巩固治疗

（1）全反式维甲酸（ATRA）　ATRA优点：缓解率高，可快速纠正凝血异常，是治疗初治APL的首选药物。初治APL病人诱导缓解时选用ATRA 25～45 mg/（m^2·d），分次口服，30～60天，或直至CR。CR率为90%左右。现已证明无论在诱导缓解或维持治疗，ATRA 加化疗均比单独使用 ATRA 为优。因此对于能够耐受蒽环类药物者应使用 ATRA 联合蒽环类药物为基础的治疗。CR 后应用至少 2 周期的蒽环类药物为基础的巩固化疗，同时每一周期加用 1～2 周的 ATRA。诱导失败者应用 As_2O_3 或 HSCT。不耐受蒽环类药物者应用三氧化二砷（As_2O_3）联合 ATRA 直至 CR。CR 后 ATRA 加 As_2O_3 巩固 6 个周期。诱导失败者：临床试验或 HSCT 或 GO。

（2）As_2O_3　初治 APL 患者诱导缓解时亦可选用 As_2O_3 [0.16mg/（kg·d)]，静脉滴注。As_2O_3 与 ATRA 和其他化疗药物无交叉耐药。ATRA 耐药者仍可选用。砷剂副作用较轻，一般可耐受。

（3）化疗　APL 对化疗敏感，尤其对蒽环类药物敏感。因初治 APL 单用化疗可加重止凝血异常，因此化疗常在应用 ATRA 或 As_2O_3 使凝血纠正后使用。化疗可单用蒽环类药物（DNR 或 IDA）或应用以蒽环类药物为主的联合化疗方案，一般不主张应用非蒽环类药物。缓解后的化疗不同于其他类型的 AML，MTX 和 6－MP 持续维持优于短程强化疗。

2. 维持治疗　APL 与其他类型 AML 不同，维持治疗有效。已提出某些类型的维持治疗对 APL 有较好益处。以化疗或 ATRA 维持是有效的。一般采用 ATRA 或 As_2O_3 和化疗交替进行，维持治疗 2～3 年。化疗可采用以蒽环类药物为主的联合化疗方案或 6TG 75 mg/（m^2·d）加 MTX 20 mg/W。

3. APL 出血的防治　主要措施有 ① 成分输血，包括浓缩血小板、新鲜冰冻血浆、纤维蛋白原；② 抗纤溶治疗；③ 小剂量肝素（目前尚有争议）等。

（二）复发性 APL 的治疗

复发性 APL 仅部分患者对 ATRA 有效，且疗效较低，维持时间短，因此，目前对于首次复发的患者建议应用 As_2O_3 治疗，若 PCR 检测证实达到分子水平缓解可行 auto－HSCT，不适合 auto－HSCT 患者继用 As_2O_3 巩固治疗，共 6 个周期，若形态学缓解但 PCR（＋）可行 HSCT 或临床试验或 GO。应用砷剂治疗失败者，可进入临床试验或 HSCT 或 GO。对于应用砷剂治疗后早期复发者可给予 GO 治疗。

第五节　老年性 AML

多数学者认为年龄是 AML 的一个重要预后因素。老年性 AML 的定义不太一致，文献报道 50～70 岁不等，但多数采用 60 岁以上的标准。

一、老年性 AML 特点

老年性 AML 的特点是继发性 AML 多，预后差。老年性 AML 的预后差主要是因为老年患者的细胞功能衰竭，对化疗的耐受能力差，易在化疗早期死于感染、出血、器官功能，尤其是心肺功能衰竭；此外也与老年性 AML 的内在生物学特性有关，在老年性 AML，更易见继发性 AML、有 MDS 病史或其他血液病病史的患者、5 和 7 号染色体异常者，这些都是预后不良的因素。

二、老年性 AML 的治疗

老年性 AML 目前尚无标准治疗方案，其化疗方式有 LD Ara－C 或 LD Har、LD HHar，标准联合化疗，ID/HD Ara－C 为主的化疗。但如何为不同患者选择化疗方案，意见尚不统一；目前主张老年性 AML 的治疗应根据 PS 评分，有无重要脏器功能不全，有无不良预后核型，是否为 MDS 或某些理化因素继发性白血病决定个体化治疗方案。多数患者需减量用药，以降低治疗相关死亡率，少数体质好又有较好支持条件的老年患者，可采用中年患者的方案治疗。

1. 联合化疗　可采用DA（T）方案或MA方案。DA方案可应用标准剂量或低剂量DA方案［DNR 30 mg/（m^2·d)］。

2. 小剂量Ara-C（LD Ara-C）　LD Ara-C的剂量一般为［10～20 mg/（m^2·次）］q12h 连用15～21天，持续静滴或皮下注射，其CR率为10%～70%。

第六节　急性淋巴细胞白血病

急性淋巴细胞白血病（ALL）简称急淋，是生物学行为和预后不同的一组疾病，是造血组织内原始与幼稚淋巴细胞无限增殖的恶性疾病，成人ALL不如儿童多见。成人发病率居急粒之后，具有AL的通常表现，以及骨髓和外周血出现过多的原始、幼稚淋巴细胞等。

一、ALL诊断要点

ALL临床表现基本同AL，只是淋巴系统受浸润的症状较重。形态学是最初诊断和AML鉴别的主要依据。按FAB标准骨髓中原始幼稚细胞 > 30% 方可诊断ALL。根据WHO造血与淋巴系统诊断标准，骨髓中原始和幼稚淋巴细胞的比例>20%即可诊断为ALL。FAB分类法将ALL分为L_1，L_2，L_3三种类型，但WHO制订的分类标准建议取消形态学分类，代之以免疫学分类。

二、ALL分型诊断标准

（一）形态学分型

国内形态学分型标准　我国将ALL分为L_1、L_2、L_3 3个类

型，各型标准如下

① L_1 型 原始和幼稚淋巴细胞以小细胞（直径 ≤ 12 μm）为主，过氧化物酶或苏丹黑染色阳性的原始细胞一般不超过 3%。

② L_2 型 原始和幼稚淋巴细胞以大细胞（直径 ≥ 12 μm）为主。

③ L_3 型又称 Burkitt 型，原始和幼稚淋巴细胞以大细胞为主，且大小较一致；细胞内有明显空泡，胞浆嗜碱性，染色深。

（二）ALL 的免疫学分型

欧洲白血病免疫学分型协作组（EGIL）根据 ALL 免疫标记将 ALL 分为 B 细胞和 T 细胞 ALL，B 细胞 ALL 约占成人 ALL 的 75%，T 细胞 ALL 约占成人 ALL 的 25%。

1. B 细胞 ALL 免疫分型 B 细胞系列常用的标记有 CD_{19}、CD_{20}、CD_{22}、CD_{24}、CD_{79a}。早期出现的 B 细胞系列标记有 CD_{19}、膜/胞浆 CD_{22} 和 CD_{79a}，此 3 个表面标记中至少 2 个阳性为诊断 B 细胞 ALL 的基本条件。具体分型见表 19－6。

2. T 细胞 ALL 免疫分型 T 细胞系列标记有 CD_{1a}、CD_2、膜/胞浆 CD_3、CD_4、CD_5、CD_7、CD_8 等。CD_3 是诊断 T 细胞 ALL 的特异性表面标记，各亚型 T 细胞 ALL 通常表达胞浆 CD_3。T 细胞 ALL 分型见表 19－6。

表 19－6　急性淋巴细胞白血病免疫分型

类型	免疫学标记
B 细胞 ALL	
早期前 B－ALL（B－Ⅰ）	CD_{19}、CD_{22}、CD_{79a}、HL－DR、TdT、CD_{34}
普通型 B－ALL（B－Ⅱ）	CD_{19}、CD_{22}、CD_{79a}、HL－DR、TdT、CD_{34}、CD_{10}
前 B－ALL（B－Ⅲ）	CD_{19}、CD_{22}、CD_{79a}、HL－DR、TdT、cyIgM－μ
成熟 B－ALL（B－Ⅳ）	CD_{19}、CD_{22}、CD_{79a}、HL－DR、cyκ/λ、sIgκ/λ
T 细胞 ALL	
早期前 T－ALL（T－Ⅰ）	cCD_3、CD_7、TdT、CD_{34}、CD_{38}
前 T－ALL（T－Ⅱ）	cCD_3、CD_7、TdT、CD_{34}、CD_{38}、CD_5、CD_2、CD_8
皮质 T－ALL（T－Ⅲ）	CD_{1a}和任何 T 细胞标记组合
成熟 T－ALL（T－Ⅳ）	除外 CD_{1a}的任何 T 细胞标记组合和 mCD_3

注：cy 胞浆，sIg 膜免疫球蛋白，cCD_3 胞浆 CD_3，mCD_3 膜 CD_3，TdT 末端脱氧核苷酸转移酶。

（三）ALL 的形态学、免疫学、细胞遗传学、基因分型（MICM 分型）MICM 对于判断预后、指导治疗及微量残留白血病细胞的检测有重要意义。有条件单位可行 MICM 分型。

三、ALL 治疗

由于采用大剂量的强烈化疗，加之各种支持疗法的进步、免疫疗法的发展及 HSCT 的开展等，成人 ALL 的治疗已取得长足进步，CR 率已达 70%～90%。

（一）成人 ALL 治疗策略

成人 ALL 的治疗是要根据个体病人的状况，利用现代化疗及其他治疗的进展，进行有效的综合治疗。其目的不仅要提高病人的 CR 率，而且要争取更多病人的长期无病生存，乃至“治愈”。因此要根据以下两个方面制定根治性整体治疗策略：① 充分估计病人的个体特征，如年龄、细胞形态、免疫表型、染色体和癌基因异常表达等生物学特征，分析发病时的高危因素；② 合理地综合利用现代化疗、生物治疗、HSCT 及强有力的支持措施，发挥各种治疗杀伤白血病细胞的优势，避免和减少各种毒副作用，使病人能最终长期生存。图 19－3 列示了成人 ALL 现代整体治疗策略。整个治疗可分为诱导缓解治疗和缓解后治疗两个主要阶段。

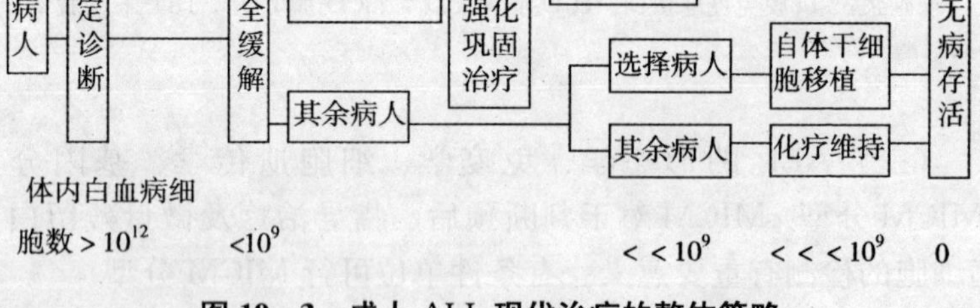

图 19－3　成人 ALL 现代治疗的整体策略

（二）诱导治疗

成人 ALL 初诊时，多数病人病情笃重，进展迅猛、合并症甚多、死亡率极高。因此，确诊后应及时进行化学诱导缓解治疗。诱导治疗的目的是缓解病情、大量杀伤体内的白血病细胞，消除其对各脏器器官的浸润以及相应的症状，使病人临床症状及体征完全消失，骨髓正常造血功能恢复，外周血细胞计数正常；为以后接受“根治性”强化和维持治疗打下基础。

1. ALL 常用的化疗诱导方案　长春新碱（VCR）加强的松（Pred）（VP 方案）是治疗 ALL 的最基本的方案，应用 VP 方案可使儿童 ALL 的 CR 率达 80%～90%。成人 ALL 的预后较儿童差，应用 VP 方案治疗成人 ALL 的 CR 率只有 36%～67%，因此成人 ALL 的诱导化疗方案多在 VP 方案的基础上分别加用不同的药物，如 DNR、IDA、左旋门冬酰胺酶（L-ASP）、环磷酰胺（CTX）、6-巯基嘌呤（6-MP）、甲氨蝶呤（MTX）、多柔比星（ADR）等，以组成化疗效果更佳的不同的诱导化疗方案（表 19-7）。其中 VDP 方案最常用，此方案可使 80%以上初治成人 ALL 获 CR。

2. 中、高危成人 ALL 诱导方案　中、高危成人 ALL 可应用德国多中心的 GMALL 方案、CALGB 和和 MADCC 方案（见表 19-8），低危成人 ALL 也可应用。采用这些方案可使至少 75%中危组成人 ALL 和 90%以上低危组成人 ALL 获 CR。

表 19-7 急性淋巴细胞白血病诱导治疗方案

方案	药物组成	剂量［mg/（m² · d）］	用法	时间
VP	VCR	1.4	iv	d 1、8、15、22
	Pred	40～60	po	d 1～28，d 15 开始减量至 28 天
VDP	VCR	1.4	iv	d 1、8、15、22
	Pred	40～60	po	d 1～28，d 15 开始减量至 28 天
	DNR	40～60	iv	d 1、8、15、22
VLP	VCR	1.4	iv	d 1、8、15、22
	Pred	40～60	po	d 1～28，d 15 开始减量至 28 天
	L-ASP	10 000 U	iv. gtt	d 1～10
VDCP	VCR	1.4	iv	d 1、8、15、22
	DNR	30～40	iv	d 1～3 、d 15～17
	CTX	600	iv	d 1、15
	Pred	40～60	po	d 1～28，d 15 开始减量至 28 天
VDLP	VCR	1.4	iv	d 1、8、15、22
	DNR	30～40	iv	d 1～3 、d 15～17
	L-ASP	5 000～10 000 U	iv. gtt	d 19～28
	Pred	40～60	po	d 1～28，d 15 开始减量至 28 天

表 19-8 成人急性淋巴细胞白血病代表性诱导治疗方案

方案	药物	剂量（mg/m^2）	用法	时间（d）
GMALL				
第一阶段	VCR	1.5	iv	1、8、15、22
	Pred	60	po	1～28
	DNR	25	iv	1、8、15、22
	L-ASP	5000 U	iv	15～28
第二阶段	CTX	650	iv	29、43、57
	Ara-C	75	iv	31～34、38～41、45～48、52～55
	MP	60	po	29～57
	MTX	10	it	31、38、45、52
	CNS 放射预防			
CALGB	VCR	2	iv	1、8、15、22
	Pred	60	po	1～21
	DNR	45	iv	1～3
	CTX	1200	iv	1
	L-ASP	6000 U	sc	5、8、11、15、18、22
Hyper-CVAD	CTX	300	q12h iv 美司那解救	1～3
（MADCC）	VCR	2mg·次	iv	4、11
	ADR	50	iv	4
	DEX	40mg·次	iv 或 po	1～4、11～14

注：CNS 中枢神经系统，DEX 地塞米松，it 鞘内注射，sc 皮下注射。

（三）缓解后治疗

缓解后治疗包括巩固强化治疗和维持治疗，维持治疗开始前的早期巩固/强化治疗可以提高成人 ALL 的治疗效果，尤其对于高危性成人 ALL，但缓解后巩固/强化治疗的最佳方案和持续时间目前尚不明确，总的原则是多药联合、交替序贯、加大剂量强度和防治“庇护所”白血病。其主要目的是进一步根除病人用常规方法不能检测出的白血病细胞。主要治疗方法有：强烈联合化疗，清除骨髓外“庇护所”中残留的白血病细胞，预防和消除耐药细胞株，从而防治白血病细胞复然，使患者长期生存。缓解后如有条件可行 HSCT，如不能进行 HSCT，可早期用较诱导方案剂量更大的多种药物的强化巩固治疗，然后用较低剂量的多药联合或序贯治疗，必要时可行再强化治疗。

1. 强烈联合化疗　主要应用 ① HD Ara - C 联合 DNA、IDA、MIT、AMSA、VP16、VM26 等；② HD MTX；③ HD VP16 加 CTX 等。

2. “庇护所”白血病的预防　在白血病常规化疗时有些部位的化疗药物不能达到有效杀灭该部位的白血病细胞，称为“盲区”部位，这些部位成为白血病细胞的“庇护所”，是白血病复发的主要原因之一。最常见的“庇护所”是中枢神经系统（CNS），其次是睾丸、卵巢和眼眶等。中枢神经系统白血病（CNSL）的防治见本章第节。

睾丸白血病在 ALL 中的发生率仅次于 CNSL。防治方法有 ① HD MTX；② 全身化疗加局部放疗。卵巢白血病治疗方法是争取卵巢全切或全身化疗加局部放疗。

第七节 中枢神经系统白血病

由于联合化疗的进步，AL 缓解率提高和生存期的延长，CNSL 的发病率亦逐渐升高。成人 ALL 患者，如果没有 CNS 的预防性治疗，CNSL 的发生率可达 21%～50%，与儿童 ALL 的发生率相似；在 AL 中居首位，其次是 AML 和其他类型的 AL。

一、CNSL 的诊断

（一）症状及体征

CNSL 的常见症状有头痛，恶心、呕吐、精神障碍（如嗜睡、谵妄和昏迷），视力障碍，言语不清，失语、躯干或四肢疼痛。主要体征可能出现颈项强直，颅神经麻痹，其中以面神经受累最常见，其次是外展、动眼、滑车神经。亦可出现根刺激症状和体征，甚至发生偏瘫或两侧瘫等。少数 CNSL 无任何症状和体征。

（二）实验室检查

CNSL 除具有 AL 的一般的实验室检查异常外，主要是患者脑脊液（CSF）中有异常改变。脑脊液压力升高，CSF 中白细胞数增多，如白细胞数 $>10\times10^6$/L 具有早期诊断的价值，CSF 中如能查见白血病细胞，结合临床表现即可诊断 CNSL。

CNSL 的诊断是在 AL 的基础上出现 CNS 受累的症状和体征，确切、可靠的诊断仍要依赖于 CSF 检查，CSF 的细胞学阳性是诊断的主要依据，有时需要反复进行 CSF 的细胞学检查诊断才得以肯定。

CNSL 的诊断标准如下：

1. 有中枢神经系统症状和体征（尤其是颅内压增高的症状和体征）。

2. 有脑脊液的改变

（1）压力增高（ > 0.02 kPa 或 200 mmH_2O），或滴速大于 60 滴/分。

（2）白细胞 > 0.01×10^9/L。

（3）涂片见到白血病细胞。

（4）蛋白 > 450 mg/L，或潘氏试验阳性。

3. 排除其他原因造成的中枢神经系统或脑脊液的相似改变。

【附】

1. 符合条件 3 加条件 2 中任何一项者为可疑 CNSL；符合 3 加条件 2 中的（3）或其他任两项者可诊断为 CNSL。

2. 无症状，但有脑脊液改变，可诊断为 CNSL. 若只有脑脊液压力增高一项，暂不确定 CNSL 的诊断。若脑脊液压力持续增高，经抗 CNSL 治疗压力下降，恢复正常者可诊断为 CNSL。

3. 有症状而无脑脊液改变者，如有脑神经、脊髓或神经根受累的症状和体征。可排除其他原因所致，且经抗 CNSL 治疗后症状有明显改善者可诊断为 CNSL。

二、CNSL 的防治

由于几乎所有的 AL 患者在白血病诊断时即有不同程度的 CNS 受累，而绝大多数抗白血病药物不能通过血脑屏障使 CNS 的浸润不能得到有效的治疗，成为白血病细胞的“庇护所”，经过一定程度的白血病细胞增殖发展成为 CNSL。因此，在制定白血病治疗总体策略时，不论有无 CNSL 的临床表现，都应把 CNSL 的预防治疗放在重要位置。

CNSL 可发生在 AL 的任何阶段，但绝大多数发生在 AL 的 CR 期中，AL 患者在 CR 后 2 个月内很少发生 CNSL，3 个月以后 CNSL 发生率明显增加。因此，一般主张患者获得 CR 后应尽早进行预防性治疗，大多数学者提出在 CR 后 10 天之内开始预防性治疗。防治措施包括：

1. 鞘内注射药物　采用腰椎穿刺术将药物直接注入蛛网膜下腔预防或治疗 CNSL 称为鞘内化疗（IT）。常用的鞘内化疗方案有：

（1）鞘内注射 MTX：MTX 是目前应用最广泛、效果肯定的鞘内注射预防药物，MTX 具体剂量为 8～12 mg/m^2，每周 1～2次，连用 4～6 次后每隔 8～12 周重复 1 次。IT 治疗期限目前无肯定意见，一般应维持 1～3 年。

（2）鞘内注射 Ara－C：一般用于 AML 的预防性治疗，亦用于高危型 ALL 患者，剂量为 30～50 mg/m^2。

（3）鞘内联合用药：目前普遍采用 MTX 15 mg/m^2、Ara－C 50 mg/m^2、氢化可地松 15 mg/m^2（或地塞米松 2.5～5.0 mg）联合注入，每周 1 次，连用 6 周后改为每 8 周重复注射 1 次。

2. 放疗　放疗亦是 CNSL 的防治措施之一，放疗方案有：

（1）全颅加全脊髓照射　一般采用高能射线，^{60}CO　γ线或 4～6 MeV 直线加速器 X 线。全颅照射剂量一般为 1800～2000 cGy，全脊髓照射量为 2400 cGy。

（2）扩大的放疗：除对全颅及脊髓照射外，同时对肝、脾、肾、性腺、胸腺进行照射。

3. 全颅照射加鞘内注射 MTX　全颅照射技术同上，不作全脊髓照射，代以鞘内注射 MTX，在全颅照射前 1 天或前 1 周开始鞘内注射 MTX，在全颅照射过程中每周鞘内注射 12 次，连用 46 次，每次鞘内注射剂量为 8～12 mg/m^2。

4. 全身用药　常用的方案是 ID/HD MTX。ID MTX（500～1500 mg/m^2・次）静脉注射加 MTX 8～12 mg/（m^2・次）鞘内注射或 HD MTX 1500～2500 mg/m^2，静脉注射预防 CNSL。具体给药方法：总量 10％～20％ 的 MTX 在 1 h 内冲击滴入，其余的 MTX 持续静滴 23 h。用药前后碱化尿液、强迫利尿，用

MTX后12 h开始用甲酰四氢叶酸钙解救。开始时每周用药1次，连用3次，尔后每6周1次，连用3次，再后为每12周1次，可持续2～3年。亦可采用HD Ara-C。

放疗＋鞘内化疗仍然是标准的CNSL的预防方案。目前倾向是采用HD MTX（或HD Ara-C）加鞘内注射药物。

第八节 慢性粒细胞白血病

慢性粒细胞白血病（CML）简称慢粒是一种发生在早期多能干细胞上的恶性骨髓增值性疾病，具有特异性Ph染色体和/或BCR/ABL融合基因。病程发生较慢，临床症状轻微，可有明显脾大，甚至巨脾，周围血的中性粒细胞显著增多；异常融合基因存在于所有髓系和淋巴细胞。各种年龄均可发病，以中年最多见，男性略大于女性。中位生存期3～5年，大多数病人因急变而死亡。

一、诊断要点

（一）临床表现

慢CML分为三期，慢性期（CP），加速期（AP）和急变期（BP或BC）。起病缓慢，早期常无自觉症状，病人可因健康检查或因其他疾病就医时才发现血象异常或脾大而被确诊。随着病情发展，可出现乏力、低热、多汗或盗汗、体重减轻等表现。由于脾大而感左上腹坠胀。脾大较为突出，触诊时可达脐或脐以下，质地坚实、平滑，无压痛。如果发生脾梗塞则压痛明显，并有摩擦音；约半数病人有肝大，部分病人有胸骨中下段压痛。当白细胞显著增高时可有眼底静脉充血及出血。白细胞极度增高时（例如＞200×10^9/L）可发生“白细胞淤滞症”，表现为呼吸窘迫、头晕、语言不清、中枢神经系统出血、阴茎异常勃起等。慢性期一般约1～4年，以后逐渐进入至加速期，以至急变期。进入加速期后病人常有发热、虚弱、体重下降，脾进行性肿大，胸骨和骨骼疼痛，出现贫血和出血。对原来有效的药物变得失效。加速期可维持几个月到数年。急变期为慢粒白血病的终末期，临床表现与急性白血病类似，可有髓外白血病的临床表现。多数病例的急性变为急粒变，20%～30%为急淋变，偶有单核细胞、巨核细胞及红细胞等类型的急性变。急变预后极差，往往在数月内死亡。

（二）实验室和特殊检查

1. 血象　白细胞数明显增高，常超过$20\times10^9/L$，疾病早期多在$50\times10^9/L$以下，晚期增高明显，可达$100\times10^9/L$以上。血片中性粒细胞显著增多，可见各阶段粒细胞，以中性中幼，晚幼和杆状核粒细胞居多；原始细胞一般为1%～3%，不超过10%。嗜酸、嗜碱粒细胞增多，后者有助于诊断。疾病早期血小板多在正常水平，部分病人增多。晚期血小板渐减少，并可出现贫血。

2. 骨髓象　骨髓增生明显至极度活跃，以粒细胞为主，粒：红比例可增至10～50：1，其中中性中幼、晚幼及杆状粒细胞明显增多。原粒细胞不超过10%。嗜酸、嗜碱粒细胞增多。红系细胞相对减少。巨核细胞正常或增多，晚期减少。

3. 中性粒细胞碱性磷酸酶积分（NAP）减低或呈阴性反应。治疗有效时NAP可以恢复，疾病复发时又下降；合并细菌性感染时可稍升高。

4. 细胞遗传学及分子生物学改变　90%以上的CML病人的血细胞中出现Ph染色体即t（9；22）（q34；q11）和/或具有，BCR/ABL融合基因。慢粒急变过程中，尚可有其他染色体畸变，例如+8、额外的Ph染色体或17号染色体长臂的等臂染色体等。

二、诊断标准及分期

1. 慢性期

(1) 临床表现　无症状；或有低热、乏力、多汗、体重减轻等症状。

(2) 血象　白细胞数增高，主要为中性中晚幼和杆状粒细胞，原始细胞（Ⅰ型+Ⅱ型）<5%～10%，嗜酸粒细胞和嗜碱粒细胞增多，可有少量有核红细胞。

(3) 骨髓象：增生明显至极度活跃，以粒系增生为主，中晚幼粒细胞和杆状核粒细胞增多。原始细胞（Ⅰ型+Ⅲ型）<10%。

(4) 有Ph染色体。

2. 加速期　具有下列之二者，考虑为本期

(1) 不明原因的发热、贫血、出血加重和（或）骨骼疼痛。

(2) 脾脏进行性肿大。

(3) 非药物引起的血小板进行性降低或增高。

(4) 原始细胞（Ⅰ型+Ⅱ型）在血（或）骨髓中>10%。

(5) 外周血嗜碱粒细胞>20%。

(6) 骨髓中有显著的胶原纤维增生。

(7) 出现Ph以外的其他染色体异常。

(8) 对传统的抗CML药物治疗无效。

3. 急变期　具有下列之一者可诊断为本期

(1) 原始细胞（Ⅰ型+Ⅱ型）或原淋巴细胞+幼淋巴细胞或原单+幼单在外周血或骨髓中>20%。

(2) 外周血中原始细胞+早幼粒细胞>30%。

(3) 骨髓中原始粒细胞+早幼粒细胞>50%。

(4) 有髓外浸润。

三、鉴别诊断

CML 需鉴别的疾病如下

（一）Ph 染色体阳性的其他白血病

Ph 染色体虽为慢粒白血病标记染色体，但在 2%急粒、5%儿童急淋及 20%成人急淋白血病中也可出现，应注意鉴别。

（二）其他原因引起的脾大

血吸虫病肝病、慢性疟疾、黑热病、肝硬化、脾功能亢进等均有脾大。但各病均有原发病的临床特点，血象及骨髓象无慢粒白血病的改变，Ph 染色体阴性等。

（三）类白血病反应

类白血病反应时白细胞数可高达 $50\times10^9/L$，但血小板和血红蛋白量大多正常。类白血病反应有各自的病因和临床表现，原发病控制后，类白血病反应亦随之消失。NAP 增加，Ph 染色体阴性。常并发于严重感染、恶性肿瘤、急性溶血、急性失血、创伤等疾病。

（四）骨髓纤维化

原发性骨髓纤维化脾大显著，血象中白细胞增多，并出现幼粒细胞等，可与慢粒白血病混淆。但骨髓纤维化外周血白细胞大多不超过 $30\times10^9/L$，NAP 增加。此外，幼红细胞持续出现于血中，红细胞形态异常，特别是泪滴状红细胞易见。Ph 染色体阴性。病程较长。

四、CML 的治疗

CML 一旦急变，治疗将很难奏效，往往在短期内死亡，因此 CML 的治疗应着重于慢性期的治疗，并力争分子水平的缓解和治愈。

（一）慢性期治疗

1. 化学治疗　化疗虽可使大多数 CML 病人达到血液学完全缓解，但患者的中数生存期（40 个月左右）并未改善。化疗时宜保持每日尿量在 2500 ml 以上并碱化尿液；加用别嘌呤醇 100 mg，q6h po，防止尿酸性肾病。

① 羟基脲　常用剂量为 3 g/d，分 3 次口服，待白细胞减至 20×10^9/L 左右，剂量减半，降至 10×10^9/L 时，改为小剂量（0.5～1 g/d）维持治疗。需根据血象调节药物剂量。副作用较少，耐受性好，为当前首选化疗药物和基础治疗药物。

② 白消安　初始剂量为 4～6 mg/d，口服。当 WBC 降至 20×10^9/L 时宜暂停药，待稳定后改小剂量，使 WBC 保持在（7～10）$\times10^9$/L。由于副作用较大目前较少应用。

③ 高三尖杉酯碱是治疗 CML 很有前途的药物，小剂量（1～4 mg/d）缓慢静脉注射治疗 CP CML，完全血液学缓解率为 68%，细胞遗传学缓解率为 31%。

④ 其他药物　Ara－C、6－MP、6－TG、CTX、马法兰（美法仑）、靛玉红、砷剂及其他联合化疗方案亦有效，但仅在上述药物无效时才考虑使用。

2. 干扰素-α　剂量为 300 万～500 万 U/（m^2·d），皮下或肌肉注射，每周 3～7 次。持续用数月至 2 年不等。药物起效慢。对白细胞过多者，宜在第 1～2 周并用羟基脲或白消安。约 1/3 病人 Ph 染色体阳性细胞减少。该药与小剂量阿糖胞苷联合用，可提高疗效。

3. 酪氨酸激酶抑制剂　伊马替尼（STI－571），商品名格列卫，是苯胺类衍生物，能特异性抑制 ABL 酪氨酸激酶。伊马替尼对各期 CML（CP、AP、BP）均有效，已成为治疗 CML 一线药物。可使大多数 CML 病人达到细胞遗传学缓解，延长中数生存期。对于以往应用以干扰素为基础的治疗失败或疾病进展的患者，作为二线治疗也显示了显著的疗效。伊马替尼推荐剂量在慢性期为 400 mg/d，口服，用药 3 个月后评估血液学疗效，用药 6 个月进行遗传学评估，未达到主要细胞遗传学缓解（Ph 阳性细胞≤35%）的患者伊马替尼加量或参加其他临床试验。伊马替尼在 AP 和 BP 的剂量为 600～800 mg/d。一般认为，抑制 BCR－ABL 激酶的最低剂量为 30 mg/d。伊马替尼耐受性好，副作用轻微，仅有恶心、呕吐，肌肉酸痛及腹泻、皮疹等症状。

4．异基因造血干细胞（allo－HSCT）　allo－HSCT 是目前被普遍认可的根治性标准治疗。allo－HSCT 应在 CML－CP 缓解后尽早进行。其 3～5 年无病存活率 60%～80%。以 45 岁以下为宜。

（二）慢粒加速期及急变期的治疗

可按急性白血病化疗方法治疗，但病人对药物耐受性差，缓解率低且缓解期很短。取慢性期缓解时骨髓低温保存，作为急性变时自身骨髓移植应用，虽部分病人可进入第二次慢性期，但维持时间短，多不超过 3 个月。

（许崇安）

附录

一、病人生活质量状况评分

1. KPS 评分（Karnofsky 评分）

100 分：能正常活动，无症状和体征

90 分：能进行正常活动，有轻微症状和体征

80 分：勉强可进行正常活动，有一些症状和体征

70 分：生活可自理、但不能维持正常活动或工作

60 分：生活偶需帮助，大多时间可自理

50 分：需要颇多的帮助及经常的医疗护理

40 分：失去活动能力，需要特别照顾和帮助

30 分：严重失去活动能力，要住医院，但暂未有死亡威胁

20 分：病重，需住院及积极支持治疗

10 分：垂危

0 分：死亡

2. ZPS 评分或 ECOG 评分

0 分：能正常活动

1 分：有症状，但几乎完全可正常活动

2 分：有时卧床，但白天卧床时间不超过 50%

3 分：需要卧床，白天卧床时间超过 50%

4 分：卧床不起

5 分：死亡

二、抗癌药物急性与亚急性毒性反应分度标准

抗癌药物急性与亚急性毒副反应分度标准表

	0度	Ⅰ度	Ⅱ度	Ⅲ度	Ⅳ度
1. 血液学（成人）					
血红蛋白（g/L）	≥110	95～109	80～94	65～79	<65
白细胞 $\times 10^9$/L	≥4.0	3～3.9	2.0～2.9	1.0～1.9	<1.0
粒细胞 $\times 10^9$/L	≥2.0	1.5～1.9	1.0～1.4	0.5～0.9	<0.5
血小板 $\times 10^9$/L	≥100	75～99	50～74	25～49	<25
出血	无	瘀点	轻度失血	明显失血	严度失血
2. 胃肠道					
胆红素	≤1.25N*	1.26～2.5N	2.6～5N	5.1～10N	>10N
SGOT/SGPT	≤1.25N	1.26～2.5N	2.6～5N	5.1～10N	>10N
碱性磷酸酶	≤1.25N	1.26～2.5N	2.6～5N	5.1～10N	>10N
口腔	无	红斑、疼痛	红斑、溃疡，可进食	溃疡、只进流汁	不能进食
恶心、呕吐	无	恶心	暂时性呕吐	呕吐，需治疗	难控制的呕吐

续表

	0度	Ⅰ度	Ⅱ度	Ⅲ度	Ⅳ度
腹泻	无	暂时性（<2天）	能耐受（>2天）	不能耐受，需治疗	血性腹泻
3. 肾、膀胱					
尿素氮、血尿酸	≤1.25N	1.26～2.5N	2.6～5N	5.1～10N	>10N
肌酐	≤1.25N	1.26～2.5N	2.6～5N	5.1～10N	>10N
蛋白尿	无	+，<3g/L	++～+++，3～10g/L	++++，>10g/L	肾病综合征
血尿	无	镜下血尿	严重血尿	严重血尿、血块	泌尿道梗阻
4. 肺	无	症状轻微	活动后呼吸困难	休息时呼吸困难	需完全卧床
5. 发热（药物所致）	无	低于38℃	38～40℃	高于40℃	发热伴低血压
6. 过敏	无	水肿	支气管痉挛，需治疗	支气管痉挛，无须治疗	过敏反应
7. 皮肤	无	红斑	干性脱皮、水疱、瘙痒	湿性皮炎、溃疡	剥脱性皮炎、坏死，需手术

续表

	0度	Ⅰ度	Ⅱ度	Ⅲ度	Ⅳ度
8. 脱发	无	轻微脱发	中度脱发、斑秃	完全脱发，可再生	完全脱发不能再生
9. 感染（特殊部位）	无	轻度感染	中度感染	重度感染	重度感染伴低血压
10. 心脏					
节律	正常	窦性心动过速休息时心率110次/分	单灶PVC，房性心律失常	多灶性PVC	室性心律不齐
心功能	正常	无症状，但有异常心脏体征	有症状，心功能不全，但无需治疗	有症状，心功能不全，治疗有效	有症状，心功能不全，治疗无效
心包炎	无	有心包积液，无症状	有症状，但不需抽水	心脏压塞，需抽水	心脏压塞，需手术治疗
11. 神经系					
神志	清醒	暂时嗜睡	嗜睡时间不到清醒的50%	嗜睡时间多于清醒的50%	昏迷

续表

	0度	Ⅰ度	Ⅱ度	Ⅲ度	Ⅳ度
周围神经	正常	感觉异常及（或）腱反射减退	严重感觉异常及（或）轻度无力	不能耐受的感觉异常及（或）显著运动障碍	瘫痪
12. 便秘	无	轻度	中度	重度，腹胀	腹胀，呕吐
13. 疼痛	无	轻	中	重	难治

注：N指正常值上限。

三、常用抗肿瘤药物中英文名称及缩写

缩写	英文名称	中文名称
5-FU	fluorouracil	氟尿嘧啶
6-TG	thioguanine	硫鸟嘌呤
ACD	actinomycin D	放线菌素D（更生菌素）
ADM	doxorubicin (adriamycin)	多柔比星（阿霉素）
AG	aminoglutethimide	氨鲁米特（氨苯哌酮）
Alimta	pemetrexed	培美曲塞（力比泰）
Ara-C	cytarabine	阿糖胞苷
Arimidex	anatrozole	阿那曲唑（瑞宁得）
Aromasin	exemestane	依西美坦（阿诺新）
ASP，L-ASP	asparaginase	门冬酰胺酶（左旋门冬酰胺酶）
AT-1258	nitrocaphane	硝卡芥（消瘤芥）
BCNU	carmustine	卡莫司汀（卡氮芥）
BEV	bevacizumab（Avastin）	贝伐单抗
BLM	bleomycin	博来霉素
BUS	busulfan（Myleran）	白消安（马利兰）
C225	cetuximab（Erbitux）	西妥昔单抗（爱必妥）
CAP	capecitabine（Xeloda）	卡培他滨（希罗达）
CBP	carboplatin	卡铂
CCNU	lomustine	洛莫司汀（环己亚硝脲）

续表

缩写	英文名称	中文名称
CCY	ancitabine (cyclocytidine)	安西他滨（环胞苷）
CF，LV	calciun folinate (citrovorumfactor)	亚叶酸钙（甲酰四氢叶酸钙）
CLB	chlorambucil (Leukeran)	苯丁酸氮芥（瘤可宁）
CPT-11	irinotecan (Campto)	伊立替康（开普拓）
CTX	cyclophosphamide	环磷酰胺
DDP	cisplatin	顺铂
DNR	daunorubicin	柔红霉素
DTIC	dacarbazine	达卡巴嗪（氮烯咪胺）
DXM	dexamethasone	地塞米松
EPI	epirubicine	表柔比星（表阿霉素）
Femara	letrozole	来曲唑（弗隆）
FMT	formestane	福美司坦（福美坦，兰他隆）
FT-207	Tegafur (ftorafur)	替加氟（喃氟啶）
FTL	doxifluridine (Fortulon)	去氧氟尿苷（氟铁龙）
GEM	gemcitabine (Gemzar)	吉西他滨（双氟胞苷，健择）
HCFU	carmofur	卡莫氟（嘧福禄）
HCPT	hydroxycamptothecin	羟基喜树碱
Herceptin	trastuzumab	曲妥珠单抗（赫赛汀）
HH，HHAr	homoharringtonine	高三尖杉酯碱
HN_2	nitrogen mustard	氮芥

续表

缩写	英文名称	中文名称
HU	hydroxyurea	羟基脲
IDA	idarubicin	去甲氧柔红霉素
IFN	interferon	干扰素
IFO	ifosfamide	异环磷酰胺
IL-2	interleukin-2	白细胞介素-2
L-OHP, OXA	oxaliplatin（Eloxatin）	奥沙利铂（草酸铂，乐沙定）
MA	megestrol（Megace）	甲地孕酮（美可治）
MeCCNU	semustine（methylCCNU）	司莫司汀（甲环亚硝脲）
MEL	melphalan	美法仑（苯丙氨酸氮芥）
MITX，MIT	mitoxantrone（Noventrone）	米托蒽醌
MMC	mitomycin	丝裂霉素
MP，MPED	methylprednisone	甲基强的松
MPA	medroxyprogesterone（Provera）	甲羟孕酮（甲孕酮）
MTX	methotrexate	甲氨蝶呤
Nexevar	sorafenib	索拉非尼（多吉美）
NVB	vinorelbine（Navelbine）	长春瑞滨（去甲长春花碱，诺维本）
N-甲	formylmerphalan（N-formyl sarcolysin）	氮甲（甲酰溶肉瘤素）

续表

缩写	英文名称	中文名称
PCB，PCZ	procarbazine	丙卡巴肼（甲基苄肼）
PDN	prednisone	泼尼松（强的松）
PDNN	prednisolone	泼尼松龙（强的松龙）
PTX，TAX，	paclitaxel（Taxol）	紫杉醇（泰素，紫素，特素，安素泰）
PYM	pingyangmycin	平阳霉素
RTX	Rituximab（MabThera）	利妥昔单抗（美罗华）
S-1		替吉奥胶囊
STI-571	imatinib（Glivic，Gleevec）	伊马替尼（格列卫）
SU 11248	sunitinib（Sutent）	
TAM	tamoxifen	他莫昔芬（三苯氧胺）
Tarceva	erlotinib	厄洛替尼（特罗凯）
THP	pirarubincin（THP-adriamycin）	吡柔比星（吡喃阿霉素）
TPT	topotecan（Hycamtin）	拓扑替康（和新美，金喜素，喜典）
Trisenox	arsenious acid	亚砷酸（三氧化二砷，伊泰达）
TSPA	thiotepa	赛替派
TXT	docetaxel（Taxotere）	多西他赛（多西紫杉醇，泰索帝）

续表

缩写	英文名称	中文名称
VCR	vincristine	长春新碱
VDS	vindesine	长春地辛（长春酰胺，长春花碱酰胺）
VLB	vinblasine	长春碱（长春花碱）
VM－26	teniposide（Vumon）	替尼泊苷（卫萌）
VP－16	etoposide	依托泊苷（足叶乙苷）
YH－16	rh－endostatin（Endostar）	重组人血管内皮抑制素（恩度）
ZD－1839	gefitinib（Iressa）	吉非替尼（易瑞沙）
Zoladex	goserelin	戈舍瑞林（诺雷德）
Zometa	zoledronic acid	唑来膦酸（择泰）